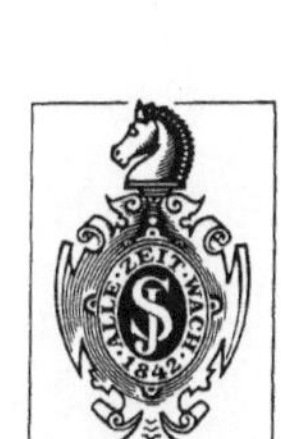

O. H. Just   C. Krier (Hrsg.)

Hämostase in Anästhesie und Intensivmedizin

Springer-Verlag
Berlin Heidelberg New York
London Paris Tokyo

Prof. Dr. med. Otto Heinrich Just
PD Dr. med. Claude Krier
Klinik für Anästhesiologie
der Universität Heidelberg
Im Neuenheimer Feld 110
6900 Heidelberg

ISBN-13: 978-3-540-50297-5   e-ISBN-13: 978-3-642-74068-8
DOI: 10.1007/978-3-642-74068-8

Druck und Verarbeitung: Koelblin, 7570 Baden-Baden
2127/3140/543210

Vorwort

Bereitet die Komplexität der Gerinnungskaskade schon dem Experten hin und wieder Schwierigkeiten, so stellen perioperative Gerinnungsstörungen den praktisch tätigen Kliniker oft vor schier unlösbare Probleme. Vom Anästhesiologen und Intensivmediziner wird aufgrund der Dringlichkeit – z. B. bei einer intraoperativ entstandenen massiven Blutung mit sich anbahnender Gerinnungsstörung oder bei dramatisch verlaufenden Koagulopathien in der Geburtshilfe – eine schnelle therapeutische Entscheidung gefordert, obwohl die üblichen gerinnungsspezifischen Laborbestimmungen entweder akut nicht verfügbar oder zumindestens sehr zeitaufwendig sind.

Ziel des Heidelberger Symposiums über „Hämostase in Anästhesie und Intensivmedizin" war es, die Spezialkenntnisse des Gerinnungsexperten dem Kliniker näherzubringen. Deshalb sollte ein umfassender und praxisorientierter Überblick über Diagnose, Verlaufskontrolle, die pathophysiologischen Hintergründe und die therapeutischen Möglichkeiten von Gerinnungsstörungen in bestimmten klinischen Situationen innerhalb der operativen Medizin gegeben werden. Kein Gerinnungssymposium für Gerinnungsspezialisten im eigentlichen Sinn also, sondern der Versuch, die schwierige Thematik durch Experten für den klinisch tätigen Arzt anschaulich und praxisnah darzustellen.

So wurden zunächst die klinisch relevanten Probleme bei angeborenen Gerinnungsstörungen, die Koagulopathien beim Leberkranken und beim niereninsuffizienten Patienten und die hämostaseologischen Probleme in der Sepsis und beim Schock in Einzelreferaten abgehandelt, weiterhin wurden Hämodilution, Massivtransfusion und ihre gerinnungsspezifischen Aspekte, Störungen der Hämostase in Gynäkologie und Geburtshilfe sowie in der Transplantationschirurgie am Beispiel der Lebertransplantation besprochen. Wie ein roter Faden zog sich durch die Vorträge und Diskussionen die Erkenntnis, daß vor dem Einsatz von mittlerweile weitgehend sicheren Gerinnungsfaktoren und Inhibitorenkonzentraten eine exakte Labordiagnostik erfolgen muß; genauso erforderlich wird es deshalb sein, in Zukunft dem Kliniker schnellere, aussagekräftige und zuverlässige Testergebnisse zur Verfügung zu stellen, damit er ohne Zeitverlust im richtigen Moment die richtige Entscheidung treffen kann. Der intraoperativen „on-line" Überwachung des Gerinnungsstatus wird in der nächsten Zeit gerade bezüglich der Transplantationschirurgie immer größere Bedeutung zukommen; der Kliniker wird sich in zunehmendem Maße dem besseren Verständnis der komplexen Vorgänge im gestörten Gerinnungssystem widmen müssen, der Gerinnungsexperte und Labormediziner sollte sich bemühen, die öfters vorhandene räumliche und ideelle Distanz zum Operationssaal mit seinen akuten, nicht aufschiebbaren Problemen der intraoperativen Hämostaseologie zu verkleinern. In dieser Hinsicht wurden auf der Tagung wertvolle Richtlinien gegeben.

Die medizinischen und medikolegalen Risiken der Transfusion von Blut und Blutbestandteilen und die alternativen Wege, im Sinne der prä- und intraoperativen autologen Transfusion wurden in einem eigenen Abschnitt umfassend dargestellt. Es zeigte sich, nicht zuletzt in den lebhaften Diskussionen, daß diese Problematik – seit langem bezüglich des Hepatitisrisikos bekannt, in der letzten Zeit aber durch die Gefahr einer HIV-Infektionsübertragung verschärft – uns in den nächsten Jahren intensiv beschäftigen wird.

Wir hoffen, daß das Symposium und dieses Buch dazu beitragen können, eine Reihe von Fragen zu beantworten, die uns in unserer alltäglichen Arbeit im Operationssaal und auf der Intensiveinheit beschäftigen. Dort, wo eine Lösung noch nicht parat ist, wurden die notwendigen Perspektiven für die Zukunft aufgezeigt. Allen Referenten, Vorsitzenden und Diskussionsteilnehmern sei hierfür nochmals gedankt.

Juli 1988   O. H. Just/C. Krier

Inhaltsverzeichnis

Mitarbeiterverzeichnis

ANDRASSY, K.
Abteilung Innere Medizin I, Medizinische Klinik, Klinikum
der Ruprecht-Karls-Universität, Bergheimer Straße 58, 6900 Heidelberg

BLAUHUT, B.
Abteilung für Anästhesiologie und operative Intensivmedizin,
Allgemeines Krankenhaus, Krankenhausstraße 9, 4010 Linz, Austria

BÖHRER, H.
Klinik für Anästhesiologie, Klinikum der Ruprecht-Karls-Universität,
Im Neuenheimer Feld 110, 6900 Heidelberg

DENECKE, H.
Chirurgische Klinik, Klinikum Großhadern, Universität München,
Marchioninistraße 15, 8000 München 70

DIETERICH, H. J.
Institut für Anästhesiologie, Klinikum Großhadern, Universität München,
Marchioninistraße 15, 8000 München 70

FLEISCHER, F.
Klinik für Anästhesiologie, Klinikum der Ruprecht-Karls-Universität,
Im Neuenheimer Feld 110, 6900 Heidelberg

HEENE, D. L.
Medizinische Klinik, Städtisches Klinikum, Theodor-Kutzer-Ufer,
6800 Mannheim

HELLSTERN, P.
Institut für Transfusionsmedizin und Immunhämatologie, Klinikum der Stadt
Ludwigshafen am Rhein, Bremser Straße 79, 6700 Ludwigshafen

JUST, O. H.
Klinik für Anästhesiologie, Klinikum der Ruprecht-Karls-Universität,
Im Neuenheimer Feld 110, 6900 Heidelberg

KLOSE, R.
Abteilung für Anästhesie und Intensivmedizin, BG-Unfallklinik,
Ludwig-Guttmann-Straße 13, 6700 Ludwigshafen

KNEDEL, M.
Institut für Klinische Chemie, Klinikum Großhadern, Universität München,
Marchioninistraße 15, 8000 München 70

KÖHLER, M.
Abteilung für Klinische Hämostaseologie und Transfusionsmedizin,
Universitätskliniken des Saarlandes, 6650 Homburg/Saar

KRATZER, M. A. A.
Institut für Klinische Chemie, Klinikum Großhadern, Universität München,
Marchioninistraße 15, 8000 München 70

KRIER, C.
Klinik für Anästhesiologie, Klinikum der Ruprecht-Karls-Universität,
Im Neuenheimer Feld 110, 6900 Heidelberg

MARTIN, E.
Klinisches Institut für Anästhesiologie, Städtisches Klinikum Nürnberg,
Flurstraße 17, 8500 Nürnberg

NECEK, S.
Abteilung für Anästhesiologie und operative Intensivmedizin,
Allgemeines Krankenhaus, Krankenhausstraße 9, 4010 Linz, Austria

SCHIMPF, KL.
Rehabilitationsklinik und Hämophiliezentrum Heidelberg, Stiftung
Rehabilitation, Bonhoefferstraße, Postfach 10 14 09, 6900 Heidelberg

SCHRAMM, W.
Abteilung für Hämostaseologie, Medizinische Klinik Innenstadt,
Ziemssenstraße 1, 8000 München 2

SEIPELT, H.
Abteilung für Anästhesiologie und operative Intensivmedizin,
Allgemeines Krankenhaus, Krankenhausstraße 9, 4010 Linz, Austria

SPANNAGL, M.
Abteilung für Hämostaseologie, Medizinische Klinik Innenstadt,
Ziemssenstraße 1, 8000 München 2

TILSNER, V.
Abteilung für Blutgerinnungsstörungen, Chirurgische Klinik,
Universitätskrankenhaus Eppendorf, Martinistraße 52, 2000 Hamburg 20

WEISSAUER, W.
Obere Schmiedgasse 11, 8500 Nürnberg

ZAUNE, U.
Klinisches Institut für Anästhesiologie, Städtisches Klinikum Nürnberg,
Flurstraße 17, 8500 Nürnberg 90

ZIMMERMANN, R.
Abteilung Innere Medizin III, Medizinische Klinik, Klinikum der Universität
Heidelberg, Bergheimer Straße 58, 6900 Heidelberg

Diagnose und Verlaufskontrolle klinisch relevanter Gerinnungsstörungen anhand von Fallbeispielen

W. Schramm und M. Spannagl

Die Hämostaseologie, die Lehre vom „Stehen und Steckenbleiben des Blutes", hat sich als interdisziplinäres Fachgebiet etabliert [1]. Die Blutstillung umfaßt nicht nur die Faktoren des Gerinnungssystems, sondern auch die zellulären Blutbestandteile wie Thrombozyten, Granulozyten, Erythrozyten und Gewebsfaktoren sowie Art und Funktion der Gefäße. Die hämostaseologische Diagnostik bezieht sich klinisch ausnahmslos auf zwei Problemstellungen, nämlich die hämorrhagischen und thrombophilen Diathesen.

Während früher die Diagnostik der hämorrhagischen Diathese im Vordergrund stand, kommt in den letzten Jahren der Diagnostik thrombophiler Diathesen durch neuere Erkenntnisse besonderes Gewicht zu. Blutungsneigungen wie Thromboseneigungen können hereditär bzw. konstitutionell bedingt sowie erworben sein (Tabelle 1). Bei den angeborenen Koagulopathien führen viele zu hämorrhagischen Diathesen; allerdings stellt die Verminderung von Kontaktfaktoren wie z. B. des Faktors XII eine Gerinnungsstörung ohne Blutungsneigung dar. Verminderungen von Gerinnungsinhibitoren sowie Fibrinolysefaktoren führen sogar zur Thromboseneigung.

Mengenmäßig übertrifft die Vielzahl erworbener Gerinnungsstörungen die angeborenen konstitutionellen Koagulopathien. In der Intensivmedizin stellt besonders die Verbrauchskoagulopathie (DIC/Hyperfibrinolyse) eine häufige Diagnose dar.

Tabelle 1. Koagulopathien (plasmatische Gerinnungsstörungen)

● *Angeborene* Bildungsstörungen:
- F VIII und IX
- F I, II, V, VII, X, XI, XIII u. a.
- von-Willebrand-Jürgens-Syndrom, Dysfibrinogenämie

Gerinnungsstörungen *ohne* Blutungsneigung:
- Kontaktfaktoren (F XII, Präkall. HMW-Kininogen)
- Inhibitoren: AT III, Prot. C/S, C1-INA, 2-Makrogl.
- Fibrinolysefaktoren: Plg, t-PA

● *Erworbene* Gerinnungsstörungen:
- Hypoprothrombinämie
- Paraproteine
- Hemmkörper
- Antikoagulantien

● *Umsatz*störungen:
- DIC/Hyperfibrinolyse

Am Beispiel des Polytraumas sollen die Hämostaseparameter dieser Verbrauchs-Verlust-Koagulopathie dargelegt und ihr Stellenwert diskutiert werden.

Die hämostaseologische Diagnostik lebt vor allem von der Anamnese und der klinischen Untersuchung sowie von nicht invasiven „in vitro" oder besser „ex vivo-Untersuchungen". Die Möglichkeit, nahezu alle derzeit bekannten Gerinnungsfaktoren und Inhibitoren quantitativ bestimmen zu können, hat die reine Labordiagnostik in den vergangenen Jahren unverhältnismäßig zunehmen lassen.

Im Vergleich zur umfangreichen klinischen Chemie spielt inzwischen die hämostaseologische Diagnostik eine zunehmende Rolle. Während noch in den 70er Jahren die hämostaseologischen Untersuchungen fast ausnahmslos Speziallaboratorien vorbehalten blieben, wird durch die Einführung neuer Indikatorreaktionen wie z.B. der chromogenen Substrate ein Großteil der Tests automatisierbar und somit besser verfügbar. Allerdings müssen sich manche dieser Testsysteme in der breiten Anwendung erst noch bewähren.

Zur Häufigkeit konstitutioneller Störungen des Hämostasesystems

Die Zahlen über die Häufigkeit angeborener Gerinnungsstörungen sind zwangsläufig schwer zu erhalten und selbst heute noch äußerst ungenau. Von den hämorrhagischen Diathesen stellt die Hämophilie A und B sowie das von-Willebrand-Jürgens-Syndrom die Hauptgruppe vererbter Gerinnungsstörungen dar (jeweils 1:10000–20000 der Bevölkerung). Die Störungen anderer Gerinnungsfaktoren sind erheblich seltener [2]. Dies hat dazu geführt, daß seltene Erkrankungen nur in Speziallaboratorien diagnostiziert oder exakt abgeklärt werden können.

Bei den erworbenen Gerinnungsstörungen stehen die hepatisch begründeten Defekte ganz im Vordergrund, sei es als Folge schwerer Lebererkrankungen wie z.B. beim Vollbild einer Leberzirrhose oder als iatrogen gewünschte Beeinflussung der Gerinnung durch die Gabe oraler Antikoagulantien.

Davon abgesehen ist in der Intensivmedizin die „disseminierte intravaskuläre Gerinnung" (DIC), die sog. Verbrauchskoagulopathie, besonders bedeutungsvoll. Dies auch deshalb, weil durch die Verfügbarkeit nahezu aller Gerinnungsfaktoren und der meisten Gerinnungsinhibitoren (F VIII, PPSB, Antithrombin III, C1-Inaktivator) in Konzentratform eine spezifische Therapie ermöglicht wurde. Trotz immer umfangreicherer hämostaseologischer Diagnostik steht der genaue Stellenwert dieser Parameter leider noch nicht fest. Ungeklärt ist bis heute, inwieweit Hämostaseveränderungen (Thrombopenie) und Verminderung von Gerinnungsfaktoren und Inhibitoren in den Pathomechanismus, z.B. bei der Sepsis, verknüpft sind oder inwieweit sie nur ein Epiphänomen anderer kausal entscheidender Vorgänge darstellen. Diese Unsicherheit läßt eine apodiktische Grenzziehung zur Einteilung in für den Patienten sinnvolle bzw. überflüssige diagnostische Gerinnungsuntersuchungen derzeit nicht zu.

Prinzipielle Voraussetzungen hämostaseologischer Diagnostik

Bei fehlenden klinischen (Anamnese und Untersuchung) und labormethodischen Voraussetzungen ist in der Regel jede hämostaseologische Diagnostik überflüssig!

Klinische Voraussetzungen

Störungen des Hämostasesystems, seien es Blutungs- oder Thromboseneigungen, können innerhalb kürzester Zeit in lebensbedrohliche Situationen entgleisen. Ausführliche Familien- und Eigenanamnese sowie umfassende körperliche Untersuchung spielen in der Hämostaseologie eine besondere Rolle.

Die Erhebung einer sorgfältigen Anamnese ermöglicht es, bei hämorrhagischen Diathesen aufgrund der Blutungssymptomatik Art und Schweregrad der Störung (Koagulopathie – Thrombopenie/Thrombopathie) zu unterscheiden. Familienanamnese oder Zeitpunkt des ersten Auftretens von Symptomen weisen auf kongenitale, konstitutionelle oder erworbene Störungen hin.

Die Beurteilung der beschriebenen oder noch vorhandenen Blutungssymptomatik läßt in vielen Fällen nicht nur das Ausmaß, sondern auch die Wertigkeit einer vermuteten Hämostasestörung bereits erkennen, so daß die nachfolgende Labordiagnostik überwiegend einen klinischen erhobenen Verdacht bestätigt oder widerlegt. Dafür werden in erster Linie Globaltests als Suchtests herangezogen und bei geringem klinischen Verdacht und negativem Ergebnis der Suchtests die Abklärung eingestellt bzw. bei pathologischem Wert eines dieser Tests die weiterführenden Untersuchungen im Sinne einer Stufendiagnostik durchgeführt [6, 7].

Labormethodische Voraussetzungen

Die hämostaseologische Diagnostik beansprucht hohe Anforderungen hinsichtlich des Probenmaterials, der Testdurchführung, der Qualitätskontrolle und der Interpretation der Ergebnisse.

Die Gefahr einer „überflüssigen Diagnostik" ist in der Hämostaseologie besonders deshalb gegeben, weil die überwiegende Zahl der Tests aus antikoagulierten Proben bestimmt werden muß. Durch die Vorlage von Natriumcitrat können Störfaktoren wie ungenaues Mischungsverhältnis zusätzlich zu Venenfehlpunktionen und Vermischung mit Gewebsthromboplastinen zu einem Probenmaterial führen, das jeden weiteren hämostaseologischen Test überflüssig werden läßt. Ein Abweichen von der Prämisse der optimalen Blutabnahme, d.h. gesonderte Venenpunktion, ist nur in besonderen Fällen wie z.B. in der Intensivmedizin bei Abnahme aus zentralen Venenkathetern zugelassen, wenn diese besondere Abnahme in der Beurteilung der Ergebnisse berücksichtigt wird. In solchen Fällen sind lediglich grobe Veränderungen, die klinisch sehr wohl in bestimmten Fällen ausreichen können, abzulesen. Zum Beispiel ist die Beurteilung einer Antikoagulantientherapie mit Heparin bei solchen Blutabnahmen aus Kathetern sinnlos, die mit Heparin Kontakt hatten.

Bei der Methodenkritik muß man anmerken, daß sich im vergangenen Jahrzehnt aus der Vielzahl verschiedenster Hämostasetests eine kleinere Gruppe von Global-

bzw. Suchtests herauskristallisiert hat, die inzwischen breite Anwendung finden. Verglichen mit den Tests der klinischen Chemie weisen die hämostaseologischen Tests auch heute noch größere methodische Schwankungen auf. Der interserielle Variationskoeffizient bei der Faktor-VIII-Einstufenbestimmung liegt z. B. bei 20%. Selbst Suchtests wie die seit Jahrzehnten verwendete Prothrombinzeit nach Quick oder auch die aktivierte partielle Thromboplastinzeit werden oft durch mangelnde Durchführung, Auswertung und aufgrund ungenügender Qualitätskontrolle zum Ursprung einer überflüssigen Kette meist aufwendiger Bestimmungen [9].

Die Gefahr, daß Störungen der Hämostase in kürzester Zeit sowohl hinsichtlich Blutungsneigung wie Thromboseneigung zu lebensbedrohlichen Situationen führen kann, hat in vielen Fällen zu unkritischem Screening geführt. Ein derartiges Screening ist nur bei gravierenden und häufiger zu erwartenden Befundkonstellationen gerechtfertigt. Ein Übermaß an Bestimmungen mit fehlender Indikation muß auch aus statistischen Gründen zwangsläufig zu falsch positiven Ergebnissen, d. h. zu sog. „Befundkranken" führen [4].

Anhand einiger aktueller Kasuistiken soll die erforderliche Verbindung zwischen klinischer und hämostaseologischer Beurteilung (Globaltests/Einzelfaktorenbestimmungen) dargelegt werden.

In Tabelle 2 sind die Anamnese, eingeteilt von hämostaseologisch unauffällig (0) bis starke hämostaseologische Anamnese (+ + +) hinsichtlich Blutungs- wie Thromboseneigung sowie die globalen Hämostaseparameter und Spezialuntersuchungen aufgeführt.

Während Patient A nur eine leichte Blutungssymptomatik mit Hämatomen, Zahnfleischbluten, sehr selten „dicken Gelenken", angibt, war die partielle Thromboplastinzeit (PTT) mit 64,7 s deutlich verlängert. Trotz der offensichtlichen Blutungsneigung wurde die Gelenkschwellung bis ins 40. Lebensjahr fehlinterpretiert. Wie ersichtlich, war von den am häufigsten verminderten Vorphasenfaktoren (Faktor VIII oder IX) der Faktor IX auf unter 1% vermindert. Es liegt somit eine schwere Hämophilie B vor.

Tabelle 2

Patient	A	B	C	D
Datum	19. 4. 1988	20. 4. 1988	20. 4. 1988	20. 4. 1988
● PI (%)	100	100	24*	98
Thr (s)	13,0	11,4	10,1	10,2
● PTT (s)	64,7*	> 120*	60,2*	34,1
Fbg (mg/%)	200	150	230	450
● TZ (mm³)	171 000	250 000	210 000	208 000
Anamnese	+	0	0–+	+ + +
F VIII (%)	100	—	< 1*	100
F IX (%)	< 1*	—	35*	108
		F XI 76	Hemmkörper*	F VIII-AG: 50%*
		F XII < 1*	geg. F VIII/IX	Risto. A. ↓*
				Blutg. Z. > 15'*

Bei Patient B besteht keinerlei Blutungsanamnese. Die Hämostaseuntersuchung wurde anläßlich eines kleinen operativen Eingriffes durchgeführt und die Operation aufgrund der extrem verlängerten PTT verschoben. Diese besonders starke PTT-Verlängerung spricht bereits für eine Störung der Vorphase des Gerinnungssystems. Hier fand sich auch die Verminderung des Faktors XII auf unter 1%.

Es ist anzumerken, daß aufgrund des Testsystems (Aktivierung der Vorphase durch fremde Oberflächen (Kaolin) über Faktor XII) diese lange PTT hervorgerufen wird. In vivo scheinen andere Aktivierungsmechanismen eine normale Blutstillung zu erzielen. Bei Patienten mit Faktor-XII-Mangel werden sogar Thrombosen und Lungenembolien beschrieben. Hier könnte gleichzeitig eine Störung der Aktivierbarkeit des wichtigen Fibrinolysesystems vorliegen.

Bei Patient C besteht ebenfalls eine PTT-Verlängerung, vergleichbar wie bei mittelschwerer Hämophilie. Der Quickwert ist aufgrund einer therapeutischen Antikoagulation wegen tiefer Venenthrombose vermindert. Die Anamnese ist durch eine tiefe Venenthrombose sowie eine Zerebralarterienthrombose auffällig. Erst bei Auftreten der verschiedenen Thrombosen wurde bei dieser Patientin eine Verminderung von Faktor VIII und IX, verursacht durch Hemmkörper, nachgewiesen. Solche Hemmkörper bei Autoimmunerkrankungen, z. B. die sog. Lupusantikoagulantien, sind nicht selten Ursache einer paradoxen Thromboseneigung. Bei dieser Patientin konnte histologisch ein Lupus erythematodes gesichert werden.

Der Wert der Anamnese wird bei Patientin D besonders deutlich. Hier waren alle globalen Hämostaseparameter (Gerinnungsstatus) unauffällig. Anamnestisch bestand jedoch eine erhebliche Nachblutungstendenz insbesondere bei kleinen Verletzungen und Zahnextraktionen sowie Hypermenorrhoen. Bei dieser Patientin imponierte eine über 15 min verlängerte Blutungszeit eine eingeschränkte Aggregabilität der Thrombozyten mit Ristocetin und eine grenzwertige Konzentration des Faktor-VIII-assoziierten Antigens. Die eingeschränkte Funktion des Willebrand-Faktors, nachgewiesen durch die beiden letztgenannten Tests, korrelierte nicht mit der Aktivität von Faktor VIII, der ebenfalls im Normbereich lag. Bei der vorliegenden Patientin besteht eine Variante des von-Willebrand-Jürgens-Syndroms. Die klassische Konstellation der Verminderung aller Faktor-VIII-Qualitäten liegt bei einer Vielzahl der Patienten eben nicht komplett vor. Richtungsweisend ist hier die Anamnese sowie der beste Globaltest für die primäre Blutstillung, nämlich die Blutungszeit (subaqual).

Eine weitere, in ihrer Häufigkeit wohl nicht so seltene Ursache auffälliger Gerinnungsparameter stellen die sog. Dys- bzw. Hypofibrinogenämien dar. Von unserer ersten Dysfibrinogenämie Typ „München" angefangen, haben wir in den letzten Jahren 5 weitere Patienten mit Dysfibrinogenämien diagnostiziert (Tabelle 3). Die typische Konstellation zeigt Veränderungen vor allem der Thrombinzeit und PTT sowie der heparinunempfindlichen Thrombinzeiten (Reptilasezeit/Thrombinkoagulasezeit). Auch diese massiven Hämostaseveränderungen müssen nicht zwangsläufig mit einer schweren Blutungsneigung einhergehen. Insbesondere wenn anamnestisch keine Blutungsneigung besteht, wird man von einer spezifischen Therapie selbst bei Operationen und Entbindungen absehen können.

Es ist wichtig zu erwähnen, daß ähnliche Konstellation wie bei den Dys- und Hypofibrinogenämien im Rahmen von paraneoplastischen Syndromen durch Einschwemmung von Gewebsaktivatoren beobachtet werden können.

Tabelle 3

Patient	Dysfi. 5	Dysfi. 6	Dysfi. 1
PI (%)	84	68	10*
Thr (s)	21,8*	27,7*	31,0*
PTT (s)	27,8	50,0*	47,0*
Fbg (mg/%) Claus	52	34*	37*
Hitze	200	—	180
Rept.	216	131	—
TZ (mm^3)	154000	n	n
Thrombinkoag. z.	45,7*	62,3*	50,0*
Reptilasez.	84,0*	76,6*	104,0*

Im Hinblick auf die operativen Fächer besteht daher eine sinnvolle präoperative Hämostasediagnostik aus der Erhebung einer ausführlichen Anamnese, der Bestimmung der Thrombozytenzahl, des Quickwertes (PI) und der partiellen Thromboplastinzeit (PTT) (gegebenenfalls bei positiver Anamnese Blutungszeit). Hierdurch lassen sich wie dargestellt klinisch relevante Hämostasestörungen meist erfassen.

Verlaufskontrolle

Bei gesichertem Nachweis eines isolierten Faktorenmangels wie z. B. Faktor VIII ist bei operativen Eingriffen die Kontrolle einer erforderlichen Substitution nicht grundsätzlich mit den Einzelfaktorenbestimmungen durchzuführen (Tabelle 4). Nur bei schwierigen Situationen, d. h. besonders blutungsgefährdeten Operationen wird man in der kritischen Phase eine Einzelfaktorenbestimmung durchführen. Als Parameter für den Verlauf, d. h. für die durchgeführte Therapie, sei es der Eingriff in die Hämostaseregulation oder die Substitution von verminderten Faktoren, dienen Globaltests.

Tabelle 4

● Faktorenmangel (z. B. F II, VII, X; F VIII, IX)	– Globaltests (PI, PTT) – Einzelfaktorenbest.
● von-Willebrand-Jürgens-Syndrom	– Globaltests (PI, PTT) – Einzelfaktorenbest. (F VIII-C/F VIII-AG) – Blutungszeit

Schwierig zu beurteilen ist dies im Einzelfall bei komplexen Hämostasestörungen wie sie die Verbrauchskoagulopathie/DIC darstellt. Diese Schwierigkeiten der Interpretation gerade bei einer Vielzahl aufwendigster Bestimmungen ist am Verlauf der Hämostaseparameter bei polytraumatisierten Patienten abzulesen.

An einer Gruppe (von 60) schwersterkrankter polytraumatisierter Patienten wurden im Rahmen einer Multi-Center-Studie der Deutschen Forschungsgemeinschaft Hämostaseparameter im Bezug zum klinischen Verlauf untersucht.

In den nachfolgenden Abbildungen sind ausgewählte Faktoren des Gerinnungs- und Fibrinolysesystems bei diesen eindeutig definierten schwerpolytraumatisierten Patienten dargelegt.

Die Abb. 1a und b zeigen den Verlauf der wichtigen physiologischen Inhibitoren, Antithrombin III und C1-Inaktivator. Von beiden Inhibitoren wurde die Aktivität bestimmt und die Patienten eingeteilt in die Patienten mit und ohne ARDS. Es ist hierzu zu vermerken, daß von den Patienten mit Lungenversagen (ARDS) praktisch alle verstarben. Insofern erlaubt die Einteilung dieser beiden Kollektive auch Aussagen über Überleben und Versterben.

Beide Inhibitoren sind bereits bei der ersten Abnahme, d. h. unmittelbar nach dem Unfall, stark vermindert auf Werte um 50%; danach folgt bei Antithrombin III, ebenso wie bei dem C1-Inaktivator, ein langsamer Anstieg und bei den Patienten, die kein ARDS entwickeln und überleben, praktisch eine Normalisierung. Im Gegensatz dazu zeigen beim AT III die Patienten, die versterben, über den gesamten Beobachtungszeitraum verminderte Werte. Bei dem wichtigsten Kallikreininhibitor, dem C1-Inaktivator ist dieser Unterschied zwischen überlebenden und versterbenden Patienten nicht zu sehen. Der Anstieg verläuft im Sinne eines Akutphasenproteins.

Die anfänglich niedrigen Plasmaspiegel der einzelnen Faktoren und Inhibitoren und auch der nachfolgende nur verzögerte Anstieg entsprechen dem Verlauf der Eiweiß- bzw. Hämatokritwerte.

Für viele Inhibitoren (z. B. AT III, C1 INH, Protein C, Protein S) gilt, daß sie in großem Überschuß im Plasma vorliegen, so daß trotz erheblicher Umsatzstörungen (Verbrauch, Elimination, Synthese) eine Aussage über den tatsächlichen „turn over" für den Einzelpatienten nicht zu erwarten ist.

Einen ähnlichen Verlauf wie Antithrombin III zeigen auch die Fibrinolysefaktoren Plasminogen, Antiplasmin sowie verschiedene globale Hämostaseparameter. Die Berechnung des „Nettoverlaufes" durch Korrektur der Ergebnisse entweder über den Verlauf von Gesamteiweiß oder Hämatokrit nivelliert den Gesamtverlauf erheblich und reduziert die Gesamtschwankungen.

Theoretisch ist von Zwischen- bzw. Endprodukten der aktivierten Enzyme, z. B. Enzyminhibitorkomplexe, Spaltprodukte, Aktivierungspeptide eine spezifischere Aussage zu erwarten. Als Beispiel ist in Abb. 2a der Verlauf des fibrinspezifischen DD-Fragmentes dargelegt. Ausgenommen wenige Zeitpunkte, zeigt sich kein Unterschied zwischen beiden Patientengruppen. Dies ist allerdings größtenteils durch die fehlende Spezifität bzw. Empfindlichkeit des Tests bedingt. Wie in Abb. 2b dargelegt, besteht eine erhebliche Kreuzreaktion der in diesem Test verwendeten Antikörper auch mit Fibrinogenabbauprodukten. Gerade beim Polytrauma werden ja nicht nur das Gerinnungs- und Fibrinolysesystem, sondern auch zelluläre Mechanismen stimuliert und Proteasen freigesetzt. Solche Proteasen wie z. B. die Granulozytenelastase können Fibrinogen-/Fibrinbruchstücke erzeugen, die die antigene Determinante des D-Dimers enthalten. Dies ist ein generelles Problem neuerer diagnostischer Methoden für Zwischen- und Endprodukte des Gerinnungs- und Fibrinolysesystems. Die verhältnismäßig niedrigen Spiegel der nachzuweisenden Peptide sowie die Veränderung der Matrix durch die spezifische Krankheitssituation stellen hohe Anforderungen an die Entwicklung zuverlässiger und aussagekräftiger Tests.

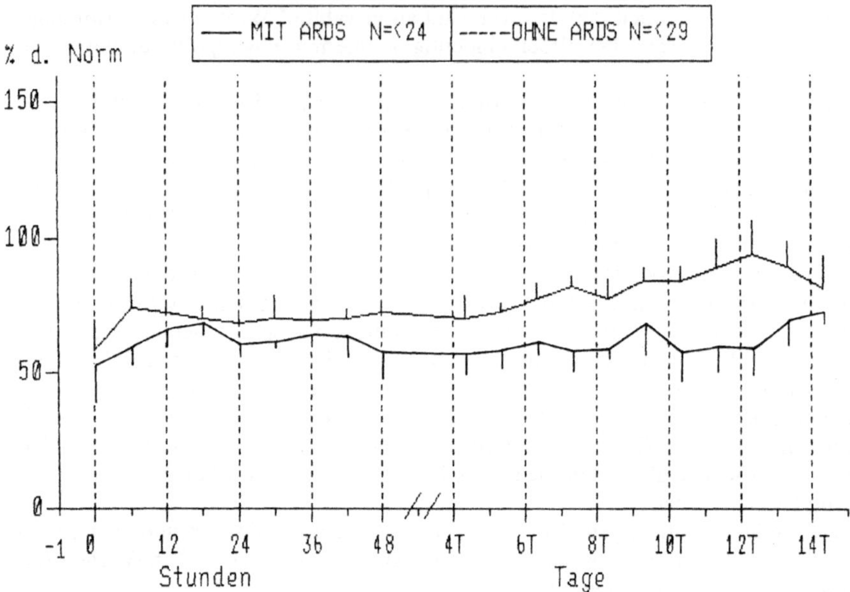

Abb. 1a. Median-Verläufe: A. Thrombin III Akt.

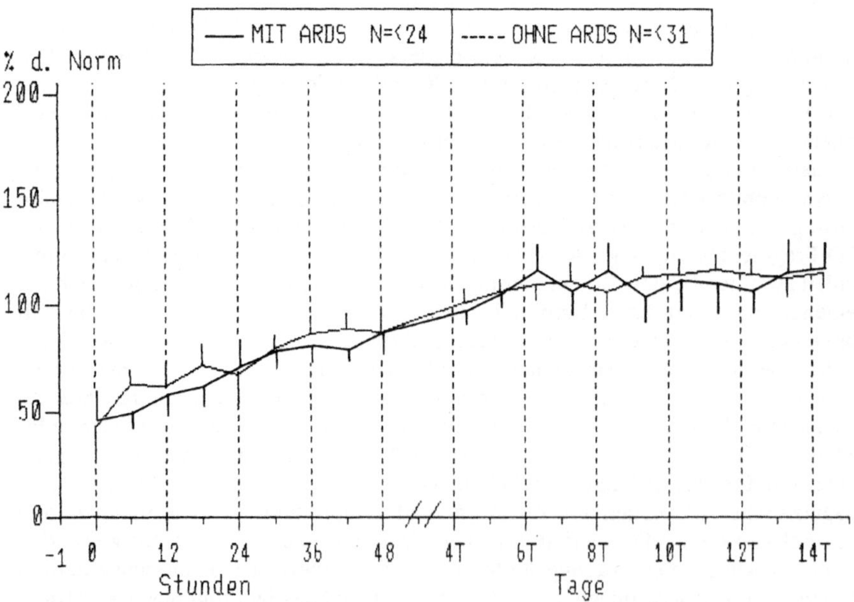

Abb. 1b. Median-Verläufe: C1-inakt. Akt.

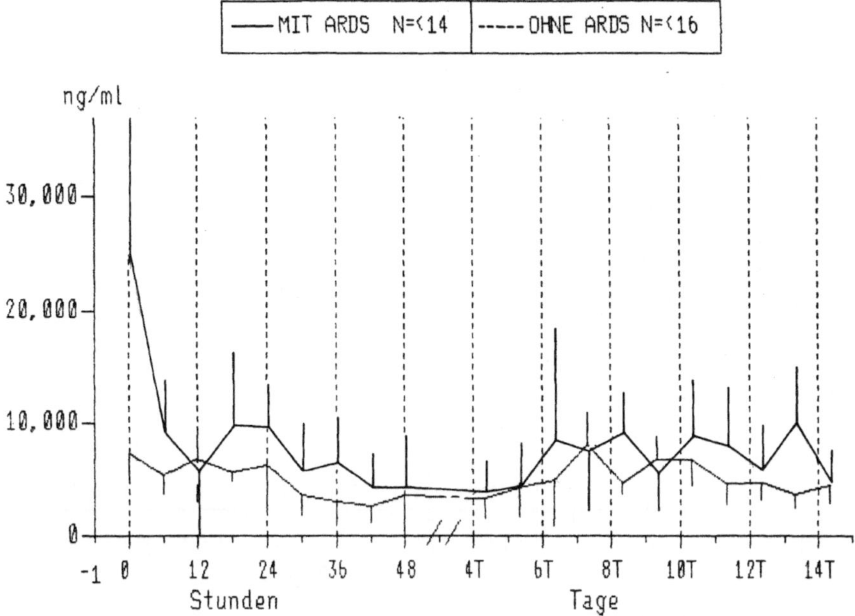

Abb. 2a. Median-Verläufe: DD-Fragment

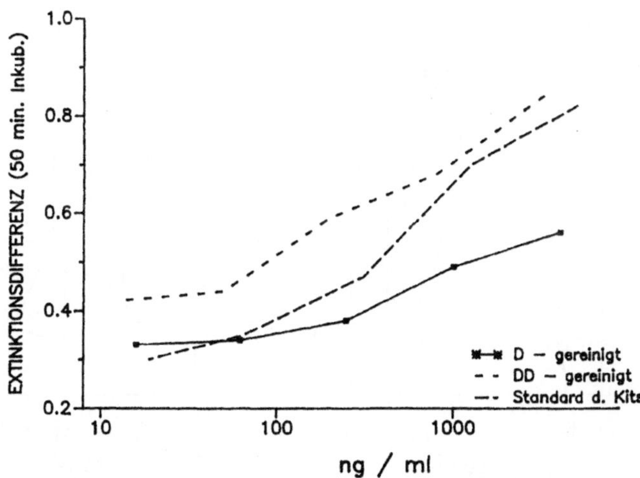

Abb. 2b. Kreuzreaktion eines käuflichen D-D ELISA mit unvernetztem Fibrinogenabbauprodukt D

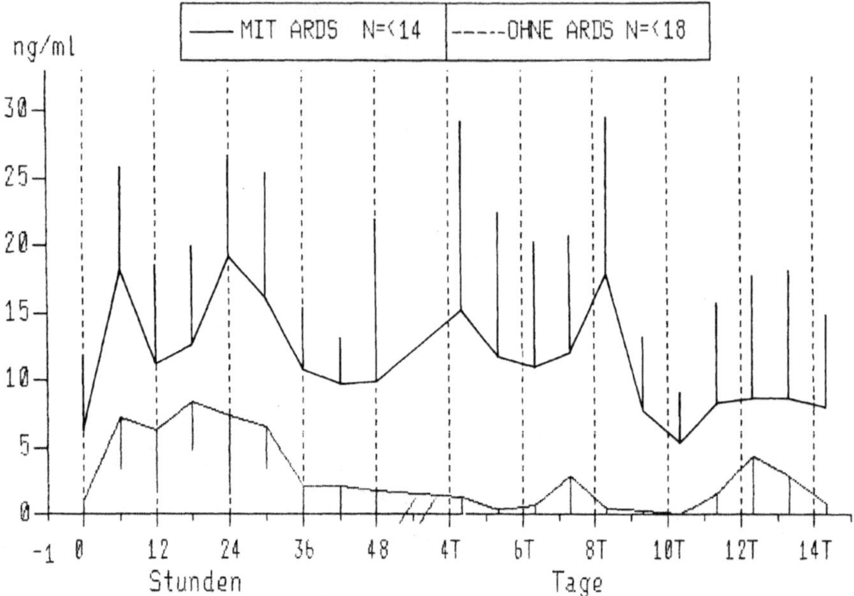

Abb. 3a. Median-Verläufe: t-PA imm.

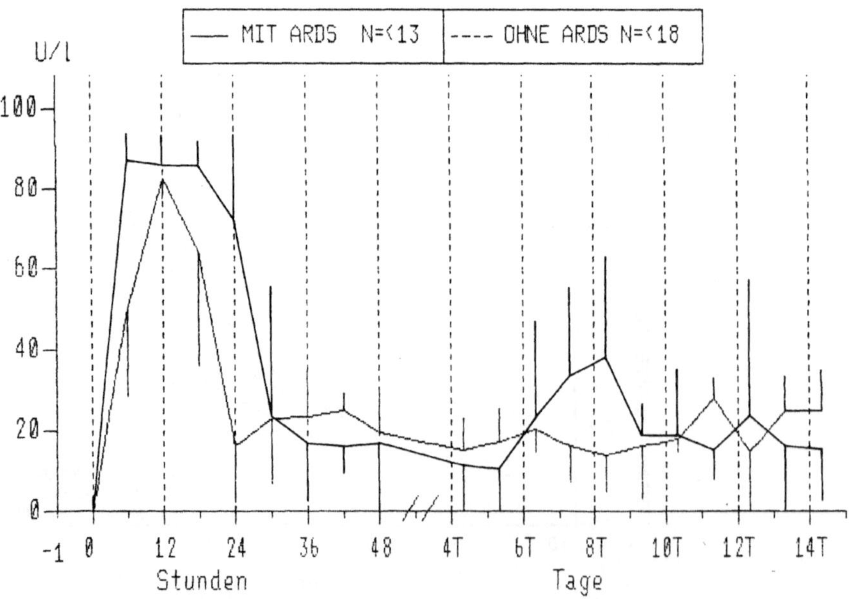

Abb. 3b. Median-Verläufe: TPA-Inhibitor

Durch die Verfügbarkeit prinzipiell neuer Testmethoden eroberte sich das Fibrinolysesystem in den letzten Jahren den gleichen Stellenwert wie das Gerinnungssystem. Die pathologische und anatomische Beteiligung von Fibrin ist für viele Krankheitsprozesse (Thrombose, ARDS, Metastasierung bei Neoplasien) beschrieben [10–13]. Das fibrinolytische Potential spielt eine bedeutende Rolle in der Gegenregulation, d. h. der Wiederauflösung intravasal entstandener Fibrinationen bzw. Fibringerinnseln. Bei den oben erwähnten polytraumatisierten Patienten fanden wir deutliche Unterschiede zwischen den immunologischen Konzentrationsverläufen des Gewebsplasminogenaktivators (t-PA), bei den Patienten mit und ohne Lungenversagen. Zu erwähnen ist, daß durch die Verwendung polyklonaler Antikörper sowohl nativ freigesetztes t-PA als auch mit dem Inhibitor komplexiertes t-PA gemessen wird. Da die Inhibierung in vivo überwiegend durch den physiologischen Plasminogenaktivator Inhibitor I (PAI I) erfolgt, ist auch dessen Bestimmung von hohem Stellenwert. Aus der Thromboseabklärung ist bekannt, daß neben den konstitutionellen Mängeln wie Antithrombin III, Protein C, Protein S, die in nur weniger als 10% an der Thromboseentstehung ursächlich beteiligt sind, eine Störung des Fibrinolyseregulationsmechanismus, d. h. eine „Hypofibrinolyse", in rund einem Drittel der Patienten zu beobachten ist [5].

Bei den polytraumatisierten Patienten ist die massive Freisetzung von Gewebsplasminogenaktivator (tPA) und seine Inhibitors (PAI I) in den ersten 24 h nach Polytrauma gut zu erkennen. Im späteren Verlauf ist hier ein Unterschied zwischen den Patienten, die überleben oder versterben, nur im immunologischen Test abzulesen.

Zusammengefaßt ist bei der Beobachtung der Verläufe einer Vielzahl von Hämostaseparametern zum Teil eine ganz erhebliche Abweichung aus dem sog. „Normbereich" zu finden. Die Unterscheidungsfähigkeit ARDS ja/nein bzw. überlebt/verstorben trifft nur für wenige Parameter an wenigen Zeitpunkten zu. Bei Berücksichtigung einfacher klinischer Verlaufsparameter (Fieber, HZV) ist ernsthaft zu überlegen, inwieweit die oben beschriebenen Hämostaseparameter großteils nur Epiphänomene darstellen. Die klinische Relevanz und auch die Notwendigkeit therapeutischer Beeinflussung der auffälligen Hämostaseparameter ist immer wieder neu zu diskutieren.

Literatur

1. Marx R (1953) Habilitationsschrift
2. Bowie EJW, Owen CA (1984) The clinical and laboratory diagnosis of hemorrhagic disorders. In: Ratnoff OD, Forbes CD (eds) Disorders of hemostasos, pp 43–72
3. Breddin K (1984) Blutstillung. In: Thomas L (Hrsg) Labor und Diagnose. 2. Aufl. Medizinische Verlagsgesellschaft Marburg/Lahn: 459–504
4. Galen RS, Gambino SB (1979) Norm und Normabweichung klinischer Daten. Fischer, Stuttgart New York, S 2
5. Korninger C (1985) Hypofibrinolyse und venöse Thromboembolie. Hämostaseologie 4:144–149
6. Lechner K (1982) Blutgerinnungsstörungen. Laboratoriumsdiagnose hämatologischer Erkrankungen. Springer-Verlag, Berlin Heidelberg New York
7. Lechner K (1985) Stufendiagnostik hämorrhagischer Diathesen. Internist 26:141–146
8. Schramm W (1984) Thromboembolie. Die klinische Bedeutung des Antithrombin III. Internist 25:88–92

 9. Schramm W (1986) Überflüssige hämostaseologische Diagnostik? Springer-Verlag, Internist 27:608–613
10. Risberg B (1985) The response of the fibrinolytic system in trauma. Acta Chir Scand (suppl) 552:245–271
11. Garcia Frade LJ, Landim L, Avello AG, Marin Yerro J, Navarro JL, Creighton LJ, Gaffney PJ (1987) Changes in the fibrinolysis in the intensive care patient. Thromb Res 47:(5)593–599
12. Eriksson E, Risberg B (1988) Tissue plasminogen activator an its inhibitor following major surgery in relation to ventilatory pattern. Acta Chir Scand 154:57–60
13. Milligan GF, MacDonald JAE, Mellon A, Ledingham McA (1974) Pulmonary and Hematologic Disturbances during Septic Shock. Surg Gyn Obstr 138:43–49

Diskussion zum Beitrag Schramm

JUST:

Herr Schramm, Sie haben sehr schön gezeigt, wie sich die einzelnen Faktoren sowohl bei Polytrauma als auch bei anderen Traumata verhalten. Haben Sie einmal den Versuch einer Therapie z. B. in einem Fall von Lungenversagen unternommen, durch Substitution der Faktoren den Patienten in die andere Gruppe „hinüberzuschieben" und so sein Überleben sicherzustellen?

SCHRAMM:

Die hier laufende Studie ist noch keine Therapiestudie. Selbstverständlich haben wir zahlreiche Therapieversuche gestartet und danach Kasuistiken erstellt. Wir haben solche Versuche gestartet bei Sepsispatienten, und es gibt bei vielen Patienten Hinweise, daß eine Substitution hier tatsächlich hilft.

JUST:

Und vielleicht ist sie der Schlüssel zur richtigen Therapie, nicht wahr?

SCHRAMM:

Die AT III-Veränderungen sind letztendlich eben doch ähnlich wie Veränderungen anderer Parameter. Das, glaube ich, muß man immer wieder festhalten. Und es ist nach wie vor unklar, ob der Patient verstirbt, weil das AT III niedrig ist, oder, was fast plausibler ist, das AT III tief ist, weil der Patient aus einer ganz anderen Ursache verstirbt. Ich bin fest überzeugt – und wir arbeiten seit langer Zeit bereits mit dem AT III – daß die AT III-Substitution eine sehr gute adjuvante Maßnahme darstellt, aber nicht als Kausaltherapie allein anzusehen ist.

HEENE:

Es ist ja immer die Frage, welche Gerinnungsanalysen präoperativ unbedingt notwendig sind, und wir haben beim Globaltest gesehen – es hat sich inzwischen doch eingebürgert –, daß man nach bestimmten Einzelkriterien zusätzlich fragt, beispielsweise im Rahmen von herzoperativen Eingriffen. Was würden Sie als absolut unabdingbar aufzählen, was aus den vorhin angegebenen forensischen Gründen notwendig ist, und was würden Sie als Option noch empfehlen?

SCHRAMM:

Für mich sind unabdingbar Quick, PTT, Thrombozyten und die Anamnese. Bei Patienten mit wirklich blander Anamnese in Hinsicht auf auf hämorrhagische Diathesen oder Thromboseneigung kann man, glaube ich, auf weitere Untersuchungen verzichten.

HEENE:

Wie sieht es mit der Blutungszeit aus?

SCHRAMM:

Ich glaube, eine Blutungszeitbestimmung ist vor jedem operativen Eingriff nicht zwingend erforderlich, aber sie ist erforderlich bei Patienten mit eindeutiger Blutungsneigung. Für mich ist nach wie vor die Blutungszeit der Leittest in der weiterführenden Diagnostik. Ich habe bewußt diese Patientin gezeigt, die bei allen Globaltests völlig unauffällig ist, aber eine solche Diathese hat, daß sie vorgestern wieder mit einem Hb von unter 10 zu uns kam. Dann sind nach wie vor die wichtigsten Parameter die Blutungszeit und dann natürlich bei Blutungsneigung die Bestimmung von Faktor VIII und IX.

Fast grundsätzlich ergänzen wir unseren Gerinnungsstatus mit der Thrombinzeit, um auch diese Dysfibrinogenämie mitzuerfassen, die in Ausnahmefällen auch einmal zur Blutung führen kann, doch in der Regel weniger, aber auch mit Varianten bis hin zur Thrombose.

Ich glaube, es ist nicht zwingend erforderlich, von vornherein alles von Faktor I bis XIII durchzubestimmen.

FRAGE:

Wie würden Sie die Bestimmung der Thrombozytenzahl einschätzen?

SCHRAMM:

Das kommt darauf an, was geplant ist. Der Normbereich von 150000 bis 400000 ist natürlich soweit klar. Wenn eine wichtige Operation ansteht, wird man ohne weiteres auf Größenordnungen bis 50000 hinuntergehen, aber es kommt auf das an, was Sie machen wollen. Thrombozytenzahl ist nicht gleich Thrombozytenzahl. Beispielsweise eine erworbene Thrombopenie im Rahmen von Synthesestörungen beim Malignom, bei Leukosen: z. B. 40000/30000, da kann es um ein Vielfaches mehr bluten als bei einer idiopathischen Thrombopenie von 20000 oder 10000. Wir haben nicht selten über Jahre chronische Werlhof-Patienten mit diesen Zahlen ohne Blutungsneigung. Ich entsinne mich an zwei Patientinnen, die ohne jede Blutungskomplikation entbunden haben mit Thrombozytenzahlen von 20000 bis 30000, und wir alle kennen Leberzirrhotiker mit Zahlen von 40000, 50000, die schwerste Blutungen zeigen. Also, es kommt auf die einzelne Situation an und zusätzlich darauf, daß diese Zellen funktionstüchtig sind.

FRAGE:

Wie beurteilen Sie den Clotting-Test?

SCHRAMM:

Wenn ich nichts anderes zur Verfügung habe, ist der Clotting-Test sicherlich ein ganz passabler Test für einen groben Einblick, weil Sie letztendlich auch die Fibrinolyse miterfassen. Aber man muß es beobachten und interpretieren können.

FRAGE:

Wie kann man die Wirkung der Acetylsalicylsäure auf die Blutgerinnung am ehesten erfassen?

SCHRAMM:

Der beste Parameter ist entweder die Aggregation selbst oder eben auch die Blutungszeit. Doch auch da muß man sagen, daß die Aggregationsbestimmung gar nicht so sehr viel bringt. Sie bestimmen eigentlich eher die Compliance des Patienten, ob er seine Medikamente genommen hat. Aspirin wirkt nun mal 8 bis 10 Tage. Die Hauptwirkung findet sich sicherlich in den ersten 4–5 Tagen.

Das kann ich nur mit Hilfe der Blutungszeit unterstützen, das ist der Leitparameter für die primäre Blutstillung, und Sie als Anästhesisten oder Chirurgen interessiert die primäre Blutstillung am allermeisten.

HEENE:

Ich bin dankbar, daß diese Frage noch mal angeschnitten wurde, da ich darauf noch einmal abheben wollte, nämlich daß ich der Blutungszeit auch einen wesentlich relevanten Aussagewert zuspreche.

Es ist klar, daß die Chirurgen, die im Gewebe schneiden, an zwei Dingen interessiert sind: Erstens, daß es gerinnt, d. h. daß vor Ort alles in Ordnung ist, und zweitens, daß, wenn sie ein parenchymatöses Organ angehen, auf jeden Fall nicht die Kapillarblutung in irgendeiner Weise provoziert wird. Und die Blutungszeit ist ja eben ein repräsentativer Wert für die Mikroblutung, die sich aus einer ganz geringfügigen Verletzung entwickeln kann. Daher würde ich in kritischen Fällen diese repräsentative Untersuchung unbedingt anstellen lassen. Man sollte natürlich dabei auf Folgendes achten: Wenn Sie einen Patienten mit einer Thrombozytopenie haben, die schon im aus der Vene abgenommenen Blutbild klar ist, dann sollte man bei einer Thrombozytenzahl von unter 50000 keine Blutungszeit mehr bestimmen, weil das dann sinnlos wäre.

FRAGE:

Sollte man die Blutungszeit nicht ganz zu Anfang bestimmen?

SCHRAMM:

Über die Reihenfolge kann man streiten. Ich bin von der Minimalforderung ausgegangen, also, was man unbedingt machen sollte, und außerdem von Praktikabilitätsargumenten. Ich glaube nicht, daß das in den Kliniken wirklich so pauschal und so einfach für jeden Patienten immer zuverlässig durchführbar ist.

Nun, im Prinzip ist es einfach, aber ich möchte davor auch warnen. Es ist nicht damit getan, ein Ohrläppchen zu nehmen und hineinzustechen. Die Untersuchung muß halbwegs genormt sein, man muß Erfahrung haben. Also bei uns, und bei Ihnen sicher auch, machen dies in der Regel nur Kollegen, die längerfristig üben – durchaus auch gegenseitig – und die zeigen müssen, daß sie auch beim Normalen über zwei oder drei Minuten hinauskommen und die nicht immer nach einer Minute schon stoppen, und die wirklich einen Willebrand erfassen können. Dies ist kein Test, den man einer jungen MTA in die Hand gibt.

FRAGE:

Muß man diese Untersuchung bei jeder unauffälligen Anamnese durchführen?

SCHRAMM:

Das ist gar nicht nötig. Ich sage ja, wenn eine Blutungsanamnese da ist, ist eine weiterführende Diagnostik zwingend erforderlich. Ich denke auch an die große Masse der Patienten, die in Ihren Händen ist, die keinerlei Anamnese aufweisen.

FRAGE:

Wie beurteilen Sie das Thrombelastogramm?

SCHRAMM:

Wir verwenden das Thrombelastogramm als Globaltest, und es ist ein ganz guter Test für die Fibrinolyse, z. B. ob die Aktivierung wiedereintritt, aber nicht als Screeningverfahren.

Substitutionstherapie bei angeborenen Gerinnungsstörungen

KL. SCHIMPF

Einleitung

Die Substitutionstherapie bei angeborenen Gerinnungsstörungen betrifft hauptsächlich den Bereich des plasmatischen Gerinnungssystems. Früher war man der Meinung, daß aus dem Mangel an bestimmten Gerinnungsfaktoren stets hämorrhagische Diathesen resultierten. Inzwischen sind aber Faktorenmängel bekanntgeworden, welche im Gegenteil eine Thromboseneigung nach sich ziehen können, der Antithrombin-III-, der Protein-C- und der Protein-S-Mangel. Darauf werde ich aber nicht eingehen.

Treten Koagulopathien mit Mangel nur einer einzelnen Gerinnungsfaktorenaktivität auf, handelt es sich um angeborene Störungen. Bei erworbenen Koagulopathien werden Störungen an mehreren Gerinnungsfaktoren gleichzeitig beobachtet. Es gibt allerdings Ausnahmen.

Die Behandlung oder die Vorbeugung richten sich also auf die Anhebung des oder der Faktorenspiegel im Plasma. Der einfachste Weg wäre, die Produktion eines Faktors gesteuert zu stimulieren, der wenig oder mit zu geringer Aktivität produziert wird. Dies ist bisher nicht gelungen. Eine zweite Möglichkeit ist es, vorhandene Vorräte aus den Bildungsorten freizusetzen. Sie kann aber nur in begrenztem Rahmen therapeutisch genutzt werden, und zwar bei leichteren Mängeln des Faktor-VIII-Komplexes durch DDAVP (Minirin) [1, 2].

Wegen dieser eingeschränkten Möglichkeiten ist bei allen schweren Koagulopathien eine Substitution der fehlenden Gerinnungsfaktoren unumgänglich. Bei größeren Verletzungen oder während und nach Operationen kann die Hämostase nur erreicht werden, wenn die Mindestspiegel der Faktoren 50–60% der Normalwerte nicht unterschreiten. Das gleiche gilt bei inneren Blutungen, etwa in das ZNS oder die Muskulatur, wenn eine Vergrößerung des Hämatoms vermieden und seine vollständige Resorption ohne Nachblutungen ermöglicht werden soll. Nach eingetretener Blutstillung genügt im allgemeinen zur Aufrechterhaltung einer ausreichenden Wundheilung ein Mindestspiegel von 30%.

Diese Forderungen konnten erst erfüllt werden, als es gelungen war, die Gerinnungsfaktoren aus dem Blut und hier wieder aus dem Plasma ausreichend zu konzentrieren. Ohne die Fortschritte der letzten 20 Jahre auf diesem Felde stünde einer ausreichenden Substitution das Problem der Hypervolämie entgegen. Vorher waren Patienten mit einer schweren Wunde und ungerinnbarem Blut (etwa bei einer Verbrauchskoagulopathie nach vorzeitiger Plazentarlösung) entweder vom

Tod an Hypervolämie bei zu schneller Transfusion oder vom Verblutungstod bedroht.

Erforderliche Volumina

Ein Patient von 55 kg Körpergewicht enthält z. B. 2500 ml Plasma und damit 2500 Einheiten seiner verschiedenen Gerinnungsfaktoren (1 Einheit entspricht dem Gehalt in 1 ml Plasma). Die Menge läßt sich einfach errechnen, indem man 45 ml Plasma pro kg Körpergewicht oder 45 Einheiten Gerinnungsfaktor pro kg Körpergewicht annimmt. Wenn einer oder mehrere Faktoren auf 0 abgesunken sind oder von vornherein fehlen und im Plasma des obigen Patienten auf 100% gebracht werden sollen, müßte man dem Patienten 2500 ml Frischplasma zuführen. Um Mindestspiegel von 50% zu erhalten, sind je nach Halbwertszeit des fehlenden Faktors mindestens tägliche Wiederholungen notwendig (es gibt Ausnahmen). Den kurzen Halbwertszeiten von Faktor VII mit etwa 2–4 h, Faktor VIII mit 9–13 h und Faktor IX mit 20–24 h steht die Halbwertszeit des Plasmaalbumins von 20 Tagen gegenüber, das damit kumuliert und Flüssigkeit aus dem Gewebe anzieht (Tabelle 1). Man sieht also, daß sich auch mit Plasma statt Blut Mindestspiegel von 50% oder auch nur 30% nicht erreichen oder aufrechterhalten lassen, ohne daß der Patient schwer hypervolämisch wird. Aus diesem Volumendilemma haben uns die Hochkonzentrate vollständig befreit.

Tabelle 1. Halbwertszeiten von Gerinnungsfaktoren

Faktor	1. Phase halbe Verschwindenszeit	2. Phase Halbwertszeit
I		3–4 d
II	8 h	3–4 d
V		12–16 h
VII	½ h	1½ h
VIII	2–3 h	10–13 h
IX	4–8 h	20–23 h
X	2–8 h	40 h
XI		60 h
XIII	20 min	4½ d
Antithrombin III	8–12 h	2½–3 d

Auf der Tabelle 2 sehen Sie den Rückgang der Volumina, der bei der Substitution von 100% des Gehaltes des Patientenblutes an Gerinnungsfaktor VIII mit Verbesserung der Konzentrierungstechnik erreicht wurde.

Bei Operationen können z. B. am ersten Tag 10000, an den folgenden Tagen 5000 E pro die und mehr nötig sein. Auch bei Patienten mit schwachen Hemmkörpern sind solche oder höhere Dosen nötig. Das führt man mit Volumina von 250–400 ml am ersten und der Hälfte an den folgenden Tagen zu. Die spezifische Aktivität der

Tabelle 2

Volumen in l		Gehalt an E F VIII
4¼	Blut	2500
2,5	Plasma	2500
2,5–0,5	Cohn I	2500
0,6–0,4	Kryo	2500
0,1–0,06	Hochkonz.	2500

Hochkonzentrate liegt bei 1 bis 5 (bald noch mehr) Einheiten pro mg Eiweiß, so daß bei den erwähnten Mengen höchstens 5–10 g bzw. 2–5 g unerwünschter Plasmaproteine verabreicht werden, meist als Fibrinogen. Ähnliches gilt für die Prothrombinkomplexkonzentrate (PPSB) mit ihrem Gehalt an den Gerinnungsfaktoren II, VII, IX, X und Protein C.

Theoretisch wäre es am einfachsten, so zu substituieren, daß sich während und nach der Operation eine Gerinnungsfaktorenaktivität im Blut des Patienten einstellt, welche den mittleren Normalwerten von 100% entspricht. Wegen der nur kurzen Halbwertszeiten der Gerinnungsfaktoren müßte man dazu eine Dauerinfusion anlegen. Bei der Hämophilie B oder dem Mangel anderer Faktoren des Prothrombinkomplexes würde man dabei aber leicht Thrombosen in den zuführenden Venen erzeugen, abgesehen von den Unbequemlichkeiten einer exakt zu steuernden Dauerinfusion.

Die längere Aufrechterhaltung eines Faktorenspiegels von 100% ist aber offenbar nicht nötig. Man kann es daraus ableiten, daß der Normalbereich gerinnungsgesunder Personen, z. B. für den Faktor VIII, mit 60–160% angegeben wird. 60% Aktivität müßten demnach für eine normale Hämostase ausreichen. Eine erfreuliche Tatsache, denn das Blut zur Herstellung der Faktorenkonzentrate ist knapp und die Produktion teuer.

Substitution bei Operationen

Es ist allgemein üblich, vor Operationen die Faktorenaktivität auf über 100% zu bringen, wenn es sich nicht um Bagatelleingriffe handelt. Da die Verschwindensrate der Aktivität von Faktor VIII und IX in der ersten Phase während der ersten 4 h nach der Injektion eine Halbwertszeit von 2–4 h hat, ist dies notwendig, um bis zum Operationsende eine Aktivität im Normalbereich im kreisenden Blut zur Verfügung zu haben.

Nach Operationen am ZNS und am Auge läßt man die Mindestaktivitäten, welche vor der nächsten Substitution halbtäglich oder täglich gemessen werden, eine Woche lang nicht unter die Untergrenze des Normalbereiches fallen, also nicht unter 60%. Bei sonstigen Operationen werden am Operationstag und am folgenden Mindestaktivitäten von 50% für erforderlich gehalten.

Ich kenne keine kontrollierte Studie, in welcher die blutstillenden Effekte abgestuft dosierter Substitutionstherapien bei operativen Eingriffen miteinander vergli-

Tabelle 3. Dosierungsplan für die kontrollierte Selbstbehandlung (Hämophilie A und B)

Anzahl der injizierten Einheiten pro kg Körpergewicht bei Blutungen

Blutungsort	E/kg	
Schultergelenk	40	
Ellenbogengelenk	30	
Handgelenk	20	
Hüfte	40	Zentrum sofort benachrichtigen
Kniegelenk	40	
Sprunggelenk	30	
Sonstige Gelenke	20	
Muskelblutung	40	Zentrum sofort benachrichtigen
Nierenblutung	10	Zentrum sofort benachrichtigen
Hirnblutung, Magen-Darm-Blutung	60	Zentrum sofort benachrichtigen
Verletzungen	20	Zentrum sofort benachrichtigen
Schwere Verletzungen	50	Zentrum sofort benachrichtigen

Bei nicht genügendem Erfolg spätestens nach 24 h die gleiche Dosis spritzen und Zentrum benachrichtigen

chen werden. Die Gefahr, daß schon in einem einzigen Fall von zu niedriger Dosierung wegen Blutungskomplikationen reoperiert werden muß, daß evtl. der gesamte Erfolg der Operation zunichte gemacht würde oder daß eine lebensbedrohliche Blutung eintreten könnte, ist zu groß. Schon der Regreß, der etwa nach einer durch eine Blutung mißlungenen Augenoperation eines Hämophilen auf den Arzt zukommen könnte, macht klar, daß er, wenn er für die Substitutionstherapie verantwortlich ist, eine Grenzdosierung nicht durchführen würde.

Es haben sich deshalb Dosierungen eingebürgert, von denen man weiß, daß unter ihnen plasmatisch bedingte Blutungen nicht auftreten (Tabelle 3). Der Konsens darüber basiert auf veröffentlichten Erfahrungsberichten und dem mündlichen Erfahrungsaustausch in Einzelgesprächen und bei Diskussionen auf Symposien und Kongressen [3].

Vor dem Eingriff muß Gewißheit herrschen, daß man die erforderlichen In-vivo-Aktivitäten auch erreichen wird. Deshalb wird vorher eine Testinfusion durchgeführt und untersucht, ob die In-vivo-Recovery des fehlenden Gerinnungsfaktors den Erwartungswerten entspricht und ob sich die Halbwertszeit innerhalb der üblichen Schwankungsbreite bewegt. Dies dient einmal zum Ausschluß eines bis dahin nicht bekannten Inhibitors und zum zweiten zur Kalkulation der für die gesamte Therapie dann benötigten Faktorenmenge. Die Operation darf erst begonnen werden, wenn diese Faktorenmenge bereitliegt. Bei starkem Blutverlust darf man nicht nur den primär fehlenden Faktor im Auge haben, sondern muß das übrige Gerinnungssystem mitbeobachten. Beispielsweise erlebten wir folgendes: Ein riesiger Pseudotumor am rechten Oberschenkel eines Patienten mit schwerer Hämophilie A mit einer eingeschlossenen Spontanfraktur, die wegen einer gleichzeitigen älteren blutungsbedingten Parese sensibler Nervus femoralis-Äste nicht als solche bemerkt wurde, entstanden trotz korrekter Substitution des Faktors VIII hohe Blutverluste. Das Blut wurde steril abgesaugt, zentrifugiert und der Erythrozytenanteil dem Patienten zurückgegeben. Gleichzeitig wurde versäumt, die entsprechende Menge Plasma zu substituieren. Es kam zu einer Nachblutung, weil die übrigen Gerinnungsfaktoren nicht ersetzt worden waren.

Bei der Reoperation wurde nicht nur der Faktor VIII lege artis hochgehalten, sondern wurde neben den Erythrozytenkonzentraten die entsprechenden Mengen Frischplasma zugegeben, wobei sich die Dosierung bequem an den Quickwerten und dem Antithrombin III als einfach und repräsentativ für das Gesamtsystem zu bestimmenden Gerinnungsfaktoren ausrichten ließ. Es trat keine Nachblutung auf.

Unerwünschte Nebenwirkungen

Die Hochkonzentrate wurden oder werden trotz der enormen Fortschritte, die sie brachten, wegen ihrer Nebenwirkungen wiederholt angegriffen.

Der Isoagglutininhämolyse bei einigen Empfängern läßt sich leicht begegnen. Die im Plasma der Spender mit Blutgruppe 0, A oder B enthaltenen Isoagglutinine Anti-A oder Anti-B reichern sich bei der Konzentrierung der Gerinnungsfaktoren an. Wird ein Empfänger mit der Blutgruppe A, B oder AB mit solchen Konzentraten hochdosiert über eine Woche oder länger substituiert, macht sich klinisch eine Anämie durch Isoagglutininhämolyse bemerkbar, die leicht für eine Blutungsanämie gehalten werden kann. Den relativ großen Prozentsatz solcher Hämolysen, den wir früher beobachteten, zeigt die Tabelle 4. Dem kann man vorbeugen, indem man bei Empfängern mit den genannten Blutgruppen nur Faktorenkonzentrate von Spendern der kompatiblen Gruppe verwendet. Solche Konzentrate stehen heute ausreichend zur Verfügung.

Tabelle 4. Isoagglutininhämolyse während hochdosierter Substitutionstherapie mit Faktor VIII oder IX für 1 Woche oder länger bei Aufrechterhaltung von Mindestspiegeln von 30% (SCHIMPF 1976)

	Fälle	Positiv	Fraglich
Hämophilie A	35	2 (1 AB+) (1 A+)	6 (5 A+) (1 A−)
Hämophilie B	6	0	0

Eine weitere bedrohliche Nebenwirkung, die mit der Substitution von Gerinnungsfaktoren zusammenhängt, ist die Entwicklung eines Hemmkörpers gegen die dem Patienten fehlende Aktivität. (In seltenen Fällen können solche Hemmkörper auch bei Patienten als spontane Hemmkörper auftreten, die als Grundkrankheit keine hämorrhagische Diathese haben, etwa als Paraproteine im Rahmen einer Systemerkrankung. Diese Hemmkörper sind am häufigsten gegen den Gerinnungsfaktor VIII gerichtet. Im Vordergrund steht aber die Entwicklung des Faktor-VIII-Hemmkörpers bei mit Faktor-VIII-Konzentraten behandelten hämophilen Patienten.)

Die Therapie dieser Patienten erfordert häufig eine besonders hoch dosierte Therapie mit Konzentraten oder mit Spezialpräparaten, den aktivierten Prothrombinkomplex-Konzentraten.

Infektionen als Nebenwirkungen

Der Hauptvorwurf gegen die Hochkonzentrate richtet sich gegen ihre infektiösen Nebenwirkungen. Ganz im Vordergrund der Diskussion steht die infektiöse Hepatitis und neuerdings das AIDS, das den Blick von der Hepatitisproblematik etwas abgelenkt hat. Wenn auch andere hepatotrope Viren mit dem Blut übertragen werden können, so ist die Relevanz in bezug auf eine Posttransfusionshepatitis (PTH) und eine nachfolgende chronische Hepatitis zur Zeit nur für die Viren der Hepatitis B und der Non-A-Non-B-Hepatitis bewiesen. Ein gutes Modell dafür sind die Hämophiliepatienten.

Hepatitisinfektion

Die Häufigkeit der Übertragung von Hepatitisviren wurde noch Anfang der 70er Jahre stark unterschätzt [4], wobei wir aber unsere Patienten immer schon über diese Möglichkeit aufklärten. Nicht nur aus den anfänglichen retrospektiven, sondern auch aus späteren prospektiven Studien wissen wir inzwischen, daß die früher üblichen, nicht virusinaktivierten Gerinnungsfaktorenkonzentrate bei Behandlung von Hämophilen zu 100% Hepatitiserreger übertrugen. Bei der Hepatitis B war eine Posttransfusionshepatitis (PTH) von dem Zeitpunkt an leicht herauszufinden und vor allem auch retrospektiv zu diagnostizieren, als man die bei der Infektion erworbenen Antikörper mit der nötigen Empfindlichkeit immunologisch nachzuweisen gelernt hatte [6]. Für die Hepatitis Non-A-Non-B (HNANB) gibt es keine Marker. Um Klarheit über die PTH durch NANB-Viren zu schaffen, mußten – um eine HNANB-Infektion auszuschließen – erstmalig zu behandelnde Patienten systematisch weiterverfolgt werden; und zwar mußten nach der ersten Injektion von Faktorenkonzentraten alle 14 Tage 4 Monate lang und weiter monatlich die Transaminasen kontrolliert werden.

   Als man dies Anfang der 80er Jahre in England durchgeführt hatte, fand man, daß Hämophile nach der Erstsubstitution ausnahmslos eine HNANB bekommen hatten, auch solche, die nicht aus USA-Spenderplasma hergestellte Präparate erhalten hatten. Alle diese Hepatitiden entwickelten sich innerhalb von 4 Monaten nach der Erstinfusion [7, 8].

HIV-Infektion

Eine Viruskrankheit – noch bedrohlicher als die Hepatitiden – trat Ende der 70er Jahre auf. Ihr Erreger, das HIV, war in gespendeten Plasmen und daraus hergestellten Gerinnungsfaktorenkonzentraten enthalten, bevor die von ihm verursachte Störung erkannt und es selbst als Erreger identifiziert worden war. Diese Krankheit (AIDS) zeichnet sich durch eine besonders lange, viele Jahre dauernde Inkubationszeit vom Moment der Infektion bis zum evtl. Ausbruch klinischer Symptome aus, so daß sie nicht durch Krankenbeobachtung bei Transfusionsempfängern, sondern bei anderen Risikogruppen entdeckt wurde, von denen sie durch Blut- und Plasmaspenden auf Empfänger aus Nichtrisikogruppen übertragen wurde. Die zunächst stille

Tabelle 5. Prozentsatz der Anti-HIV-positiven Patienten des Hämophiliezentrums Heidelberg von 1979 bis 1985

Jahr	Zahl der untersuchten Hämophilen	Zahl der positiven Hämophilen
1979	10	0 (0%)
1980	24	2 (8%)
1981	7	0 (0%)
1982	23	5 (22%)
1983	100	20 (20%)
1984	133	51 (38%)
1985	27	16 (59%)

Durchseuchung der Hämophilen in Europa zeigt Tabelle 5, welche den Befall unserer Heidelberger Patienten wiedergibt [9], untersucht an Plasmen, die noch in unseren Tiefkühltruhen lagerten, und als Reagenzien zur Bestimmung der Antikörper gegen HIV verfügbar wurden. Die genaue Durchseuchungsrate der Hämophiliepatienten in Deutschland beträgt 46% [10]. Dies trifft für unser eigenes Zentrum genauso zu wie für den Mittelwert in der Bundesrepublik.

Maßnahmen zur Infektionssicherheit der Präparate

Schon früh, bevor AIDS und das Ausmaß der Hepatitisübertragung bekannt waren, wurden sich Behandler und Wissenschaftler der Hersteller bei ihrem ständigen Erfahrungsaustausch klar, daß man die Möglichkeiten der Hepatitisübertragung mit aller Kraft versuchen sollte auszuschalten. Dies war schwierig, weil man beim Versuch, die Faktorenpräparate zu sterilisieren, einen großen Teil der Gerinnungsfaktoren zerstörte. So standen nach ersten Entwicklungen nur geringe Mengen solcher Präparate zur Verfügung, die zudem sehr teuer waren. Die Behandler entschlossen sich deshalb, sie solchen Patienten zur Verfügung zu stellen, die zum allerersten Mal substituiert werden mußten, und diese Patienten dann weiterhin nur mit solchen Präparaten zu behandeln. Dies ließ sich auch vor den Kostenträgern rechtfertigen. Kontrollgruppen wurden allerdings nicht gebildet.

Ohne Kontrollgruppe kann eine Virusfreiheit nur statistisch abgesichert werden, wenn mindestens 60 Patienten (exakt 58) beobachtet und nicht infiziert wurden [11]. Wir begannen deshalb alle Patienten zu sammeln, die vor Beginn der Substitution mit virusinaktivierten Präparaten anti-HIV-negativ waren oder die vorher überhaupt noch nicht behandelt worden waren. Von diesen Präparaten schienen uns die im deutschsprachigen Bereich entwickelten am vielversprechendsten zu sein; sie waren auch die ersten auf dem Markt erhältlichen. Wir prüften aus den Unterlagen der Patienten, ob sie unter der Behandlung mit den erwähnten Präparaten Antikörper gegen HIV entwickelt hatten oder nicht. In Tabelle 6 sehen Sie die Ergebnisse nach Behandlung mit dem dampfsterilisierten Faktor-VIII-Konzentrat S-TIM 3 Immuno. Es gelang uns, hier genau 60 Patienten zu finden. 26 waren vorher noch nie substituiert, 34 mit anderen Präparaten vorbehandelt worden, aber anti-HIV-

Tabelle 6. Alter in Jahren (age), Gesamtdosis in Einheiten Faktor VIII und Monate (months) zwischen erster Behandlung und letztem Anti-HIV-Test von 60 Patienten, die bei Beginn der Behandlung mit F VIII S-TIM 3 anti-HIV-negativ waren, einschließlich Anti-HIV-Status nach der Behandlung und Anti-HIV-Status bei einer historischen Kontrollgruppe von mit konventionellen Konzentraten behandelten Hämophilen

	Age	Total dosage i. u. F VIII S-TIM 3	Months between 1st treatment and last anti HIV test
Max.	61	427,500	24
Min.	1	500	6
Median	20	56,477	12

Total i. u. F VIII	F VIII S-TIM 3		Non-virus-inactivated F VIII	
	n. pat.	anti-HIV +	n. pat.	anti-HIV +
≤ 15000	31	0%	24	12%
− 50000	15	0%	18	56%
− 100000	3	0%	24	54%
> 100000	11	0%	33	82%
	60	0%	99	61%

negativ. Alle blieben nach Faktor VIII S-TIM 3 weiterhin anti-HIV-negativ [12]. Die Zahlen der rechten Seite der Tabelle 6 sind Untersuchungsergebnisse aus einer sogenannten historischen Kontrollgruppe nicht gleichzeitig behandelter Patienten. Sie zeigen die Prozentsätze der Hämophilen an, die bei der Behandlung mit ähnlichen Gesamtdosen nicht virusinaktivierter Präparate (bis spätestens 1984) anti-HIV-positiv geworden waren.

Die Tabelle 7 zeigt mit dem in wäßriger Lösung 10 h auf 60°C erwärmten Faktor-VIII-Konzentrat Haemate HS oder P Behringwerke erhaltene Ergebnisse. Dieses Präparat begannen wir 1979 klinisch zu erproben, so daß wir eine noch größere Zahl von Patientendaten auswerten und uns auf die Patienten beschränken konnten, welche ausschließlich mit diesem Präparat substituiert und nicht vorbehandelt worden waren [13]. Aus der Tabelle 7 wird deren Anti-HIV-Freiheit ersichtlich. Als wir die Einzelheiten auswerteten, zeigte sich folgender Umstand: Erst im April 1983 war man sich über die Möglichkeit der Übertragung eines AIDS-Erregers durch Blut soweit klar geworden, daß man begann, Plasmaspender auszusondern, von denen man glaubte, das Risiko, den Erreger zu beherbergen, sei hoch: also Homosexuelle und Drogensüchtige. Konzentrate, die aus vorher gespendeten Plasmen hergestellt wurden, waren vermehrt mit diesem Risikospendermaterial durchmischt gewesen. Da sich die aus ihm produzierten Konzentrate ebenfalls als HIV-frei erwiesen, war dies ein weiterer Beweis für die Sicherheit der angewandten Virusinaktivierungs-

Tabelle 7. Alter in Jahren (age), Gesamtdosis in Einheiten Faktor VIII und Monate (months) zwischen erster Behandlung und letztem Anti-HIV-Test von 151 Patienten, die ausschließlich mit Hemate HS behandelt wurden, ihr Anti-HIV-Status und der Anti-HIV-Status einer historischen Kontrollgruppe von mit konventionellen Konzentraten behandelten Hämophilen

	Age	Total dose i. u. F VIII	Months between 1st treatment and last anti HIV test
Median	6,0	17000	24
Max.	68,0	2155375	83
Min.	0,5	500	6

Total u. F VIII	Hemate P		Not virus-inactivated F VIII	
	n pat.	anti-HIV +	n pat.	anti-HIV +
≤ 15000	74	0%	24	42%
− 50000	35	0%	18	56%
− 100000	13	0%	24	54%
> 100000	29	0%	33	82%
	151	0%	99	61%

methode. Die Mindestzahl von 60 behandelten Patienten war auch für diese Untergruppe erfüllt und mit 68 sogar überschritten (Tabelle 8).

Von allen Hämophilen leiden nur 18% an Hämophilie B. Zwar gibt es seit 1976 ein Faktor-IX-haltiges, durch UV-Bestrahlung und chemischen Zusatz virusinaktiviertes Konzentrat, das kaltsterilisierte PPSB hs Biotest, doch gelang es bisher nicht, eine Zahl von 60 Patienten zu gewinnen, die ausschließlich mit diesem Präparat behandelt waren oder die anti-HIV-negativ waren, bevor die Behandlung begann. Wir haben aber die Ergebnisse von 24 solcher Patienten (18 virgins) aus den Zentren Heidelberg und Bonn, deren Behandlungsdauer mit diesem PPSB im Median 61 Monate betrug (wobei der Schwankungsbereich zwischen 8 Monaten und 10 Jahren liegt), zusam-

Tabelle 8. Substitutionsbeginn vor Ausschluß von Hochrisikoplasmaspendern (siehe auch Text)

Year	n pat.	Total dose i. u. F VIII	Length of observation (months)
		Median	Median
1979	7	385000	78 (60–83)
1980	16	25000	62 (45–74)
1981	16	30000	40 (36–69)
1982	24	23500	37 (20–44)
1–3/1983	5	58000	37 (32–39)
	68		(20–83)

mentragen können. Der Zeitabschnitt war also lang genug, um eine HIV-Infektion zu erleiden, wenn das Präparat nicht steril gewesen wäre. Alle Patienten blieben anti-HIV-negativ (letzte Untersuchung Februar 1987). Die PPSB-Dosis betrug 1500 bis 253 000 E (Median 73 000 E).

Prothrombinkomplex-Konzentrate sind auch mit Dampf sterilisiert worden. Die angewandte Methode S-TIM 4 ist aggressiver als die bei Faktor VIII benutzte Methode S-TIM 3. Mit S-TIM 4 wurde Prothromplex (PPSB), Faktor-IX-, Faktor-VII-Konzentrat und FEIBA sterilisiert. 21 anti-HIV-negative Patienten konnten gefunden werden, welche anschließend diese Präparate erhalten hatten. Nach 8- bis 22monatiger Beobachtungszeit, im Median 14 Monate (zuletzt April 1986 bestimmt), waren alle anti-HIV-negativ geblieben. Die injizierten Dosen von S-TIM-4-sterilisierten Präparaten lagen zwischen 1500 und 2 355 000 E (Median 262 000).

Weitere Publikationen über Anti-HIV-Befunde mit kleineren Patientenzahlen nach Therapie mit virusinaktivierten nicht aus Österreich oder der Bundesrepublik Deutschland stammenden Präparaten werden nicht erwähnt.

Die Hepatitissicherheit virusinaktivierter Präparate ist sehr viel schwerer zu beweisen. Prospektiv muß nach der ersten Faktoreninjektion ein halbes Jahr bzw. 4 Monate lang alle 14 Tage und dann monatlich auf Leberenzyme untersucht werden. Es ist für die Eltern nicht einfach, die 14tägigen Blutentnahmen zur Transaminasenbestimmung zu dulden, da die meisten dieser erstbehandelten Patienten noch sehr kleine Kinder sind. So konnten bisher nur geringe Zahlen von Patienten erfaßt und prospektiv beobachtet werden. Kontrollgruppen sind nicht zu vertreten. Die referierten Studien aus England, welche vorausgehend mit nicht virusinaktivierten Präparaten einen 100%igen Befall mit Non-A-Non-B-Hepatitis ergeben hatten, können jedoch wegen ihres gleichen Studiendesigns als Kontrollgruppe gelten, so daß durch diesen Vergleich auch kleinere Zahlen hepatitisfrei gebliebener Patienten die Qualität der virusinaktivierten Gerinnungsfaktorenkonzentrate beweisen. So wurde unsere nach diesen Prinzipien durchgeführte Studie mit virusinaktiviertem Faktor VIII HS 1987 ohne Kontrollgruppe zur Publikation angenommen, obgleich es uns trotz internationaler Zusammenarbeit gelungen war, lediglich 26 Patienten zu verfolgen. Sie hatten jedoch 32 verschiedene Faktor-VIII-Chargen injiziert bekommen. Alle blieben frei von Hepatitiden [14].

Mit dem oben erwähnten HIV-sicheren Faktor VIII S-TIM 3 ist eine prospektive Studie an 28 italienischen Patienten durchgeführt worden. Es ergab sich keine Non-A-Non-B-Hepatitisübertragung. Unter den 14 nicht gegen Hepatitis B geimpften Teilnehmern trat allerdings in 4 Fällen eine Hepatitis B auf, wobei ebenfalls nicht sicher ist, ob sie nicht aus der süditalienischen, hoch hepatitisdurchseuchten Umgebung infiziert wurden [15].

Auf alle Fälle sollten alle Hepatitis-B-Marker-negative Patienten, die Plasma oder Gerinnungsfaktorenkonzentrate erhalten könnten, vor der Gabe aktiv gegen Hepatitis B geimpft werden, falls dies noch möglich ist.

Für das kaltsterilisierte PPSB hs (Biotest) gibt es bisher keine prospektive Studie an Hämophilie-B-Patienten, aber eine bereits länger zurückliegende Untersuchung an freiwilligen Medizinalpersonen, die auf die Freiheit von Hepatitis-B- und Non-A-Non-B-Viren hinweist [15].

In einer weiteren internationalen Studie unter unserer Beteiligung hatte sich gezeigt, daß die sogenannte Trockenerhitzung bei 60°C über 72 h im lyophilisierten Zustand die Hepatitis-Non-A-Non-B-Viren nicht ausreichend zerstören kann. Über 80% der Patienten erlitten mit diesen Präparaten, prospektiv beobachtet, eine Non-A-Non-B-Hepatitis, weshalb wir die Hämophiliebehandlung mit diesen Mitteln aufgaben [16].

Substitution des von-Willebrand-Faktors

Außer dem von-Willebrand-Syndrom sind alle anderen angeborenen plasmatischen hämorrhagischen Diathesen sehr selten und werden daher hier nicht erwähnt. Die Behandlungsprinzipien sind die gleichen. Beim von-Willebrand-Syndrom fehlt der von-Willebrand-Faktor (früher auch als Faktor-VIII-assoziiertes Antigen bezeichnet) oder er ist erniedrigt oder fehlgebildet. Es ist der großmolekulare Anteil des Faktor-VIII-Komplexes aus Faktor VIII:C und von-Willebrand-Faktor. Seine Funktion besteht zum einen darin, daß er bei schnellströmendem Blut die Anheftung der Thrombozyten an der verletzten Gefäßoberfläche garantiert, zur Thrombozytenaggregation beiträgt und zum anderen den Faktor VIII:C im Kreislauf so stabil hält, daß er mit der natürlichen Halbwertszeit von etwa 13 h abgebaut wird, während er bei fehlendem von-Willebrand-Faktor in Minuten bis zu einer Stunde aus dem Kreislauf verschwunden ist. Es gibt noch keine zuverlässige Meßmethode für den von-Willebrand-Faktor, mit der man Laborwert und klinische Störung in Übereinstimmung bringen könnte. Am ehesten gilt dies für die Bestimmung der Blutungszeit, die nicht unbegrenzt wiederholt werden kann und gelegentlich trotz ausreichender Blutstillung verlängert ist. Bei Patienten mit von-Willebrand-Syndrom muß man, wenn eine schwere Form vorliegt, nach folgendem Schema vorgehen: Man benutzt ein von-Willebrand-Faktor-haltiges Faktor-VIII-Konzentrat (virusinaktiviert) und spritzt am Operationstag 3mal 2500 E Faktor VIII. Die weitere Dosierung richtet sich nach dem Operationsausmaß und soll in den nächsten Tagen 2×2500 E betragen. Die Halbwertszeit des von-Willebrand-Faktors ist mit 24–36 h wesentlich länger als die des Gerinnungsanteils des Faktors VIII. Die Faktor-VIII:C-Gerinnungsaktivität muß nicht ersetzt werden. Die von-Willebrand-Patienten bilden ihn in ausreichendem Maße. Sobald genügend funktionsfähiger von-Willebrand-Faktor im Kreislauf des Patienten vorhanden ist, wird die Halbwertszeit ihres Faktors VIII:C stabilisiert und der Faktor VIII:C steht in ausreichender Höhe spontan zur Verfügung.

Schlußwort

Die Therapie mit virusinaktivierten Plasmakomponenten bietet heute unter allen Blutbestandteilen die größte Sicherheit in bezug auf infektiöse Nebenwirkungen.

Literatur

1. Sutor AH (1980) Minirin. DDAVP-Anwendung bei Blutern. FK Schattauer, Stuttgart New York, 1–183
2. Sutor AH (1981) Vasopressin Analogues and Haemostasis. DDAVP (Minirin). TGLVP (Glycylpressin). FK Schattauer, Stuttgart New York
3. Schimpf Kl (1977) Substitutionsbehandlung bei Hämophilie. Akute Maßnahmen und Komplikationen. Wiener med Wschr 127:329–337
4. Schimpf Kl (1984) Hämophilie und Lebererkrankung. Hämostaseologie 4:39–62
5. Mannucci PM, Zanetti AR, Colombo M, and the Study Group of the Fondatione dell'Emofilia (1988) Prospective study of hepatitis after factor VIII concentrate exposed to hot vapour. Brit J Haematol 68:427–430
6. Klose HJ (1982) Hepatitis als Schicksal des Hämophiliepatienten. In: Froesner G, Lasch H-G, Lechler E (eds) Plasmaproteine und Virushepatitis. Springer: Berlin, 24–32
7. Fletcher ML, Trowell JM, Craske J, Pavier K, Rizza CR (1983) Non-A non-B hepatitis after transfusion of factor VIII in infrequently treated patients. Brit Med J 287:1754–1757
8. Kernoff PBA, Lee CA, Karayiannis P, Thomas HC (1986) High risk of non-A non-B hepatitis after a first exposure to volunteer or commercial clotting factor concentrates: effects of prophylactic immune serum globulin. Brit J Haematol 56:268–327
9. Schimpf K (1986) Die Behandlung der Hämophilie. In: Wenzel E, Hellstern P, Morgenstern E, Köhler M, Blohn G von (eds) Rationelle Therapie und Diagnose von hämorrhagischen und thrombophilen Diathesen. Verhandlungsberichte der 29. Tagung der Deutschen Arbeitsgemeinschaft für Blutgerinnungsforschung in Saarbrücken, Februar 1985. FK Schattauer, Stuttgart New York, pp 3.4–3.14
10. Landbeck G (1987) HIV-1-Infektion. AIDS-Manifestation und Todesursachen Hämophiler der Bundesrepublik Deutschland. die ellipse, 156–158
11. Weber E (1987) Statistische Methode zur Beurteilung der Verträglichkeit von Arzneimitteln bei klinischen Studien. die ellipse, 153–156
12. Schimpf K, Brackmann HH, Bock D, Landbeck G, Lechler E, Vinazzer H, Lechner K, Morfini M, Carnelli V, Mariani G, Ciavarella N, DeBiasi R, Torlontano G, Tamponi G, Musso R, Mancuso G, Parise V, DiMitrio V, Coser P, Mori PG, Muleo V, Baudo F (1987) No Anti-HIV Seroconversion after replacement therapy with steam-treated factor VIII concentrate. A study of 60 patients with hemophilia A and von Willebrand's disease. Thromb Haemost 58:346
13. Schimpf K, Brackmann HH, Kreuz W, Kraus B, Haschke F, Schramm W, Mösseler J, Auerswald G, Köhler-Vajta K, Sutor AH, Hellstern P, Muntean W, Scharrer I (1987) No Anti-HIV Seroconversion after replacement therapy with pasteurized factor VIII concentrate. A Study of 151 patients with hemophilia A or von Willebrand disease. Thromb Haemost 58:322
14. Schimpf K, Mannucci PM, Kreuz W, Brackmann HH, Auerswald G, Ciavarella N, Mösseler J, DeRosa V, Kraus B, Brueckmann CH, Manguso G, Mittler U, Haschke F, Morfini M (1987) Absence of hepatitis after treatment with a pasteurized factor VIII concentrate in patients with hemophilia and no previous transfusions. New Engl Journ of Med 316:918–922
15. Heinrich D, Kotitschke R, Berthold H (1982) Clinical evaluation of the hepatitis safety of a β-propiolacton/ultraviolet treated factor IX concentrate (PPSB). Thromb Res 28:75–83
16. Colombo M, Carnelli V, Gazengel C, Mannucci PM, Savidge GF, Schimpf K (1985) Transmission of non-A, non-B hepatitis by heat-treated factor VIII concentrate. Lancet II:1–4

Diskussion zum Beitrag Schimpf

FRAGE:

Könnten Sie bitte noch einmal auf die Errechnung der erforderlichen Substitutions-
einheiten von Gerinnungsfaktoren eingehen?

SCHIMPF:

Bei der Errechnung der Plasmamenge geht man von 45 ml pro kg Körpergewicht aus;
dann weiß man, wieviel Einheiten im Plasma des Patienten kreisen müssen, um eine
100%ige Aktivität (= 1 E pro ml Plasma) zu erreichen. Jemand, der beispielsweise 55
kg wiegt, benötigt 2500 (exakt 2475) Einheiten, wenn wir davon ausgehen, daß der
entsprechende Faktor sich nicht außerhalb des Plasmas extrazellulär verteilt. Man
gibt die entsprechende Menge, überprüft die sogenannte Recovery und sieht, wie
stark die Faktorenaktivität im Patientenplasma angestiegen ist. Man kennt die
Halbwertszeiten und kann sich daraus errechnen, wann der Patient die nächste
Injektion benötigt. Die Halbwertszeiten schwanken etwas von Patient zu Patient und
von Tag zu Tag; bei sehr großen Operationen wird mehr Faktor verbraucht, ihre
Aktivitäten im Plasma sinken schneller ab. Man muß die nächste Injektion eher
geben. Man dosiert so, daß die Mindestaktivitäten vor der folgenden Injektion etwas
höher als die Blutungsgrenze liegen.

FRAGE:

Wie könnte man am ehesten die Infektionsübertragung, besonders die der Hepatitis-
formen, vermindern?

SCHIMPF:

Das ist ein Thema, das vor allem die Kinderkliniker beschäftigt, die zum ersten Mal
die Patienten mit den angeborenen Störungen vorgestellt bekommen. Ideal wäre es,
wenn bei der Gabe eines Plasmakonzentrats solchen Patienten gleichzeitig eine
passive und aktive Impfung gegen Hepatitis B gegeben werden könnte. Offensichtlich
werden durch die modernen virusinaktivierten Präparate keine Non-A-Non-B-
Hepatitis und ganz sicher kein HIV übertragen. Bei Hepatitis B ist man nicht so ganz
sicher. Das B-Virus scheint am resistentesten zu sein. Neben den 1985/86 aufgetrete-
nen Verdachtsfällen im Zusammenhang mit dampfbehandeltem Faktor VIII-Kon-
zentrat sind vor kurzem auch zwei Fälle einer möglichen Hepatitis B-Übertragung
durch ein flüssigerhitztes Präparat bekannt geworden, jedoch außerhalb von Studien.

Die Gefahr der Virusübertragung betrifft allerdings nicht nur Gerinnungsfaktorenkonzentrate, sondern ebenso Erythrozytenkonzentrate usw.

FLEISCHER:

Ich habe noch eine Frage, die auf eine Vermeidung all dieser Infektionsübertragungen abzielt. Wie weit ist die Entwicklung der gentechnologischen Herstellung von Faktoren?

SCHIMPF:

Die Herstellung ist im Gange. Das Problem bei der gentechnologischen Herstellung ist zum einen die Befreiung von nicht humanen Eiweißen. Momentan erreicht man das durch monoklonale Antikörper gegen die enthaltenen tierischen Eiweiße, die allerdings auch wieder tierische Eiweiße sind, von denen Spuren im gentechnologisch hergestellten Präparat zurückbleiben könnten. Das gleiche Problem entsteht bei der Hochreinigung von nicht gentechnologisch produzierten humanen Faktorenkonzentraten mit monoklonalen tierischen VIII-Antikörpern. Bei der gentechnologischen Herstellung von Faktor VIII werden Säugetierzellen benutzt, da der Faktor VIII Glykoproteine enthält, die bakteriell nicht zu erzeugen sind. Diese Säugetierzellen müssen wiederum mit Rinderserum ernährt werden. Man kann fragen, ob nun dadurch Viren eingeschleppt wurden. Das Hauptgewicht liegt also momentan noch bei den gereinigten Humanfaktoren.

HEENE:

Ich möchte auf die Frage des Faktor-VIII-Hemmstoffes bei Hämophilen zu sprechen kommen, auf die Frage der Plasmapherese. Man muß einen Patienten z.B. operieren und will vorher den Hemmkörperspiegel entsprechend absenken, weil man mit der Faktorengabe einen Boostereffekt erzeugt, auch wenn der Titer niedrig ist, wenn man lange Zeit nicht substituiert hat. Könnten Sie diese Dinge noch einmal kurz zusammenfassen, weil da ja die Kooperation mit den Anästhesisten sehr wichtig ist.

SCHIMPF:

Aus Zeitmangel habe ich das nicht weiter behandelt. Es gibt die spontan bei Paraproteinen erworbenen, aber auch durch Therapie mit dem Patienten fremden Faktor VIII erworbenen Hemmkörper. Einige Hämophile entwickeln Antikörper gegen die zugeführte Faktoren-Aktivität und machen sie wieder zunichte. Man kennt sogenannte High und Low Responder: High Responder entwickeln sehr hohe Hemmkörperaktivitäten, die man auch mit sehr hohen Gaben des fehlenden Faktors nicht überwinden kann. Demgegenüber entwickeln die Low Responder nur einen geringen Antikörperspiegel, den man mit hohen Dosierungen des fehlenden Faktors ausschalten kann. Das Problem kann man nun dadurch vermindern, daß man zunächst eine Plasmapherese durchführt und den Inhibitor eliminiert oder doch so erniedrigt, daß man mit niedrigen Dosen des fehlenden Faktors auskommt. Bis zur Immunantwort nach etwa einer Woche kann man so den Inhibitor zumindest vorübergehend ausschalten.

Aus Schweden kennen wir eine Methode über einen extrakorporalen Kreislauf; den F-Teil des Antikörpers an fixiertes Protein A zu binden und den Inhibitor auf diese Weise zu extrahieren. Wie ich jetzt gehört habe, kann die Inhibitorproduktion bei Wiederholungen ganz aufhören, ohne daß der Mechanismus erklärt ist.

Wir haben eine vorausgehende Plasmapherese auch einmal bei einem Patienten mit VIII-Hemmkörpern durchgeführt, doch leider entwickelte er auf das zur Volumen-Substitution zugeführte Albumin einen Schock, so daß wir die Plasmapherese abbrechen mußten; sicher handelte es sich hier um eine Ausnahme. Ein wesentlicher Punkt ist, daß man durch die vorausgehende Plasmapherese die Kosten der Faktoren-Substitution erheblich senken kann. Reichen diese Verfahren nicht aus, müssen aktivierte Prothrombinkomplex-Konzentrate gegeben werden, ohne daß man sicher ist, postoperativ eine ausreichende Blutstillung zu erzielen. Also Vorsicht.

FLEISCHER:

Eine Frage noch zur Substitutionstherapie bei Hämophilie B. Wenn Sie jetzt Patienten haben mit gleichzeitig bestehender Lebererkrankung – Sie hatten ja die Thromboseneigung erwähnt – muß man noch zusätzliche Vorsichtsmaßnahmen treffen, um die optimale Hämostase zu gewährleisten? Muß man evtl. Heparin dazugeben wie manchmal empfohlen wird?

SCHIMPF:

Viele Hämophile haben chronische Lebererkrankungen, diese wirken sich jedoch auf den Gerinnungsstatus relativ gering aus, mit Ausnahme der Finalstadien.

Wenn Quick-Wert und Antithrombin III abgefallen sind, kommt es auf den Absolutwert und die Balance zwischen beiden an. Bei gleichzeitig gesteigerter Fibrinolyse wird man sicher Plasma (mit seinem Antithrombin und Antiplasmin) zuführen, evtl. auch das Antithrombin III substituieren.

Ich erinnere mich an mehrere Hämophilie-B-Patienten, bei denen unter Substitution mit Faktor IX postoperativ thromboembolische Komplikationen eintraten. Denn Faktor IX ist ein Ferment im Gegensatz zum Faktor VIII, der ein Kofaktor ist. Die Substitution mit Faktor VII, IX oder X bei Bettruhe erfordert immer eine zusätzliche Heparinprophylaxe nach normalen Regeln, besonders postoperativ.

Verbrauchskoagulopathie bei Leberzirrhose

D. L. Heene

Einleitung

Unter physiologischen Bedingungen unterliegen Regulation und Aufrechterhaltung des hämostatischen Gleichgewichtes folgenden Kontrollmechanismen:
1. der Bildung von plasmatischen Gerinnungsfaktoren durch die Leber und von Thrombozyten im Knochenmark,
2. dem intravasalen Umsatz und Abbau der einzelnen Komponenten,
3. der Inaktivierung aktivierter Substanzen durch spezifische Inhibitoren und
4. der Clearance der aktivierten Endprodukte durch das retikuloendotheliale System.

Die Konstanterhaltung dieses Gleichgewichtes ist von einer adäquaten Kreislauffunktion, also von einer ungestörten Hämodynamik abhängig. Die enge Wechselbeziehung zwischen Hämostasesystem und Kreislauf kommt nicht zuletzt in den teils tiefgreifenden Gerinnungsveränderungen zutage, die bei arteriovenösen Fisteln, Hämangiomen oder anderen Gefäßmißbildungen angetroffen werden. Besondere Beachtung verdient diesbezüglich der Pfortaderkreislauf, einerseits im Hinblick auf die Eigenart der Gefäßversorgung im Bereich der angrenzenden Organe, und andererseits bezüglich der Tatsache, daß gerade die Leber schlechthin das entscheidende Organ für die Konstanterhaltung des hämostatischen Gleichgewichtes darstellt. Sie garantiert die ausreichende Synthese von plasmatischen Faktoren, ist an der Bildung des Inhibitorpotentials (Antithrombine, Antithrombokinasen) beteiligt und sorgt für die Eliminattion aktivierter Endprodukte der Gerinnung und Fibrinolyse über das retikuloendotheliale System (RES). Von der Gesamtclearancekapazität des RES entfallen etwa 50% auf die Leber.

Pathogenese

Das Krankheitsbild der Leberzirrhose mit portaler Hypertension ist durch eine vielschichtige Gerinnungsstörung charakterisiert. Die Verbindung von Leberzellschaden und inadäquater Perfusion des prähepatischen Gefäßbezirkes hat zur Folge, daß der Hämostasedefekt einerseits durch die Kriterien einer Bildungsstörung und andererseits durch die einer Umsatzstörung geprägt ist. Dementsprechend weist die sog. hepatogene Blutungsneigung, die sich klinisch sowohl in Form einer Koagulopathie als auch mit den Zeichen einer thrombozytären Gerinnungsstörung manifestiert, in der Gerinnungsanalyse eine Vielzahl unterschiedlicher Veränderungen einzelner Gerinnungsparameter auf, die Ausdruck qualitativer und quantitativer Defekte sind.

Die Entwicklung einer Bildungsstörung ist im Hinblick auf den hepatozellulären Schaden verständlich. Sie umfaßt eine Vitamin-K-Verwertungsstörung mit Ausbildung der typischen Verminderung der Faktoren des Prothrombinkomplexes sowie eine gestörte Synthese des Faktors V, des Faktors XIII, des Fibrinogens sowie der Inhibitoren wie Antithrombin III, der Fibrinolysefaktoren wie Plasminogen und der Hemmstoffe wie Antiplasmin, Plasminogen Aktivator Inhibitor. Das Vorkommen von Umsatzstörungen wie Verbrauchskoagulopathie und sekundäre Fibrinolyse im Rahmen chronischer Leberkrankheiten ist zwar durch zahlreiche klinische Beobachtungen und tierexperimentelle Untersuchungen bestätigt, jedoch ist es bisher nicht gelungen, zu einer einheitlichen Auffassung hinsichtlich des zugrundeliegenden pathogenetischen Mechanismus zu gelangen. Beide Prozesse sind Ausdruck eines diffusen intravaskulären Gerinnungsprozesses, dessen Auslösung und Unterhaltung über mehrere Wege möglich ist. Die intravasale prokoagulatorische Stimulation des Gerinnungssystems infolge intravasaler Akkumulation thromboplastisch wirkender Substanzen wie Gewebskinasen und anderer zellulärer Fragmente gilt als wesentlicher Trigger. Sie ist gerinnungsanalytisch durch den Nachweis einer Hyperkoagulabilität gekennzeichnet. Die Bedeutung des Leberzellschadens in der Auslösung eines intravaskulären Gerinnungsprozesses geht aus den klinischen Beobachtungen bei akuter hepatischer Lebernekrose und toxischer Lebernekrose bei Knollenblätterpilzvergiftung hervor. Neben der Freisetzung prokoagulatorischer Aktivitäten ist es vor allem die regelmäßig zu beobachtende Hämokonzentration, die über die Ausbildung einer Mikrozirkulationsstörung den intravaskulären Gerinnungsprozeß perpetuiert. Das Phänomen wird einer Plasmaextravasation infolge eines toxischen Endothelschadens zugeschrieben. Eine gleichzeitig ablaufende intrahepatische Mikrothrombosierung kann relativ akut die Ausbildung einer portalen Hypertension provozieren. Ähnliche Vorgänge dürften im Rahmen nekrotischer Schübe bei chronischen Lebererkrankungen zum Tragen kommen und für die prokoagulatorische Aktivität mit nachfolgender Hyperkoagulabilität verantwortlich sein. Besondere Beachtung verdient hier die Verlangsamung der Zirkulation infolge der Verlegung der Pfortaderstrombahn im splanchnischen Gefäßbezirk. Die Ausbildung einer Stase gilt auch hier ähnlich wie beim Schock als gerinnungsaktivierender Faktor. Die hieraus resultierende erhöhte Gerinnungstendenz des Blutes wird durch die begleitende Hämokonzentration verstärkt, die vor allem in Gegenwart von toxischen Leberschäden ganz im Vordergrund steht. Erst über die Eröffnung portokavaler Anastomosen setzt sich mit der Entlastung des Pfortaderkreislaufes eine ausreichende Zirkulation in Gang, die einen weiteren Aktivierungsprozeß des Gerinnungssystems verhindert.

Die lokal im Bereich des Pfortaderkreislaufs anfallenden prokoagulatorisch wirksamen Substanzen und aktivierten Endprodukte der Gerinnung werden nicht mehr in dem üblichen Maße dem retikuloendothelialen System in der Leber zugeführt, sondern gelangen über die portokavalen Anastomosen in den großen Kreislauf. Die kontinuierliche Einschwemmung solcher Aktivatoren vermag dort im großen Gefäßkompartiment einen ständigen gesteigerten Aktivierungsprozeß des Gerinnungssystems auszulösen und gibt somit Anlaß zur Ausbildung einer chronischen Verbrauchsreaktion. Zudem begünstigt die bei Leberparenchymschäden angetroffene

Antithrombin III-Verminderung – ein wesentlicher Bestandteil des Inhibitorpotentials der Gerinnung –, die protrahierte Zirkulation dieser gerinnungsaktiven Produkte und wirkt sich so als perpetuierender Faktor aus.

Neben der im Pfortaderkreislauf einsetzenden Hämokonzentration ist bei chronischen Lebererkrankungen auch der Viskositätserhöhung durch die Verschiebung des Eiweißspektrums Rechnung zu tragen. Die Viskositätsänderung kann als pathogenetischer Teilfaktor in der Akzentuierung der Mikrozirkulationsstörung im Perfusionsgebiet der Leber angesehen werden. Sie ist besonders in Gegenwart eines Kryofibrinogens oder Kryoglobulins ausgeprägt.

Aktivierung des Fibrinolysesystems

Die sekundäre Aktivierung des Fibrinolysesystems gilt allgemein als wesentlicher, gegen die Folgen eines intravaskulären Gerinnungsprozesses gerichteter Kompensationsmechanismus. Die klinischen Beobachtungen bei Patienten mit Leberzirrhose und portaler Hypertension bestätigen die überwiegende Beteiligung einer solchen sekundären Fibrinolyse an der Umsatzstörung. Definitionsgemäß ist ein solcher fibrinolytischer Vorgang als Antwort auf den intravasalen Gerinnungsprozeß zu deuten. Es ist jedoch nicht ausgeschlossen, daß gerade bei chronischen Lebererkrankungen auch ein primärer Aktivierungsmechanismus z. B. durch primäre Freisetzung von Aktivatoren eine gesteigerte fibrinolytische Aktivität in der Blutbahn unterhält. Folgende Faktoren sind an der Einbeziehung des fibrinolytischen Systems beteiligt:

1. Die Leber selbst enthält als eines der wenigen Organe keinen fibrinolytischen Aktivator. Mit zunehmendem Ersatz nekrotischen Lebergewebes durch bindegewebige Strukturen nimmt die fibrinolytische Aktivität signifikant zu. Besonders ausgeprägt ist die Aktivatoraktivität an der Bindegewebsparenchymgrenze und um die Endothelzellen von Kapillaren. Eine vermehrte Freisetzung von Aktivatoren aus diesen Strukturen scheint bei Patienten mit Leberzirrhose gegeben.
2. Analytische Untersuchungen der fibrinolysespezifischen Parameter bei Patienten mit Leberzirrhose lassen eine signifikante Verminderung des Antiplasmins und der Kinaseinhibitoren erkennen. Die Verminderung dieser Hemmstoffe begünstigt über das Ausbleiben der Inaktivierung die kontinuierliche Stimulation des Fibrinolysesystems.
3. Die verminderte Clearance aktivierter Endprodukte der Fibrinolyse durch das beeinträchtigte RES hat eine intravasale Akzentuierung der fibrinolytischen Aktivität in ähnlicher Weise zufolge. Die daraus sich entwickelnde verlängerte Überlebenszeit der Plasminogenaktivatoren unterhält die zirkulierende Plasminaktivität.
4. Patienten mit Leberzirrhose reagieren auf die Infusion von Nikotinsäure oder nach körperlicher Belastung mit einer signifikant erhöhten fibrinolytischen Aktivität des zirkulierenden Blutes. Es ist nicht bekannt, ob dieser Effekt über eine mögliche Freisetzung von Aktivatoren aus dem Bereich der geschädigten Leber zu erklären ist. Bekanntlich ist die Lunge äußerst reich an endothelständigem fibrinolytischem Aktivator. Eine sekundäre Aktivierung der Fibrinolyse über einen primären intravaskulären Gerinnungsprozeß, dessen Ausgangspunkt vor

allem im Bereich der splanchnischen Zirkulation zu suchen ist, erscheint in
Anbetracht ausgedehnter Umgehungskreisläufe denkbar. Möglicherweise ist
beim Patienten mit Leberzirrhose generell die Aktivatorfreisetzung aus den
entsprechenden Geweben gesteigert.

Vor dem dargestellten pathophysiologischen Hintergrund stellt sich die Frage nach
den relevanten gerinnungsanalytischen Kriterien, anhand derer eine Aussage über
die Beteiligung einer Umsatzstörung gemacht werden kann. Vor allem im Hinblick
auf die Manifestation hämorrhagischer Erscheinungen sind neben der Verminderung
der Vitamin-K-abhängigen Faktoren die Veränderungen des Fibrinogens und die
quantitativen und qualitativen Störungen der Thrombozyten von besonderer Bedeutung.

Fibrinogen

Fibrinogen, definiert als thrombingerinnbares Protein, ist methodisch gesehen einer
der quantitativ am besten faßbaren Parameter des Gerinnungssystems und stellt das
gemeinsame Substrat der Gerinnung und Fibrinolyse dar. Für die bei Leberzirrhose
mit und ohne portale Hypertension beobachtete Fibrinogenverminderung werden
verschiedene Mechanismen verantwortlich gemacht:

1. Die Hypofibrinogenämie ist durch einen vermehrten Umsatz im Rahmen einer
   Verbrauchskoagulopathie und/oder sekundären Fibrinolysesteigerung bedingt.
2. Unter Berücksichtigung eines hepatozellulären Schadens ist auch der Möglichkeit
   einer Synthesestörung Rechnung zu tragen. Neben einem quantitativen Synthese-
   defekt wird auch eine qualitative Störung diskutiert, deren Resultat eine erworbene Dysfibrinogenämie ist. Patienten mit Leberzirrhose zeigen ein Fibrinogen,
   das sich durch ein defektes Polymerisationsverhalten auszeichnete. Ähnliche
   Formen der Dysfibrinogenämie sind bei primären Hepatom und bei Leberkarzi-
   nomen beschrieben. Strukturdefekte des Fibrinogens verursachen eine verminderte Thrombingerinnbarkeit des Substrates und äußern sich gerinnungsanalytisch im Sinne einer Hypofibrinogenämie. Darüberhinaus sind abnorme Fibrino-
   gene leichter dem fibrinolytischen Abbau zugänglich. Das gleiche Phänomen
   wurde für Patienten mit Leberzirrhose und portaler Hypertension bestätigt. Die
   Fibrinogensynthese unterliegt der Kontrolle eines feed-back-Mechanismus,
   indem zirkulierende Fibrinogenderivate, wie z.B. Fibrinogenspaltprodukte, die
   Bildung von Fibrinogen in der Leberzelle stimulieren. Dieser Vorgang ist ebenfalls verantwortlich für die Ausbildung einer Hyperfibrinogenämie bei Rekompensation des Gerinnungssystems nach abgelaufenen intravaskulären Gerin-
   nungsprozessen. Bei Patienten mit Leberzirrhose scheint sich dementsprechend
   ein Gleichgewicht zwischen gesteigertem Umsatz und erhöhter Synthese des
   Fibrinogens eingestellt zu haben. Der Befund ist im Sinne der chronischen
   Verbrauchskoagulopathie zu interpretieren.
3. Unter Berücksichtigung hämodynamischer Veränderungen bei Leberzirrhose mit
   portaler Hypertension ist im Hinblick auf das vergrößerte Plasmavolumen die
   Hypofibrinogenämie auch Ausdruck eines Dilutionseffektes. Sie besteht demnach
   nur scheinbar.

Unter Beachtung der verschiedenen Pathomechanismen einer Fibrinogenverminderung wird verständlich, daß eine gerinnungsanalytisch festgestellte
Hypofibrinogenämie bezüglich ihrer Entstehungsweise schwer zu interpretieren ist.
Die Abgrenzung einer durch eine Umsatzstörung bedingten Hypofibrinogenämie
gelingt unter Zuhilfenahme der sog. Fibrinogenderivatanalyse, die je nach Über-
wiegen des Nachweises von Fibrinmonomer oder von Spaltprodukten die Domi-
nanz einer Verbrauchskoagulopathie oder einer sekundären Fibrinolysesteigerung
anzeigt.

Bei klinisch manifester Blutungsneigung wird in der Regel eine Fibrinogenverminderung auf weniger als 150 mg % angetroffen. Sie ist in der Mehrzahl der Fälle
Ausdruck einer deutlichen Fibrinolysesteigerung, die gelegentlich das Bild einer
hyperfibrinolytischen Blutung provozieren kann. Der sich daran anschließende
proteolytische Aufbrauch des Hämostasepotentials hat gelegentlich die Entwicklung
eines sog. Defibrinierungssyndroms zufolge, das durch eine massive Blutungsneigung
bei völliger Ungerinnbarkeit des Blutes gekennzeichnet ist.

Thrombozytopenie

Als weiterer wesentlicher pathogenetischer Faktor der hepatogenen Blutungsneigung bei chronischen Leberkrankheiten ist die Thrombozytopenie zu nennen. Als
Grenzwert gilt eine Plättchenzahl von 80000 mm³. Die Ursache der Plättchenvermin-
derung ist ebenfalls nicht einheitlich. Aufgrund von Überlebenszeitmessung mit
[51]Chrom radioaktiv markierten Thrombozyten sind drei wesentliche Mechanismen zu
vermuten:
1. infolge des Hypersplenismus bei Hepatosplenomegalie entsteht ein Mißverhältnis
   zwischen lienalem und zirkulierendem Plättchenpool;
2. findet ein vermehrter Abbau von Thrombozyten aufgrund des Nachweises einer
   verkürzten Überlebenszeit statt;
3. ist die Bildungsrate im Knochenmark vermindert, ein Befund, der auf einen
   Folsäuremangel zurückgeht.

Möglicherweise kommt den Thrombozyten eine Rolle bei der Auslösung der
sekundären Fibrinolyse bei Patienten mit Leberzirrhose zu. Thrombozytenaggre-
gate, die im praehepatischen Gefäßbezirk im Rahmen der Stase entstehen, gelangen
auf dem Wege der Umgehungskreisläufe in das venöse System und in die Lunge, wo
eine Desaggregation über die Lokalaktivierung des endothelständigen Fibrinolyse-
potentials in Gang gesetzt wird. Darüberhinaus sind den im Rahmen der Umsatzstörung stattfindenden qualitativen Plättchenstörungen Rechnung zu tragen.

Von hämodynamischen Gesichtspunkten aus gesehen kann auch die Erhöhung des
Blutvolumens mit konsekutivem Verdünnungseffekt für die Ausbildung einer mäßi-
gen Thrombozytopenie verantwortlich gemacht werden. Die Verbrauchskoagulopathie ist offensichtlich nicht die alleinige Ursache für die Verminderung der Plättchenzahl bei chronischen Lebererkrankungen mit portaler Hypertension. In diesem
Zusammenhang ist die Feststellung von Wichtigkeit, daß unter der Antikoagulantientherapie mit Heparin nicht in allen Fällen ein Anstieg der Thrombozytenzahl zu
erzielen ist.

Eine schwerwiegende Akzentuierung der bei Leberzirrhose angetroffenen Umsatzstörung entwickelt sich vor allem bei der Oesophagusvarizenblutung im Zusammenhang mit der Symptomatik des hämorrhagischen Schocks. Unter Berücksichtigung des signifikanten Anstieges der positiven Fibrinmonomernachweise besteht kein Zweifel, daß hier die Entwicklung einer Verbrauchskoagulopathie im Vordergrund steht. Der schockbedingten Mikrozirkulationsstörung kommt hier im wesentlichen die auslösende Funktion zu. Das Grundleiden gilt als „conditioning factor", indem es besonders durch die Verminderung des Inhibitorpotentials und die Beeinträchtigung der RES-Clearancekapazität die intravasale Akkumulation prokoagulatorischer Aktivität begünstigt.

Zusammenfassung

Zusammenfassend ist herauszustellen, daß der Hämostasedefekt bei Leberzirrhose mit portaler Hypertension Ausdruck eines vielschichtigen pathophysiologischen Geschehens ist, dessen Entwirrung auch unter Zuhilfenahme subtilster Untersuchungsmethoden nicht endgültig möglich ist. Zahlreiche tierexperimentelle Modelle haben entscheidend zum Verständnis zumindest einiger pathogenetischer Zusammenhänge beigetragen und die Deutung zahlreicher klinischer Phänomene beim hepatologischen Problemfall ermöglicht. Neben der durch die Bildungsstörung hervorgerufenen Verminderung der Vitamin-K-abhängigen Faktoren verdient vor allem die Beteiligung der Umsatzstörung besondere Beachtung. Als auslösender Faktor ist die durch die portale Hypertension hervorgerufene Mikrozirkulationsstörung im Bereich des splanchnischen Gebietes anzusehen. Die Akzentuierung des intravasal gesteigerten Umsatzes erfolgt aufgrund der entgleisten Gleichgewichte zwischen Inhibitoren, Aktivatoren und Clearancekapazität des RES. Bezüglich der Kompensation dieser Vorgänge ist wohl der retikuloendothelialen Clearance die größte Bedeutung beizumessen. Dementsprechend dürfte die Beeinträchtigung der RES-Funktion als schwerwiegendes pathogenetisches Ereignis in der Perpetuierung der Umsatzstörung anzusehen sein.

Die klinische Manifestation der hepatogenen Blutungsneigung ist gerinnungsanalytisch häufig durch die Kriterien einer sekundären Fibrinolysesteigerung gekennzeichnet. Eine klare labordiagnostische Abgrenzung des im Vordergrund stehenden Hämostasedefektes ist entscheidende Voraussetzung für gezielte therapeutische Maßnahmen im Einzelfall. Es ist bisher nicht gelungen, in Anbetracht der komplexen Gerinnungsstörung ein einheitliches Behandlungsprinzip zur Rekompensation des Hämostasesystems aufzustellen. Die Therapie bleibt in jedem Falle symptomatisch und richtet sich gegen den jeweils im Vordergrund stehenden Typ der Gerinnungsstörung. Eine spontane Rekompensation des Hämostasedefektes geht in der Regel mit einer Besserung des Grundleidens einher.

Literatur beim Verfasser

Gerinnungsstörungen bei Niereninsuffizienz und Dialyse*

K. ANDRASSY

Einleitung

Blutungen bei Nierenerkrankungen wurden bereits Anfang unseres Jahrhunderts von Riesman und Bennecke beschrieben, ihre Ursachen sind aber erst in den letzten 10 Jahren besser verständlich geworden. Die Inzidenz dieser Blutungen schwankt zwischen 5% und 30%; bei akutem Nierenversagen werden häufige und intensivere Blutungen beobachtet. Auch dies läßt sich heute eher pathophysiologisch begründen. Wegen der unterschiedlichen Genese der Blutungsneigung soll nachstehend die Blutungstendenz bei chronischem und akutem Nierenversagen und am Beispiel der Dialyse dargestellt werden.

Chronische Niereninsuffizienz (Urämie)

Die hämorrhagische Diathese bei *chronischer Niereninsuffizienz* ist thrombozytärer Natur. Sie äußert sich in Form von Schleimhautblutungen (Nasenbluten, hämorrhagische Stomatitis, Gastritis und Kolitis). Hämorrhagische Komplikationen von klinischer Bedeutung wurden bei der Urämie ebenfalls am Perikard gesehen. Die zur Blutung führende Störung wird durch eine Thrombozytopathie verursacht. Diese Thrombozytopathie kann sowohl in vitro als auch in vivo nachgewiesen werden. Der wichtigste in-vivo-Test, der eine gesteigerte Blutungsneigung anzeigt, ist die Blutungszeit. Bei den in-vitro-Tests besteht eine gute Korrelation zwischen Blutungszeit und kollageninduzierter Thrombozytenaggregation. Weiterhin läßt sich eine verminderte Thrombozytenaggregation, die durch ADP, Adrenalin, Thrombin und Arachidonsäure nachweisen. Die Thrombozytenhaftneigung ist gestört, biochemisch wird eine Reihe von Defekten erkennbar. Der ADP-, ATP- und Serotoningehalt der Thrombozyten ist erniedrigt, die Thromboxansynthese reduziert, die Freisetzung von Plättchenfaktor 3 ist vermindert [1]. Pathogenetisch wird die Thrombozytenfunktionsstörung auf eine Kumulation wasserlöslicher, dialysierbarer Metaboliten des Eiweißstoffwechsels zurückgeführt. Verantwortlich gemacht werden hier Harnstoff, Kreatinin, Guanidin-Bernsteinsäure, Phenole und Hydroxiphenylessigsäure. Es gibt einige gewichtige Argumente dafür, daß der Harnstoff ein entscheidender Faktor für

* Mit Unterstützung der DFG AN 62/9

die urämische Blutung ist. Wenn man Nierengesunden Harnstoff infundiert, kommt es zur Verlängerung der Blutungszeit und zur verminderten Plättchenadhäsivität. Wird bei der Dialyse dem Dialysat Harnstoff zugesetzt, kommt es zu Blutungen und zu einer Steigerung der Thrombozytenfunktionsstörung. Ist der Harnstoffspiegel im Serum größer als 200 mg/dl, so manifestiert sich eine hämorrhagische Diathese.

Eine zusätzliche Komponente für die thrombozytäre Dysfunktion, die gleichzeitig auch für das Gefäßwandendothel gilt, ist ein *abnormer von-Willebrand-Faktor*. Der von-Willebrand-Faktor als Teil des Faktor-VIII-Komplexes zirkuliert beim Nierengesunden in hochmolekularer Multimerform. Die Multimere lagern sich an die thrombozytären Membranrezeptoren Ib und III an und bewirken die Haftung der Thrombozyten am Subendothel und zusätzlich die thrombozytäre Aggregation [2]. Bei Urämikern wurde, zumindest teilweise, ein Defekt der Multimerbildung beobachtet, da die niedermolekularen Oligomere überwogen. Dies würde auch den therapeutischen Erfolg von DDAVP und Kryopräzipitaten erklären, die zur gesteigerten Multimerbildung führen [3]. Obwohl die Wirkung von DDAVP und Kryopräzipitaten auf die Blutstillung beim Urämiker unbestritten ist, konnte die These, daß der von-Willebrand-Faktor bei der Urämie abnorm sei, durch verschiedene Nachuntersuchungen nicht bestätigt werden.

Nach unseren Untersuchungen ist ein anderer Mechanismus für die Wirkung von DDAVP bzw. Kryopräzipitaten eher wahrscheinlich: vermindert oder defekt ausgebildete Thrombozytenmembranrezeptoren (Glykoprotein Ib, IIb/IIIa), die, wie bereits erwähnt, mit dem von-Willebrand-Faktor reagieren (Abb. 1a, b).

Parallelen bestehen zu den angeborenen Thrombozytopathien, wie dem Bernard-Soulier-Syndrom oder der Thrombasthenie Glanzmann-Naegeli [4]. Sie weisen ähnliche Defekte der Thrombozytenmembranrezeptoren sowie das gleiche klinische Erscheinungsbild auf wie die urämische Blutung.

Demnach ist bei der Urämie von einem erworbenen Bernard-Soulier-Syndrom bzw. einer Thrombasthenie Glanzmann-Naegeli auszugehen, wobei möglicherweise die Kumulation harnpflichtiger Substanzen für die Störung verantwortlich ist. Diese Störung ist bei schwerer Urämie besonders ausgeprägt und wird durch die Hämodialyse verbessert.

Remuzzi [7] beschrieb erstmals, daß auch die Gefäßwand beim Urämiker zur hämorrhagischen Diathese beiträgt. Die Gefäßwand produziert eine größere Menge an *Prostaglandin* I_2; Prostaglandin I_2 ist der derzeit potenteste Thrombozytenaggregationshemmer. Darüber hinaus konnte Remuzzi zeigen, daß die Substrate für die Prostaglandin-I_2-Synthese im Serum des Urämikers im Vergleich zum Nierengesunden in ihrer Konzentration und Wirkung erhöht sind, so daß sie die Prostaglandin-I_2-Bildung in der Gefäßwand beim Urämiker vermehrt stimulieren.

Für die Aufrechterhaltung der Thrombozytenfunktion ist der *Hämatokrit* von wesentlicher Bedeutung. Bei Urämie führen Hämatokritwerte von unter 30% zu einer vermehrten Blutungstendenz, was wahrscheinlich auf rheologische Faktoren und auf eine verminderte Bereitstellung von erythrozytärem ADP zurückzuführen ist [5]. Zur Bekämpfung der Blutungsneigung bei Urämie sind demnach Bluttransfusionen zur Anhebung des Hämatokrit, Kryopräzipitate und DDAVP zur Steigerung der multimeren Anteile des von-Willebrand-Faktors zu empfehlen. Östrogene sollen eine ähnliche Eigenschaft aufweisen wie DDAVP, was wir allerdings nur begrenzt bestätigen können.

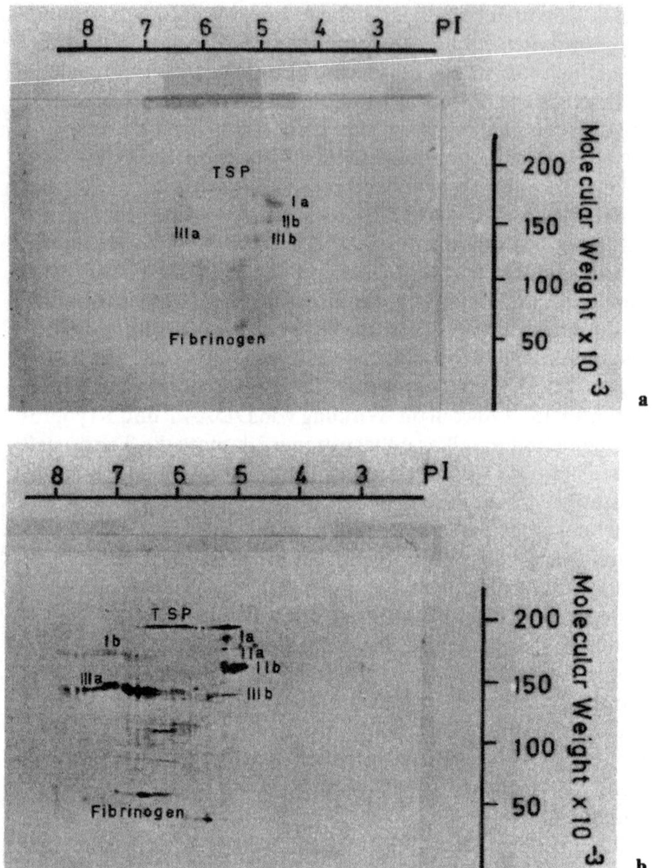

Abb. 1a, b. Thrombozytenmembranproteine (Rezeptoren) bei Patienten mit schwerer Urämie. Beachte die fehlende Anfärbbarkeit von I b und II a sowie die verminderte Anfärbbarkeit von Thrombospondin, I a, II b und III a

Akutes Nierenversagen

Beim *akuten Nierenversagen* summieren sich die bei der chronischen Niereninsuffizienz beschriebenen Defekte der Thrombozytenfunktion und Gerinnungsstörungen, die durch eine Verbrauchskoagulopathie hervorgerufen werden oder als Folge eines hämolytisch-urämischen Syndroms auftreten. Hinzu kommen Wechselwirkungen zwischen der Hämostase und Medikamenten, die zur Therapie des Nierenversagens notwendig sind.

Das Nierenversagen bei der *Verbrauchskoagulopathie* ist Folge einer intrarenalen Gerinnung. Verbrauchsreaktionen, die zum Nierenversagen führen, sind meist durch

Endotoxinfreisetzung zu erklären. Prädisponierend sind gynäkologische Erkrankungen und Infektionen mit gramnegativen und grampositiven Keimen. Daneben führen intravaskuläre Hämolyse, massiver Zellzerfall, maligne Tumoren und verschiedene Schockformen zum Nierenversagen. Je nach der Intensität wird zwischen kompensiertem und dekompensierten Verbrauch unterschieden. Beim kompensierten Verbrauch erfolgt ein Ausfall von Gerinnungsfaktoren in der Endstrombahn, so daß Organfunktionsstörungen, aber keine Blutungen auftreten. Beim dekompensierten intravasalen Verbrauch hält die Neubildung der Gerinnungsfaktoren mit dem Verbrauch nicht mehr Schritt, so daß ein Abfall dieser Faktoren und der Thrombozyten stattfindet, der zu Blutungen führt. Therapeutisch sind die Beseitigung der auslösenden Ursachen, die Zufuhr von Hemmstoffen der Blutgerinnung bzw. die Substitution defekter Gerinnungsfaktoren in Form von Frischplasma und Antithrombin III in Gegenwart niedriger Heparindosen erfolgversprechend [6].

Eine gesteigerte Blutungsneigung wird auch beim Krankheitsbild des *hämolytisch-urämischen Syndroms* (HUS) als Ursache einer akuten Niereninsuffizienz beobachtet. Das hämolytisch-urämische Syndrom wird in jüngster Zeit häufiger diagnostiziert; die Pathogenese ist komplexer, die Therapie schwieriger als anfänglich postuliert. Gesichert sind eine familiäre und eine sporadische Form, die pathogenetisch unterschiedliche Ursachen und therapeutisch unterschiedliche Konsequenzen haben. Nach den derzeitigen Vorstellungen ist primär eine akute Endothelschädigung anzunehmen, als deren Folge in der Endstrombahn Thrombozytenthromben ausfallen. Die Aktivierung des plasmatischen Gerinnungssystems ist nur gering ausgeprägt oder kann sogar fehlen. Als Ursachen wurden verschiedene Erreger oder Toxine identifiziert, von denen nur die Pneumokokken und das aus E. coli stammende Verotoxin erwähnt werden sollen [7]. Bei Frauen kann das hämolytisch-urämische Syndrom unter hormonellen Kontrazeptiva und während der Schwangerschaft auftreten. Für die Gastroenterologen ist von Bedeutung, daß das HUS unter der Therapie von Gastrointestinaltumoren mit Mitomycin gesehen wurde. Das HUS wird ebenfalls bei Systemerkrankungen beobachtet. Es wurde pathogenetisch eine Störung des Prostaglandinstoffwechsels in der Gefäßwand nachgewiesen, die zur verminderten PGI_2-Bildung führt. Diese Vorstellung hat sich aber als zu einfach erwiesen, da neben der verminderten PGI_2-Synthese auch ein gesteigerter PGI_2-Abbau gefunden wurde und in einem Teil der Fälle eine Thrombozytenhyperreaktivität bestand. So ist es auch verständlich, daß die erstmals von Rubinstein und Upshaw geforderte Plasmasubstitution bzw. der von Remuzzi empfohlene Plasmaaustausch nur in einem Teil der Fälle erfolgreich ist. Bei einigen Patienten sind Thrombozytenaggregationshemmer erfolgreich, bei einer Minderheit kam die Nierenfunktion nach einer fibrinolytischen Therapie wieder in Gang. Unsere derzeitigen Therapieempfehlungen beim HUS können daher nicht generell erfolgreich sein, da die Pathogenese offensichtlich unterschiedlich ist. In der Akutphase der Erkrankung haben Plättchenaggregationshemmer offensichtlich keinen Platz, während sie nach Überwinden der akuten Phase durchaus angewendet werden sollten.

Viel zu häufig wird übersehen, daß eine *medikamentöse Interaktion* mit der Hämostase bei Patienten mit akutem Nierenversagen oder Patienten an der Hämodialyse Ursache der Blutungsneigung ist. Zu diesen Medikamenten gehören nichtsteroidale Antiphlogistika und bestimmte Beta-Laktam-Antibiotika. Nicht-steroidale Antiphlogistika, die häufig zur Fiebersenkung und zur Schmerzbekämpfung verwandt werden, führen vor allem zu gastrointestinalen Blutungen infolge lokaler Schädigung der Magen-Darm-Schleimhaut und zusätzlich gestörter thrombozytärer Funktion, die in Abhängigkeit vom Präparat unterschiedlich stark ist. Daneben ist der unsachgemäße Einsatz von Beta-Laktam-Antibiotika, d. h. Penizilline und Cephalosporine, für eine gesteigerte hämorrhagische Diathese verantwortlich zu machen. Beta-Laktam-Antibiotika sind in der Mehrzahl harnpflichtige Substanzen, die bei Niereninsuffizienz kumulieren, wenn ihre Dosierung nicht der Nierenfunktion entsprechend angepaßt wird. Synthetische Penizilline sind potente Thrombozytenaggregationshemmer. Eine Vielzahl von thrombozytären Defekten wurde unter der Therapie mit synthetischen Penizillinen identifiziert. Besonders wichtig ist die Tatsache, daß sich der penizillininduzierte Thrombozytendefekt und die urämische Thrombozytenfunktionsstörung addieren. Die Verlängerung der Blutungszeit ist ein sensitiver Indikator hierfür. Extrem hohe Dosen von Penizillinen führen zu einem plasmatischen, heparinähnlichen Gerinnungsdefekt, der an der Verlängerung von Thrombinzeit, Thrombinkoagulase- und Reptilasezeit erkennbar wird.

Mit Ausnahme von Latamoxef und Cefoperazon rufen die Cephalosporine keine thrombozytären Funktionsstörungen hervor. Dagegen tritt bei nicht adäquater Dosierung, wie etwa bei der Niereninsuffizienz, sowie gestörter Vitamin-K-Zufuhr infolge parenteraler oder unzureichender Ernährung ein Vitamin-K-Mangel auf, der zur Erniedrigung des Quickwertes und zur Blutung infolge defekter Bildung Vitamin-K-abhängiger Gerinnungsfaktoren führen kann. Der Vitamin-K-Mangel ist auf eine Störung des hepatischen Vitamin-K-Metabolismus zurückzuführen. Alle Cephalosporine mit einer N-Methylthiotetrazol-haltigen Seitengruppe hemmen die reduktive Regeneration von Vitamin-K-Epoxid zu Vitamin-K-Hydroxychinon [8]. Therapeutisch ist die Beta-Laktam-induzierte Blutung durch adäquate Dosierung und durch eine Vitamin-K-Prophylaxe zu vermeiden.

Dialyse

An der *Dialyse* kann es vor allem dann zu Blutungskomplikationen kommen, wenn die Antikoagulation mit Heparin inadäquat ist, etwa bei gleichzeitiger Thrombozytopenie, Leberzirrhose oder nach Dialysebeginn, wenn die thrombozytäre Funktionsstörung noch weiter bestehen bleibt. Dies erklärt auch die unerwünschten Komplikationen in Form eines subduralen Hämatoms, eines Hämoperikards, gastrointestinaler sowie mediastinaler Blutungen nach Erstbeginn der Dialyse. Die zur Hämodialyse notwendigen Dosen von Standardheparin vermindern nicht nur die plasmatische Gerinnung, sondern interferieren auch mit der Thrombozytenfunktion. Es hat daher in jüngster Zeit nicht an Versuchen gefehlt, die Blutungsneigung an der Dialyse dadurch zu reduzieren, daß man verschiedene niedermolekulare Heparinpräparationen einsetzte. Niedermolekulares Heparin soll keinen Einfluß auf die Thrombozytenfunktion haben und dadurch zu einer verminderten Blutungsneigung führen [9]. Es muß allerdings berücksichtigt werden, daß die Halbwertszeit von niedermolekularem Heparin bei der Urämie gegenüber Standardheparin deutlich verlängert ist. Als weitere Alternative für Standardheparin an der Hämodialyse wurde eine Antikoagulation mit Zitrat oder mit Prostacyclin (PGI$_2$) empfohlen. Allerdings haben sich diese therapeutischen Alternativen nicht durchsetzen können, da hierbei eine Reihe von Nebenwirkungen auftraten.

Schlußwort

Hämostaseprobleme bei Niereninsuffizienz sind nicht nur für den Nephrologen von Bedeutung. Vielmehr ist besonders der Intensivmediziner gefordert, diese Hämostasestörung zu berücksichtigen, da intensivmedizinische Krankheitsbilder häufig zum Nierenversagen neigen und besonders ältere Menschen als potentiell niereninsuffizient anzusehen sind. Ich darf nur daran erinnern, daß zwischen dem 30. und 90. Lebensjahr die Nierenfunktion um über die Hälfte abnimmt. Ich habe versucht, Ihnen die Pathogenese der Blutungsneigung und die entsprechenden therapeutischen Möglichkeiten nahezubringen.

Literatur

1. Andrassy K, Ritz E (1985) Uremia as a cause of bleeding. Am J Nephrol 5:313–319
2. Turitto V, Weiss H, Baumgartner H (1984) Platelet interaction with rabbit subendothelium in von Willebrand's disease: altered thrombus formation distinct from defective platelet adhesion. J Clin Invest 74:1730–1741
3. Mannucci P, Remuzzi G, Pusineri F, Lombardi R (1983) Deamine 8-d-arginine vasopressin shortens the bleeding time in uremia. New Engl J Med 308:8–12
4. George J, Nurden A, Philips D (1984) Molecular defects in interactions of platelets with the vessel wall. New Engl J Med 311:1084–1097
5. Livio M, Gotti E, Marchesi E, Mecca G, Remuzzi G (1982) Uremic bleeding: role of anaemia and beneficial effects of red cell transfusions. Lancet II:1013–1015
6. Andrassy K (1985) Antithrombin III. Urban & Schwarzenberg, München
7. Remuzzi G (1987) HUS and TTP: variable expression of a single entity. Kidney Internat 32:292–308
8. Andrassy K, Bechtold H, Ritz E (1985) Hypoprothrombinemia caused by cephalosporins. J Antimicrob Chemother 15:133–136
9. Schrader J, Valentin R, Tönnis H, Hildebrand U, Stibbe W (1985) Low molecular weight heparin in hemodialysis and hemofiltration patients. Kidney Internat 28:823–829

Diskussion der Beiträge Heene und Andrassy

Frage:

Herr Heene, ich beziehe mich auf eines Ihrer letzten Dias zur Therapieempfehlung zur Substitution bei Leberzirrhose und Blutung und ich glaube, mich zu erinnern, daß Sie hier Frischblut und Erythrozytenkonzentrat empfohlen haben. Wollen Sie hier bewußt auf Thrombozytenkonzentrat verzichten? Wie sehen Sie die Verfahren hinsichtlich der Blutkomponententherapie?

Beim Thema Lebertransplantation werden wir sicherlich mehr dazu hören. Wir haben als Operationsvorbereitung gute Erfahrungen mit der Plasmapherese gesammelt, wenn das Volumen zum Problem wird, aber wie halten Sie es mit der Thrombozytensubstitution?

Heene:

Diese Empfehlung hatte ich nur für die Notfallsituation gedacht, in der man nicht so rasch an die Thrombozytenkonzentrate herankommt. Das ist manchmal im Notfall äußerst schwierig. Ansonsten in jedem Fall Thrombozytensubstitution, weil die Blutplättchen ja dann auch meist weit unter dem kritischen Wert liegen. Die Frischblutfrage ist genauso zu lösen, wie das eigentlich immer geschieht. Wenn Frischblut vorhanden ist, stellt es noch immer das beste Substitut dar, auch in der präoperativen Vorbereitung, obwohl mir die Substitution mit Frischplasma noch immer als die sinnvollere Lösung scheint, auch im Rahmen der Massivtransfusion, die oft zur Schocktherapie notwendig wird.

Frage:

Ich möchte gleich noch eine Frage zum AT III anschließen, das mir etwas zu kurz gekommen scheint. Ich möchte vor allem für den praktisch tätigen Anästhesisten eine Gebrauchsanweisung von Ihnen als Hepatologen und Hämostaseologen. Wir erleben immer wieder Fälle, wo des Nachts sehr alte Menschen als Notfälle eingewiesen werden; diese haben keine akute Leberanamnese, doch findet man, wenn man ein bißchen genauer untersucht, grenzwertige Thrombozytenwerte, außerdem grenzwertiges Fibrinogen und AT III. Wie verhalten wir uns eigentlich in dieser Grauzone, also wenn man Thrombozyten um 100 000 hat, Fibrinogen von 100 mg% und vor allem AT III von 35–40%, müssen wir das alles – außer vielleicht bei einem 75jährigen mit Potatoranamnese – substituieren – und was würde Herr Blüm dazu sagen?

HEENE:

Sie beziehen sich hier aber nicht nur auf Patienten mit Leberstörungen, sondern auf Patienten allgemein mit diesen Kriterien. Ich hatte mich allerdings nur auf die Patienten mit Leberstörungen bezogen.

Wenn ein alter Patient mit Schenkelhalsfraktur einen Antithrombin-III-Wert von 35–40% hat und sofort operiert werden muß, muß der Verdacht geäußert werden, daß er einen traumatischen Schock entwickelte, wo der Verbrauch relevant wird. Die entsprechende Therapie bei einem solchen Patienten ist die Substitution, wie sie zur Schocktherapie oder zur Operationsvorbereitung bei größeren Blutverlusten erforderlich ist. Ein Antithrombin III von 60% würde ich sonst als Grenzwert halten. Teilweise empfiehlt man 70%, teilweise 60%, doch von 60% abwärts würde ich substituieren.

Im übrigen gehe ich bei Werten zwischen 60% und 70% bei diesen traumatischen Veränderungen davon aus, daß sich nichts daran geändert hat. In der postoperativen Phase ist die Heparinprophylaxe weiter durchzuführen, und nur dann, wenn sich andere Gerinnungsstörungen nachweisen lassen, also bei einem Quick von unter 60%, einer verlängerten PTT von mehr als 50 Sekunden, sollte für den Patienten, wenn er in den OP gefahren wird, Frischplasma bereitstehen. Natürlich muß der Anästhesist entscheiden, ob er es unbedingt für notwendig hält. Früher hat es mich immer sehr beeindruckt, wenn der Chirurg dem Anästhesisten mitteilt, daß es blutet und daß irgendetwas unternommen werden muß, daß die Blutung aufhört; aber ich glaube, es ist noch immer eines der wichtigen Kriterien, daß man auch ohne Operation beurteilen kann, was dem Patienten jetzt unter Umständen fehlt. Es gilt also weiter als Lösung das Frischplasma.

FRAGE:

Sie haben der Substitution mit Frischplasma absoluten Vorrang eingeräumt. Wie läßt sich dieses Problem angesichts der Hepatitisübertragung einschätzen und mit welchen Argumenten kann man die Substitution mit Frischplasma dann begründen?

HEENE:

Wenn Sie bei einem Leberzirrhotiker unter diesem Aspekt Frischplasma transfundieren müssen, erübrigt sich sehr häufig diese Frage, ob Sie Hepatitis übertragen oder nicht, da es sich ja hier meistens um Patienten handelt, die sich in der postnekrotischen Phase befinden. Alkoholiker kommen fast nie zur Operation, oder nur unter besonderen Bedingungen, falls die Sklerosierungstherapie nicht erfolgreich war.

Die Anwendung des Frischplasmas steht also unter diesem Aspekt außer Frage; ich halte das im Rahmen der Notfallmedizin für vordringlich. Quo ad vitam tritt dieser Effekt beim Leberzirrhotiker in Akutsituationen in den Hintergrund. Darüber hinaus wissen wir heute, wo die Frischplasmen herkommen; sie stammen aus Pools und von Spendern, die hinsichtlich der Hepatitisfreiheit überprüft sind, so daß überhaupt nichts passieren dürfte.

FLEISCHER:

Herr Professor Andrassy, gibt es jetzt schon für unseren Bereich im OP eine Indikation für den Einsatz von Desmopressin, also von Vasopressin-Analoga, beim Auftreten einer Gerinnungsstörung?

ANDRASSY:

Durchaus. Sie müssen berücksichtigen, daß das DDAVP (Desmopressin, Minirin) nicht nur bei urämischer Thrombozytopathie, sondern auch bei anderen Thrombozytopathien wirkt. Beispielsweise wirkt es auch bei der hepatischen Thrombozytopathie, denn es wird viel zu sehr vernachläßigt, daß auch die Leberzirrhotiker eine Thrombozytopathie aufweisen. Das Präparat ist durchaus effektiv und stellt ein Medikament dar, das man mit Erfolg anwenden kann. Es ist nur zu wenig bekannt.

Perioperative Gerinnungsstörungen

V. Tilsner

Einleitung

Bei dem Referat wurde in erster Linie an die nicht chirurgische Blutung gedacht. Deshalb muß darauf hingewiesen werden, daß die andere Form der Gerinnungsstörung, die Thrombophilie, sicher ebenso häufig im Zusammenhang mit operativen Eingriffen, meist sogar während derselben ausgelöst wird. Wenn auch thromboembolische Komplikationen im allgemeinen nicht in der peri-, sondern postoperativen Phase zur klinischen Symptomatik führen, so darf die Thromboseprophylaxe während der operativen Phase nicht vergessen werden. Sie umfaßt Analysen der physiologischen Inhibitoren, Gabe von antithrombotischen Pharmaka und krankengymnastische Maßnahmen, z.B. die Frühmobilisation, gleichermaßen. Um das Risiko perioperativer Blutungen niedrig zu halten, sind präoperative und je nach Operation, Verlauf und bekannter Gerinnungsstörung auch intra- und postoperative Gerinnungsuntersuchungen erforderlich. Als Mindestprogramm wählen wir die PTT, die Thromboplastinzeit nach Quick, die Plasmathrombinzeit (TZ), das Fibrinogen und die Thrombozyten. Bei allen Schockpatienten, bei Sepsis, Lebererkrankungen und Thrombosen in der Vorgeschichte gehört die Antithrombin-III-Bestimmung (AT III) zur Routine. Bei präoperativ bekannten Gerinnungsstörungen oder pathologischen Routinewerten werden zusätzlich die entsprechenden Faktoren in das Programm aufgenommen. Bei Blutungskomplikationen sowie bei bekannten Gerinnungsstörungen wird postoperativ und bei längerdauernden Operationen nach 2 Stunden eine Gerinnungskontrolle durchgeführt.

Tabelle 1. Perioperative Gerinnungsstörungen

Präoperativ bekannt	Präoperativ nicht bekannt
a) Kongenitale Formen (Thrombozytopathie, Faktorenmangel – z.B. Hämophilie A + B); b) erworbene Formen: Immunkoagulopathien (bei LE, Plasmazytom, im Alter usw.), Thrombozytopenie und -pathie (z.B. ITP), Faktoren- und Inhibitormangel (z.B. hepatogen).	a) Akute Leberdekompensation; b) Thrombozytopathie und -penie; c) Hyperfibrinolyse und Defibrinolyse und Defibrinierungssyndrom; d) F XIII-Mangel; e) Verbrauchskoagulopathie (DIC).

Die Tabelle 1 gibt einen Überblick über mögliche perioperative Gerinnungsstörungen. Dabei können wir zwischen präoperativ diagnostizierten und nicht diagnostizierten Formen unterscheiden. Während erstere bei Komplikationen auch in Notsituationen vor dem Ergebnis der Gerinnungsanalysen gezielter zu behandeln sind, müssen wir bei letzteren die Therapie meist nach der klinischen Symptomatik und der Wahrscheinlichkeit einleiten. Wenden wir uns zunächst den Fällen zu, bei denen präoperativ der Gerinnungsdefekt schon bekannt war. Da Herr Schimpf in seinem Referat bereits die Substitutionstherapie angeborener Koagulopathien besprochen hat, kann ich darauf hinweisen und mich kurz fassen. Bei den erworbenen Koagulopathien sind 3 Gruppen zu unterscheiden.

Immunkoagulopathien

Die Immunkoagulopathien führen zur Hemmkörperbildung gegen verschiedene Faktoren oder gegen Thrombozyten. Wegen ihrer besonderen Problematik sollten operative Eingriffe nach Möglichkeit in Zusammenarbeit mit einem Gerinnungszentrum durchgeführt werden. Die Hemmkörper treten nicht nur nach gehäuften Blut-, Plasma- oder Plasmafraktionssubstitutionen, sondern auch bei Lebererkrankungen, dem Plasmozytom, dem Lupus erythematodes, bei rheumatischen Erkrankungen, nach Medikamenten, im Alter und vielfach aus völlig ungeklärten Ursachen auf.

Lediglich bei F IX-Hemmkörpern ist in erster Linie eine Thrombophilie zu erwarten, sonst sind Blutungskomplikationen die Regel. Bei der Vielzahl der divergierenden Befunde sollen hier nur einzelne Beispiele genannt werden. Die Hemmkörperhämophilie A, deren Blutungen mit aktivierten Faktorenkonzentraten, wie z. B. FEIBA, erfolgreich behandelt werden, ist bei der chirurgischen Versorgung nicht nur problematisch, sondern auch selten. Ich kann hier auf das Referat von Herrn Schimpf verweisen. Häufiger sind Thrombokinaseinhibitoren im Aszites, die bei der Reinfusion zu tödlichen Blutungen führen können [18]. Hier ist die präoperative Austitrierung der Inhibitoren aus dem Aszites gegen Spenderplasma zu empfehlen. Aus dem Ergebnis kann ersehen werden, ob die Reinfusion des Aszites, z. B. über einen Denver-Shunt, möglich ist, ob intraoperativ der Aszites abgelassen werden muß, um ein hohes postoperatives Anfluten der Inhibitoren zu vermeiden, oder ob die Reinfusion kontraindiziert ist.

Am häufigsten treten die Thrombozytenantikörper bei der idiopathischen thrombozytopenischen Purpura (ITP) auf. Seit Einführung der Therapie mit 0,4 g IgG/kg KG täglich lassen sich, wenn auch befristet, die Antikörper eliminieren und die Thrombozytenzahl anheben bis normalisieren. Ohne die IgG-Therapie sollten keine Thrombozytenkonzentrate gegeben werden, da der Thrombozytenantikörpertiter ansteigt, der Therapieeffekt ausbleibt und trotz HLA-Typisierung in Einzelfällen eine Boosterung mit Abfall der Thrombozyten und Potenzierung der Blutung eintreten kann. Bei Blutungskomplikationen können Phospholipide (z. B. Fibraccel und Tachostyptan) die Blutstillung verbessern, dabei kommt es jedoch nicht zu einem Thrombozytenanstieg (Abb. 1).

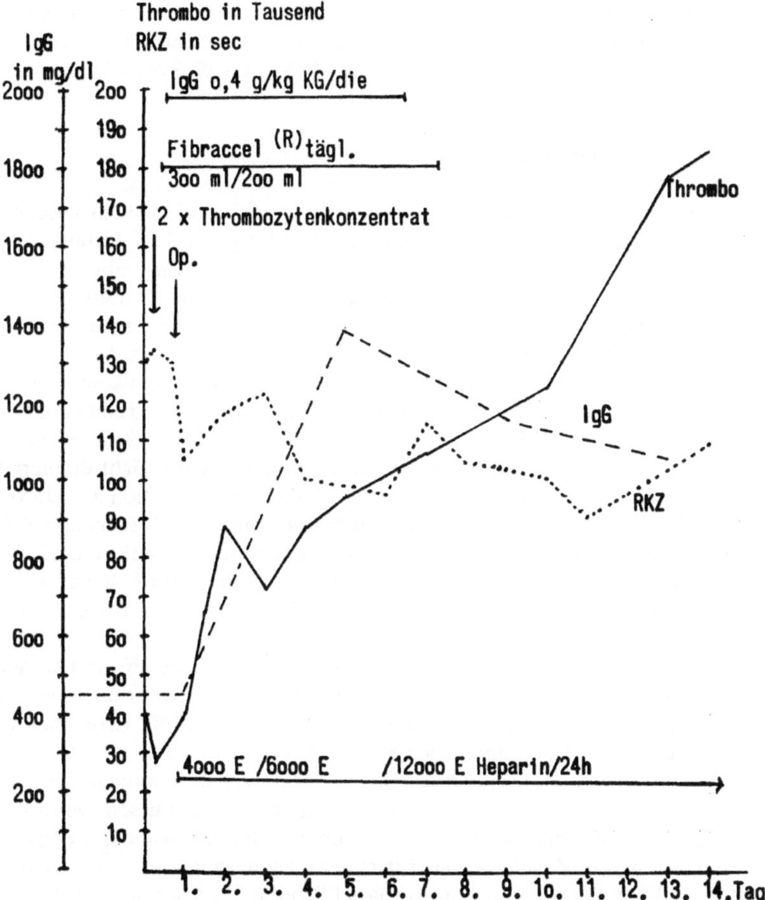

Abb. 1. Akute gastrointestinale Blutung und ITP, Operation erforderlich. C. B. ♀, 36 J.

Thrombozytopenien und -pathien

Damit wurde schon zu den Thrombozytopenien und -pathien übergeleitet, die durch Markschädigung, z. B. pharmakainduziert hervorgerufen werden, aber vor allem auch durch Stoffwechselstörungen, beispielsweise bei Nierenversagen, Lebererkrankungen, usw. Die Behandlung der Blutung mit Steroiden, bei der Thrombozytopathie mit niedrig dosierten Phospholipiden und vor allem mit Thrombozytensubstitution führt meist rasch zum Erfolg.

Bei anhaltenden Stoffwechselstörungen ist zu beachten, daß die substituierten Thrombozyten schnell gehemmt werden. Neben gehäuften Thrombozytengaben sollte daher versucht werden, die Stoffwechselstörungen zu beheben bzw. durch Hämodialyse, Plasmapherese u. a. m. die Einflüsse zu beseitigen oder zu reduzieren.

Bei der Thrombozytopathie hat sich außerdem die Kurzinfusion von 0,4 µg DDAVP/ kg KG (Handelsname: Minirin) gut bewährt. Diese Kurzinfusionen müssen ein- bis zweimal täglich vorgenommen werden. Der Effekt ist nach 3 bis 5 Tagen erschöpft.

Faktoren- und Inhibitormangel

Der erworbene Faktoren- und Inhibitormangel ist meist auf eine chronische Lebererkrankung zurückzuführen. Da die Gerinnungstherapie auf die Grunderkrankung keinen Einfluß hat, sollte sie ausschließlich zur Blutstillung eingesetzt werden. Präoperative Untersuchungen haben bereits den Weg für die Notfalltherapie gewiesen. Die Therapie der dabei häufigen Thrombozytopenie und auch -pathie wurde soeben skizziert. Für die Faktorensubstitution gilt, daß ihre Normalisierung nie ohne vorherige Anhebung des AT III vorgenommen werden darf, um keine Verbrauchskoagulopathie zu induzieren. Also gibt man zunächst AT III bis zu einer Aktivität von 70% und anschließend PPSB bis zu einem Quickwert von 60%. Zwei Dinge sind hierbei zu beachten: Im Gegensatz zur cumarininduzierten spricht die hepatogene Quickwertsenkung oft nur auf die komplette Faktorensubstitution an. Da verschiedene PPSB-Konzentrate keinen F VII enthalten, müssen F-VII-haltige Präparate gewählt werden. Faktor V ist in keinem Konzentrat und in wirksamer Form auch nicht in fresh frozen plasma (FFP) enthalten. Sinkt der Faktor V auf 35% seiner Aktivität oder darunter ab, so muß er durch Warmplasma auf Werte über 35% angehoben werden.

Grundsätzlich kann Plasma ebenso wie FFP zum Faktorenersatz herangezogen werden, jedoch schränkt das Volumenproblem diese Therapieform ein. Bekanntlich erhöht 1 E/kg KG die Aktivität des fehlenden Faktors um 1%. Errechnen wir eine Dosis von z. B. 2500 E, so sind dies 2,5 l Plasma oder FFP, aber nur 20–30 ml eines Faktorenkonzentrates! Da entsprechend der Halbwertszeit und dem Umsatz der einzelnen Faktoren die Substitutionen wiederholt werden müssen, wird das Volumenproblem bei Plasma- oder FFP-Gaben ebenso deutlich wie die therapeutischen Grenzen. In diesem Zusammenhang darf darauf hingewiesen werden, daß mit den meisten PPSB-Präparaten auch ausreichend Protein C substituiert wird. Eine Ausnahme stellen Verbrennungen dar. Werden hier die Proteinverluste durch FFP ausgeglichen, so werden meist gleichzeitig auch ausreichend Inhibitoren und Gerinnungsfaktoren substituiert. Die Tabelle 2 gibt einen Überblick über Ursachen und Maßnahmen bei perioperativen Blutungen trotz vorher bekannter Koagulopathie. Die Induktion einer weiteren Gerinnungsstörung, häufig einer Thrombozytopathie oder eines F XIII-Mangels, machen zusätzliche Analysen erforderlich.

Perioperative Blutungen trotz präoperativ unauffälliger Gerinnungsbefunde bieten naturgemäß die größten Probleme. Die Tabelle 3 gibt die wichtigsten Störungen wieder.

Akute Leberdekompensation

Die akute Leberdekompensation tritt im allgemeinen bei Patienten mit bisher auf die Blutgerinnung bezogener kompensierter Leberdysfunktion bei Leberzirrhose, chro-

Tabelle 2. Perioperative Blutungen bei präoperativ bekannten Gerinnungsstörungen

Mögliche Ursachen	Maßnahmen
Faktorenverlust durch Blutung Umsatzsteigerung durch Blutstillung Induktion einer 2. Gerinnungsstörung Berechnungsfehler bei der Substitution Präparate waren ungeeignet oder abgelaufen Laborfehler	Blutentnahme für Gerinnungskontrolle a) geringe Blutung: Ergebnis abwarten und gezielt behandeln; b) massive Blutung: 50% der präoperativen Faktorendosis nachgeben (cave: Überdosierung), thrombozytäre Blutung: Thrombozytenkonzentrat (cave: ITP), zur Überbrückung: Phospholipid (z. B. Fibraccel, Tachostyptan). Nach Erhalt der Analysen gezielte Substitution

nischer Hepatitis, usw. auf. Die Operationsbelastung, starker Blutverlust, aber auch Medikamente können zur Dekompensation führen. Die operativ bedingte Umsatzsteigerung bei ungenügender Faktorensynthese kann den plötzlichen Abfall der Faktoren und so eine Blutungsneigung auslösen.

Bezüglich Diagnostik und Therapie wird auf die obigen Ausführungen und die Tabelle 3 verwiesen. Es soll lediglich eine Anmerkung zum $alpha_2$-Antiplasmin, dem physiologischen Fibrinolyseinhibitor, gemacht werden. Er wird gleichfalls in der Leber gebildet. Ein Mangel dieses Inhibitors führt zur Hyperfibrinolyse mit lokalen Blutungen im Operationsbereich. Die Bestimmung des $alpha_2$-Antiplasmins und/ oder der Fibrinabbauprodukte (z. B. Reptilasezeit, Koagulasezeit, FSP, Staphylokokken-Clumping-Test, D-Dimere, usw.) läßt die Störung erkennen und ist die Indikation zur Behandlung mit Antifibrinolytika. Beim Einsatz von PPSB-Präparaten muß der F VII mitenthalten sein, da sonst Probleme mit der Blutstillung auftreten können.

Thrombozytopathien und -penien

Perioperative Thrombozytopathien und/oder -penien haben im allgemeinen drei Ursachen: Umsatzsteigerungen, Stoffwechsel- und Medikamenteneinflüsse. Bei ausgeprägten Störungen lösen sie direkt die thrombozytär bedingte Blutung aus. Geringere Defekte bewirken indirekt über den Plättchenfaktor 4-Mangel und die daraus resultierende Kumulation der low-dose Heparinisierung die Blutung. Diagnostik und Therapie sind aus Tabelle 3 und den obigen Ausführungen zu ersehen.

Hyperfibrinolyse

Klammert man die Verbrauchskoagulopathie einmal aus, so führt die Hyperfibrinolyse vorwiegend zu lokalen Blutungen im Wundbereich. Die systemische Hyperfibrinolyse basiert auf einem $alpha_2$-Antiplasminmangel, einer Sepsis, gynäkologischen oder urologischen Erkrankungen oder Gefäßerkrankungen, wie Aneurysmen, Häm-

Tabelle 3. Perioperative Blutungen bei präoperativ unbekannten Gerinnungsstörungen (bei leichten Blutungen immer Gerinnungsanalysen abwarten!)

Störung	Ursachen	Symptome	Diagnostik	Therapie
Akute Leber-dekompensation	Meist bei bestehender Hepatopathie durch Ischämie bei massiven Blutungen, toxische Einflüsse (Medikamente usw.)	Lokale Blutung, je nach Schwere Haut- und Schleimhaut-blutungen	AT III, Quick, F V, F II, F VII, F X, α2-Antiplasmin, evtl. F XIII und Fibrinabbau-produkte	AT III, PPSB (F VII-haltig), Antifibrinolytika, selten: F XIII und Thrombozyten
Thrombozytopenie oder -pathie	Stoffwechsel-entgleisungen, Pharmaka, chron. Lebererkrankungen, Verbrauch (DIC, Schock)	Lokale Blutungen, Petechien; je nach Schwere Haut- und Schleimhaut-blutungen	Thrombozyten-zahl, TEG, Aggregation, Blutungszeit	Thrombozyten-konzentrat (cave: ITP, dann IgG-Behandlung), Phospholipide (Fibraccel, Tachostyptan, evtl. Cortison)
Hyperfibrinolyse und Defibrinierung	DIC (siehe dort), Sepsis, Lebererkrankungen, Aneurysmen, Hämangiome, gyn. Erkrankungen; *häufig:* lokale Hyperfibrinolyse in Hämatomen	Lokale Blutungen, Hämaturie, selten: Blutungen an Druckstellen; *häufig:* rezidivierende lokale Blutungen	Fibrinogen, Fibrinspalt-produkte, α2-Antiplasmin, evtl. F XIII und AT III; *häufig:* Fibrinspalt-produkte im Wundsekret	Je nach Grundkrankheit, evtl. Antifibrinolytika (cave: DIC oder urologische Blutungen)
F XIII-Mangel	Angeboren, Mehrfachoperationen, ferner DIC und Hyperfibrinolyse	Lokale Blutung nach guter Blutstillung (blutungsfreies Intervall); selten: cerebrale und retroperitoneale Blutung	F XIII-Bestimmung	F XIII-Substitution
Verbrauchs-koagulopathie (DIC)	Jede Form des Schocks (hämorrhagisch, traumatisch, septisch, toxisch usw.), Sepsis, Tumorleiden u. ä. m.	Allgemeine z. T. schwere bis bedrohliche Blutungen, lokal sowie an Haut- und Schleimhaut	AT III, Thrombozyten, Quick, PTT, Fibrinogen, ferner: F V, F VIII, Fibrinabbauprodukte	Immer zuerst AT III!, dann vorsichtig Heparin (cave: Heparinüberdosierung!), dann PPSB, Thrombozyten, Phospholipide, evtl. F XIII, FFP, immer Behandlung der Grundkrankheit, cave: Antifibrinolytika

angiomen (Kasabach-Merritt-Syndrom usw.). Letztere können ebenso wie gynäkologische Erkrankungen (retroplazentare Einblutungen) direkt zur Defibrinierung durch lokalen Fibrinogenverbrauch führen. Die Hyperfibrinolyse verursacht einen Fibrinogenmangel erst bei einem stürmischen Verlauf. Die Behandlung der Grunderkrankung und eventuell die zeitlich begrenzte Gabe von Antifibrinolytika sind die Methoden der Wahl. Bei urologischen Erkrankungen muß jedoch vor der Anwendung von Antifibrinolytika gewarnt werden, da hierdurch Nierenbecken- und Blasentamponaden ausgelöst werden können.

Weniger beachtet wird die *lokale Hyperfibrinolyse* im Wundbereich, die trotz operativer Revision schwere rezidivierende Blutungen auslösen kann. Dabei spielen auch Infektionen, in erster Linie aber Einblutungen eine Rolle. In den Hämatomen zerfallen die Granulozyten, diese setzen ihre Lysine frei und induzieren eine starke lytische Aktivität, die immer im Wundsekret, doch nur selten systemisch meßbar ist. Während die systemische Anwendung von Antifibrinolytika öfter versagt, wirkt die lokale Instillation oder Spülung meist prompt. Wir kombinieren dabei immer einen schnell und kurzwirkenden Aprotonininhibitor mit einem langwirkenden, wie EACS, AMCHA oder PAMBA.

F XIII-Mangel

Sieht man von den seltenen angeborenen Formen ab, beruht der F XIII-Mangel meist auf einer Umsatzsteigerung nicht nur bei der DIC (disseminated intravasal coagulation), sondern tritt auch bei Mehrfachoperationen und seltener bei polytraumatisierten Patienten auf. Auch die Hyperfibrinolyse und hepatogene Bildungsstörungen sind hier zu nennen. Da die F XIII-Bestimmung nicht zum Routineüberwachungsprogramm gehört und die anderen Analysen ihn nicht erfassen, wird die sich meist langsam anbahnende Gerinnungsstörung nicht frühzeitig erkannt, so daß die Blutungskomplikation nach befriedigender primärer Blutstillung überraschend auftritt. Ein typisches Beispiel sind die 7–10 Tage nach einer Subarachnoidalblutung auftretenden Rezidivblutungen [5], die bei F XIII-Kontrollen und rechtzeitiger Substitution weitgehend vermieden werden können. Bei bestehenden Blutungen oder einem hohen Blutungsrisiko substituieren wir bei einer Restaktivität von 50% und weniger, im übrigen in der perioperativen Phase bei Werten von 35% und darunter.

Verbrauchskoagulopathie

Die Verbrauchskoagulopathie auf dem Boden einer DIC ist eine der schwersten Gerinnungskomplikationen in der perioperativen Phase, die sich kurzfristig entwickeln kann, die mit schweren lokalen Blutungen, aber auch solchen an Haut und Schleimhaut (Druckstellen!) einhergeht und die immer die Komplikation einer Grunderkrankung darstellt, weshalb die Therapie der auslösenden Erkrankung neben der der Gerinnungsstörung nicht vernachlässigt werden darf. Die Tabelle 4 gibt die auslösenden Ursachen wieder, wobei der Schock, die bakterielle Infektion sowie die Intoxikation eine vorherrschende Rolle spielen. Im ersten Beispiel (Abb. 2) kam es intraoperativ zu einem Transfusionszwischenfall mit anaphylaktischem Schock.

Tabelle 4. Die wichtigsten Erkrankungen, die zur Verbrauchskoagulopathie führen können

1. Schock (alle Formen!)

2. Infektionen
   a) Sepsis
   b) Waterhouse-Friedrichsen-Syndrom
   c) Peritonitis
   d) Purpura fulminans

3. Intoxikationen
   a) Schwartzman-Sanarelli-Syndrom
   b) Eklampsie
   c) Verbrennung

4. Andere Ursachen
   a) Lupus erythematodes
   b) juvenile aggressive Hepatitis
   c) Moszkowicz-Syndrom
   d) Kasabach-Merritt-Syndrom
   e) Transfusionen mit inkompatiblen Gruppen
   f) anaphylaktische Reaktionen
   g) Pankreatitis
   h) Karzinome (vor allem Pankreasca.)
   i) Leukämien (vor allem Promyelozyten-L.)

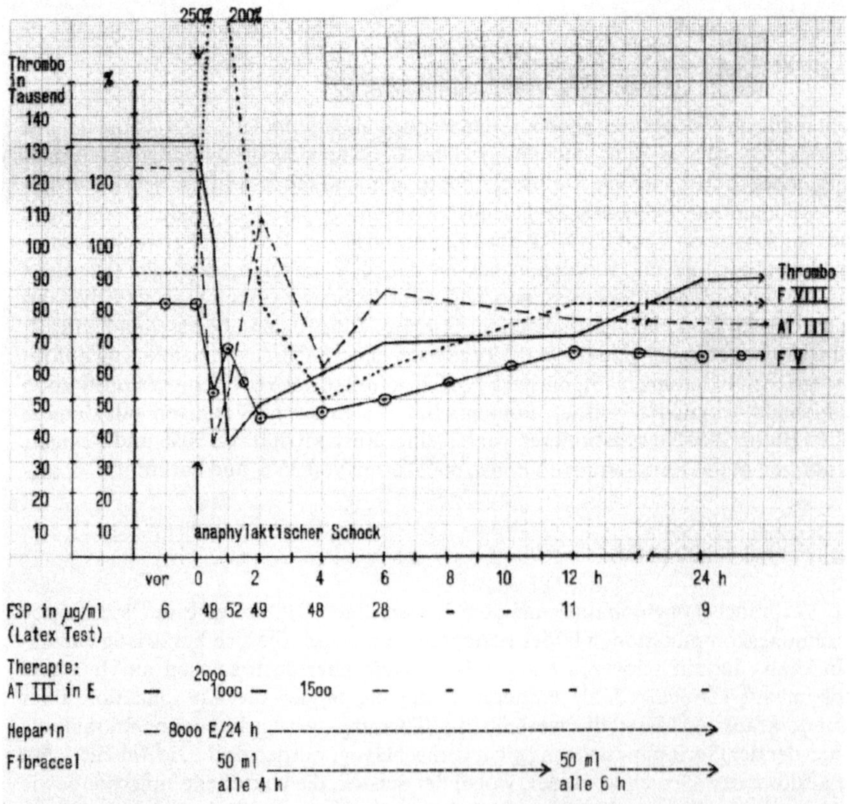

Abb. 2. Anaphylaktischer Schock nach Operation (Aneurysma der Aorta descendens). ♂, 39 J.

Hier ist der anfängliche F VIII:C-Anstieg gut dokumentiert. Wichtig für die Therapie ist das Verhalten des AT III, das infolge der Umsatzsteigerung rasch abfällt. Die hohe Substitution bei Beginn des Schocks, eine und vier Stunden später, führt dazu, daß die Verbrauchsreaktion bereits nach 4 Stunden abklingt. Die Heparinisierung im Hemmbereich – es handelte sich um einen Eingriff am offenen Herzen – konnte den Verbrauch nicht verhindern.

Beim nächsten Beispiel (Abb. 3) war es nach einer Sectio und Nachblutung mit hämorrhagischem Schock zu einer DIC gekommen. Die Therapie mit FFP, PPSB, Fibrinogen und 30000 E Heparin/24 h hatte keinen Einfluß auf den Krankheitsverlauf. Wir neutralisierten zunächst mit Protaminchlorid das Heparin, substituierten kurzfristig mehrfach AT III und aktivierten dies mit zusätzlich 1500 E Heparin in 24 Stunden. Erst danach folgte durch die Substitution von gerinnungswirksamen Präparaten die Blutstillung. Die Erholungsphase der Patientin betrug 2 Wochen.

Die beiden Beispiele sollen zeigen, daß für die erfolgreiche Behandlung der Verbrauchskoagulopathie die Unterbrechung der Umsatzsteigerung durch mehrfache und ausreichende AT III-Gaben am Anfang stehen muß. Wir bejahen den Einsatz von Heparin zur AT III-Aktivierung, müssen aber dringend vor einer Überdosierung warnen. Bei den hochgradigen Thrombozytopenien und dem damit verbundenen Plättchenfaktor 4-Mangel führt die übliche low-dose Heparinisierung meist schon zur Überdosierung und zur heparininduzierten Blutung. Dosen von 500 bis maximal 3000 E/24 h sind fast immer ausreichend. Erst danach darf die Blutstillung durch Substitution von gerinnungswirksamen Substanzen erfolgen. Da bei diesen schweren Verlaufsformen die Thrombozytenreserven völlig erschöpft sind, dauert die Wiederauffüllung dieser Reserven mindestens 8 Tage. Auf die daraus resultierende Blutungsneigung muß geachtet werden.

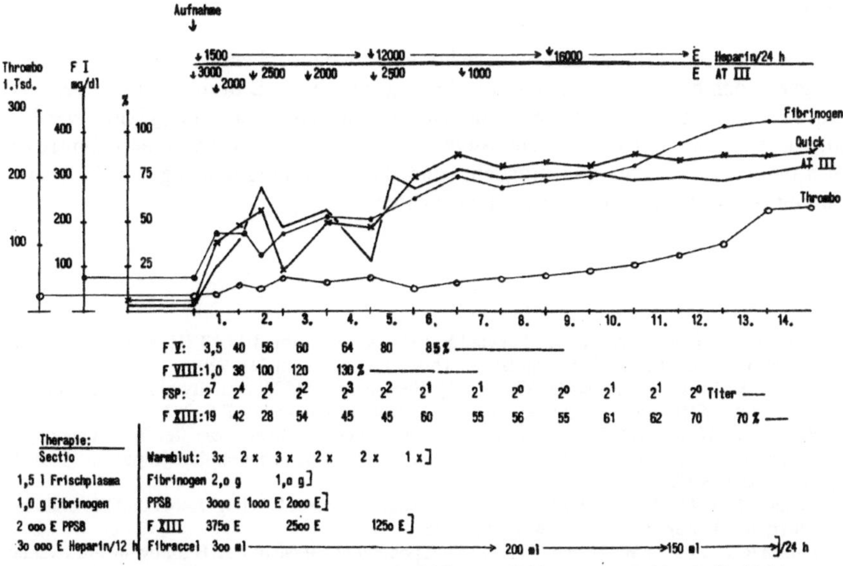

Abb. 3. *Diagnose:* Gestose, Sectio caesarea, Nachblutung, DIC, 60 kg KG (G. M. ♀, 26 J.)

Tabelle 5. Gerinnungsdefekt und Blutung in der perioperativen Phase

---

Faktorenmangel:

Leichte Form: Gerinnungsfaktor < 35%, Blutung im Operationsbereich.

Schwere Form: Gerinnungsfaktor < 5%, massive Blutung im Operationsbereich, Hämatome an
                 Druckstellen (Manschetten, Elektroden usw.); ferner: Blutung aus Schleimhäuten
                 und der Blase.

Thombozytäre Blutungen:

Leichte Form: Thrombozytopathie oder -penie (< 100/nl), Blutung im Operationsbereich, Pete-
                 chien an Druckstellen.

Schwere Form: Thrombozytopathie und/oder -penie (< 50/nl), Blutung im Operationsbereich,
                 Hämatome an Druckstellen, Petechien an der Haut und Schleimhaut; ferner:
                 Blutungen aus Schleimhaut und Blase.

Kombinierte Gerinnungsstörungen:

Fast immer schwer, Klinik siehe „schwere Form", Gerinnungsfaktor < 55%, Thrombozyten < 100/nl,
Thrombozytopathie.

Abschließend soll noch kurz auf die Abhängigkeit des Grades der Blutung vom Ausmaß des Gerinnungsdefektes (Tabelle 5) hingewiesen werden. Während geringere Störungen zu Blutungen im Operationsgebiet führen, verursachen ausgeprägte Defekte eine allgemeine Blutungsneigung.

Schlußwort

Blutungen in der perioperativen Phase können bei bedrohlicher Form zur Therapie zwingen, noch bevor eine Analyse des Defektes vorliegt. Blutungsform und Klinik sind die einzigen Parameter, nach denen eine Notfalltherapie eingeleitet werden kann. Die DIC steht dabei an erster Stelle. Nach Vorliegen der Analyseergebnisse ist dann eine gezielte Therapie möglich. Sind die Gerinnungsstörungen präoperativ bekannt, so ist die Therapie wesentlich leichter.

Literatur

1. Bick RL, Dukes ML, Wilson WL, Fekete LF (1977) Antithrombin III (AT III) as a diagnostic aid in disseminated intravascular coagulation. Thromb Research 10:721–729
2. Blauhut B, Necek S, Kramar H, Vinazzer H, Bergmann H (1980) Activity of Antithrombin III and effect of Heparin in coagulation in shock. Thromb Research 19:775–782
3. Böttcher D, Hasler K (1978) Substitutionsbehandlung bei operativen Eingriffen bei Patienten mit Hämophilie A und B. In: Landbeck G, Marx R (Hrsg) 8. Hämophilie Symposion. Global, Heidelberg, S 155
4. Heene DL (1973) Therapeutische Probleme. In: Egli H, Beeser H (Hrsg) Leber und Blutstillung. Schattauer Verlag, Stuttgart New York, S 145
5. Janzen RWC, Bauer W, Tilsner V (1982) The spontaneus course of F XIII following intracranial hemorrhage: Relevant for re-bleeding? J Neurosurg Sci 26

6. Marcsek M, Singh MK, Busch H, Tilsner V (1972) Enzymatische Untersuchungen zur F VIII-Bestimmung. Ärztl Labor 18:217
7. Müller-Berghaus G (1976) Aktivierung der intravasalen Gerinnung im Schock. In: Schröer H, Hauck G, Zimmermann E (Hrsg) Struktur und Funktion des Fibrinogens. Schattauer Verlag, Stuttgart New York, S 157
8. Ronneberger H, et al. (1980) Der Einfluß der kombinierten Applikation von Phospholipiden, Prothrombinkomplex und Calciumionen auf die normale und die durch Acetylsalicylsäure gestörte Blutgerinnung bei Mäusen und Kaninchen. Arzneim-Forschung/Drug Research 30:30
9. Saggau W, Encke A (1976) Probleme in der Behandlung chirurgischer Erkrankungen bei Hämophiliepatienten. In: Buff HU, Glinz W (Hrsg) Notfallchirurgie. Straube, Erlangen, S 437
10. Straub PW (1976) Substitutionstherapie bei Hämophilie. In: Buff HU, Glinz W (Hrsg) Notfallchirurgie. Straube, Erlangen, S 419
11. Thies HA (1967) Postoperative Thrombozytopenien. In: Thies HA (Hrsg.) Thrombozytäre Gerinnungsstörungen. Schattauer Verlag, Stuttgart, S 113
12. Tilsner V (1976) Differenzen in der F XIII-Bestimmung und ihre Deutung. In: Schröer H, Hauck G, Zimmermann E (Hrsg) Struktur und Funktion des Fibrinogens. Schattauer Verlag, Stuttgart New York, S 246
13. Tilsner V, Greul W (1976) Thrombozytär bedingte Blutungen. Neue Therapiemöglichkeiten. Med Klinik 71:1331
14. Tilsner V, Eichfuss HP, Farthmann E (1976) Operative Eingriffe bei Hämophilien in der Bauchchirurgie. In: Buff HU, Glinz W (Hrsg.) Notfallchirurgie. Straube, Erlangen, S 459
15. Tilsner V (1980) Intra- und postoperative Maßnahmen bei hämorrhagischen Diathesen. Chirurg 51:761
16. Tilsner V (1976) Hämorrhagische Diathesen und Gerinnungsstörungen. Mod Arzneimittel-Therapie 1:143
17. Tilsner V (1981) Thrombozytär bedingte Blutungen in der perioperativen Phase. S. 15–26. In: Gerinnungsprobleme in der operativen Medizin. Med Verlagsges Marburg
18. Tilsner V, Reuter H (1983) Thrombokinase-Inhibitoren als Ursache von Blutungskomplikationen bei therapieresistentem Aszites. Langenbecks Archiv f Chirurgie, 359:19–27
19. Tilsner V (1987) Blutungskomplikationen in der perioperativen Phase. In: Mammen EF (Hrsg) Intensivmedizin aktuell. Med Verlagsges Marburg, S 29
20. Trobisch H, et al. (1974) Gerinnungsaktive Phospholipide. Med Welt 25:1604

Aktivatoren und Inhibitoren der Gerinnung – Behandlung mit Plasma, Gerinnungsfaktoren- und Inhibitorenkonzentraten

R. Zimmermann

Einleitung

Die Substitution mit Blut und Plasmaderivaten bleibt trotz auch heute noch nicht ganz auszuschließender unerwünschter Wirkungen eine unverzichtbare therapeutische Maßnahme. Das Plasmaaufkommen hat in der gesamten Welt inzwischen ein enormes Ausmaß angenommen und unterstreicht die Bedeutung dieser Gruppe von Therapeutika. So werden zur Zeit in den USA 7, in Europa 2 und in der restlichen Welt noch einmal 1,5 Millionen Liter Plasma jährlich aufbereitet.

Das plasmatische Gerinnungssystem mit gerinnungsfördernd und -hemmend wirkenden Proteinen sowie das thrombozytäre Gerinnungssystem sind gemeinsam mit der Gefäßwand für die Aufrechterhaltung der Gefäßintegrität verantwortlich. Störungen in diesem Zusammenspiel können einerseits zu einer unzureichenden Hämostase mit Blutungen oder andererseits zu überschießender Gerinnung mit lokaler oder systemischer intravasaler Thrombenbildung führen. Bezüglich der Ätiologie von Gerinnungsstörungen muß zwischen angeborenen und erworbenen Erkrankungen unterschieden werden. Im folgenden Beitrag soll nur auf die erworbenen Blutgerinnungsstörungen eingegangen werden.

Bei Vorliegen einer Blutgerinnungsstörung im Sinne einer hämorrhagischen Diathese steht eine Vielzahl an therapeutischen Möglichkeiten zur Verfügung. Um die vorliegende Störung gezielt therapieren zu können, muß in diesen Fällen eine detaillierte Untersuchung des Hämostase- und Gerinnungssystems erfolgen. Dadurch sind wir heute besser als früher in der Lage, Risikosituationen für die Entstehung einer verstärkten Blutungsneigung und auch thromboembolischer Komplikationen rechtzeitig abzuschätzen. Die Möglichkeiten der Substitutionstherapie werden in der Tabelle 1 schematisch dargestellt. Vor jeder systemischen Blutstil-

Tabelle 1. Möglichkeiten der systemischen Anwendung gerinnungswirksamer Präparate

1. Biologische Materialien mit Blutzellen:
   Vollblut, Frischblut, Thrombozytenkonzentrate

2. Biologische Materialien ohne Zellen:
   Frischplasma, Kryopräzipitat, Faktorenkonzentrate

3. Chemische Substanzen:
   z. B. Vitamin K, Aprotinin, Phospholipide

lungstherapie sollte aber bedacht werden, ob nicht lokale Maßnahmen wirksamer ergriffen werden können. Grundsätzlich müssen biologische Materialien mit Blutzellen und Plasmaderivate unterschieden werden. Darüber hinaus steht eine Reihe von chemisch wirksamen Substanzen zur Verfügung.

Bei der Wahl des Substitutionsmaterials sollte berücksichtigt werden, daß nur wenige Patienten alle Blutkomponenten benötigen. Die Transfusion von Vollblut sollte also eine Ausnahme darstellen. Es ist davon auszugehen, daß das Anwendungsrisiko sinkt, je besser ein Präparat ohne Aktivitätsverlust chemische und physikalische Reinigungsmethoden toleriert. Materialien mit Zellbestandteilen weisen in jedem Fall ein höheres Risiko auf als Plasmaderivate oder chemische Substanzen.

Vorteile der Plasmakomponententherapie

Die Therapie mit Plasmaderivaten weist eine Reihe von Vorteilen im Vergleich zur Therapie mit Vollblut oder Zellbestandteilen auf. Plasma kann unter Berücksichtigung einer großen Zahl von Spendern großtechnisch aufbereitet werden, so daß Unregelmäßigkeiten von Einzelspendern eliminiert werden können. Ein großer Spenderpool führt zum Ausgleich unterschiedlicher Konzentrationen von Gerinnungsfaktoren, Inhibitoren sowie Immunglobulinen. Ein breites Antikörperspektrum wird gewährleistet und Unverträglichkeiten können neutralisiert werden. Technische Verfahren haben die Konzentrierung von Plasmaproteinen ermöglicht. Die großtechnische Verarbeitung – früher ein großes Problem bei Aufbereitung großer Plasmapools – hat jetzt zu der Sicherung der Virusfreiheit durch verschiedene virusinaktivierende Verfahren geführt. Durch Abfüllung großer und gleichartiger Chargen wird eine Qualitätskontrolle gewährleistet. Die knappe Ausgangssubstanz Plasma kann durch Auftrennung in verschiedenste Proteine optimal genutzt werden.

Unerwünschte Wirkungen

Zu den unerwünschten Wirkungen der Therapie mit Plasmaderivaten sind Reaktionen allgemeiner Art zu rechnen. Nach Substitution mit Kryopräzipitat wurden früher bei 1,6% der Verabreichungen derartige Reaktionen beobachtet. Das Problem der Infektionsübertragung kann seit dem Einsatz spezieller Verfahren (Erhitzung des Präparates in flüssigem Zustand oder Dampfbehandlung) als weitgehend gelöst betrachtet werden. Nach neueren Erfahrungen führt die Erhitzung in nicht gelöstem Zustand zu keiner ausreichenden Virusinaktivierung. Anaphylaktoide Reaktionen wurden früher in weniger als 0,01% der Fälle beobachtet. Thromboembolische Komplikationen nach Gabe von Prothrombinkomplexkonzentrat gehören der Vergangenheit an. Sie waren früher auf den Gehalt an zum Teil aktivierten Gerinnungsfaktoren zurückzuführen. Mit einer Antikörperbildung ist nur bei längerfristiger und wiederholter Verabreichung zu rechnen. Bei Auftreten einer Hämolyse nach Verabreichung von Gerinnungsfaktorenkonzentraten kann heute auf Präparate blutgruppengleicher Spender zurückgegriffen werden [11, 12].

Transfusion von Frischplasma

Fresh-Frozen Plasma (FFP) wird definiert als der Flüssigkeitsanteil einer Einheit Blut, der innerhalb von 6 Stunden nach Blutentnahme von den Zellbestandteilen separiert und bei Minus 18°C oder kälter eingefroren wird. Frischplasma enthält somit alle Plasmabestandteile mit Ausnahme des labilen Gerinnungsfaktors V. Aufgrund des kompletten Gehalts an nahezu allen Plasmabestandteilen wäre ein breites Indikationengebiet für die Transfusion von Frischplasma denkbar. Nebenwirkungen, wie insbesondere die Virusübertragung, zwingen aber zu einem gezielten Einsatz von FFP. Die wesentlichsten Indikationen gehen aus der Tabelle 2 hervor. So ist die Gabe von Fresh-Frozen Plasma insbesondere beim Mangel von mehreren Gerinnungsfaktoren indiziert. Dazu gehören Patienten mit Lebererkrankungen sowie Patienten mit Massivbluttransfusionen. Nach Gabe von jeweils 5 Erythrozytenkonzentraten sollte eine Einheit Frischplasma (250 ml) verabreicht werden. Weitere Indikationen stellen der Plasmaaustausch bei Patienten mit thrombotisch-thrombozytopenischer Purpura sowie das intestinale Eiweißverlustsyndrom dar. Die noch in einer Consensus-Konferenz des NIH im Jahre 1985 genannten Indikationen [4] – Antagonisierung eines Cumarineffektes und der Antithrombin III-Mangel – müssen als überholt angesehen werden. Hier sind die virusinaktivierten speziellen Gerinnungsfaktorenkonzentrate, Antithrombin III-Konzentrat sowie Prothrombinkomplex eindeutig vorzuziehen.

Aufgrund auch heute noch nicht auszuschließender Risiken ist die Indikation zur Transfusion von Frischplasma weiterhin streng zu stellen. Tabelle 3 zeigt die möglichen Risiken im Überblick. An erster Stelle ist dabei die Virusübertragung zu nennen. Bei 3–10% der Patienten ist nach Gabe von mehreren Frischplasmen mit der Entstehung einer Non-A-Non-B-Hepatitis zu rechnen [4]. Seltener müssen allergische oder anaphylaktoide Reaktionen berücksichtigt werden, die in ihrer Ausprägung stark variieren und bis zum fatalen Lungenödem reichen können. Die Anwen-

Tabelle 2. Indikationen für die Gabe von Frischplasma

1. Mangel mehrerer Gerinnungsfaktoren
2. Lebererkrankungen
3. Massivtransfusionen
4. Plasmaaustausch bei TTP
5. Verbrennungen
6. Intestinales Eiweißverlustsyndrom

Tabelle 3. Risiken der Substitution von Frischplasma

Anaphylaktoide Reaktionen

Hypervolämie, Herzversagen
Virusübertragung
(3–10% Non-A-Non-B-Hepatitis nach mehreren Transfusionen)

ALLO-Immunisierung

dung von Frischplasma zur Substitution bei einem Mangel an einzelnen Gerinnungsfaktoren wird bereits durch Volumenprobleme limitiert. Zur Vermeidung von Hypervolämie und Herzversagen sind bei diesen Patienten eindeutig Gerinnungsfaktorenkonzentrate vorzuziehen.

Substitution mit Prothrombinkomplexkonzentraten

Prothrombinkomplexkonzentrate (PPSB) sind durch ein Adsorptionsverfahren gewonnene lyophilisierte Präparate, die die Gerinnungsfaktoren II, VII, IX und X enthalten [10] (Tabelle 4). Nach neueren Untersuchungen von Hintz [8] wird in diesen Produkten auch Protein C angereichert. Hauptindikation war früher die Behandlung von Blutungen bei Hämophilie B. Aus diesem Grund ist diese Substanz auch an dem Gehalt an Gerinnungsfaktor IX standardisiert. Der Gehalt an Gerinnungsfaktor VII ist z. B. in sogenanntem partiellem Prothrombinkomplex besonders gering. Heute stehen auch isolierte Faktor VII-Konzentrate zur Verfügung [20].

Die Indikation zur Substitution mit Prothrombinkomplexkonzentraten geht aus der Tabelle 5 hervor. Neben der Substitution bei einem isolierten Mangel der Gerinnungsfaktoren II, VII, IX und X bzw. Protein C ist die Indikation bei Leberfunktionsstörungen, bei Vitamin-K-Mangel, bei einer Cumarinüberdosierung und bei Cumarinblutungen gegeben. Bei Vorliegen einer Verbrauchskoagulopathie sollte Prothrombinkomplex nur mit allergrößter Zurückhaltung verabreicht werden, da eine Verschlimmerung der Hyperkoagulabilität möglich ist [10].

Bei Substitution mit Prothrombinkomplex ist zu berücksichtigen, daß aus Gründen der Verträglichkeit eine Infusionsgeschwindigkeit von 50–100 E Faktor IX/min nicht

Tabelle 4. Gehalt von Prothrombinkomplexkonzentraten (PPSB) an Gerinnungsfaktoren und Inhibitoren

II	P	*Prothrombin*
VII	P	*Proconvertin*
X	S	*Stuart Prower-Factor*
IX	B	Antihämophiles Globulin *B*

Inhibitoren:
Protein C

Tabelle 5. Indikationen zur Therapie mit Prothrombinkomplexkonzentraten

1. Isolierter oder kombinierter Mangel der Faktoren II, VII, IX, X
2. Leberfunktionsstörungen
3. Vitamin-K-Mangel
4. Cumarinüberdosierung
5. Cumarinblutungen
6. Hemmkörperhämophilie (als Fraktion FEIBA®)
7. Protein-C-Mangel
8. (Verbrauchskoagulopathie)

überschritten werden sollte. Dabei führt 1 Einheit des Gerinnungsfaktors/kg Körpergewicht verabreicht zu einem Anstieg der Gerinnungsaktivität um 1% (1 E/kg = 1% Anstieg).

Unter Beachtung obengenannter Kautelen sind Unverträglichkeiten heute nur noch selten zu berücksichtigen. Bei Anwendung der älteren Gerinnungsfaktorenkonzentrate wurden infolge des Gehalts an aktivierten Gerinnungsfaktoren auch thromboembolische Komplikationen einschließlich Herzinfarkt beschrieben [2, 10]. Die früher in bis zu 50% der Fälle übertragene Hepatitis kann heute als Nebenwirkung vernachläßigt werden. Die neuesten Präparate unterliegen einer konsequenten Virusinaktivierung. Infolge von Sterilisationsverfahren mit Erhitzung in flüssigen Zustand oder unter Dampfdruck (Präparate der Firma Immuno/Heidelberg oder Behring-Werke/Marburg) kann eine vollständige Virusinaktivierung erreicht werden, so daß diese Konzentrate als hepatitissicher gelten können. Mit absoluter Sicherheit werden HIV-Viren inaktiviert.

Therapie mit Inhibitorenkonzentraten

Neben den gerinnungsfördernden Proteinen sind in den letzten Jahren Inhibitoren der plasmatischen Gerinnung bekannt geworden. Diesen Hemmstoffen der Gerinnung kommt im Bereich der Intensivtherapie bei Zuständen von Hyperkoagulabilität, wie z. B. der Verbrauchskoagulopathie, im Schock oder bei lokalen thromboembolischen Prozessen eine besondere Aufmerksamkeit zu. Nach Entdeckung der Inhibitoren war es daher logisch, diese Proteine gereinigt bei Zuständen einer überschießenden Gerinnung einzusetzen.

Behandlung mit Antithrombin III

Antithrombin III ist der wichtigste physiologische Inhibitor des plasmatischen Gerinnungssystems, aber wohl auch von Plasmin [1]. Demzufolge kontrolliert Antithrombin III entscheidend die intravaskuläre Gerinnungsaktivierung und wirkt der Entstehung thromboembolischer Prozesse entgegen. Angeborener und erworbener Antithrombin-III-Mangel sind mit einer erhöhten Thrombosegefährdung verbunden [5, 15]. Wie die meisten Gerinnungsproteine wird Antithrombin III wahrscheinlich in der Leber synthetisiert.

Die gerinnungshemmende Wirkung von Antithrombin III richtet sich gegen die aktivierten plasmatischen Gerinnungsfaktoren II, VII, IX, X, XI, XII sowie Plasmin [16]. In der Zwischenzeit hat man eine Vielzahl von Krankheitsbildern mit erworbenem Antithrombin-III-Mangel beobachtet. So konnten erniedrigte Konzentrationen von Antithrombin III bei Patienten mit Verbrauchskoagulopathie, Sepsis, Lebererkrankungen, bei Frauen unter oraler Kontrazeption, bei nephrotischem Syndrom, größeren Blutverlusten, nach Operationen, bei Malignomen, unter Heparintherapie und nach Plasmapherese beobachtet werden [6, 9, 18, 21].

Zur Therapie mit Antithrombin III liegen in Anbetracht der Probleme der Durchführung derartiger Studien nur wenige Berichte vor. In einer großangelegten experimentellen Studie konnte Mammen im Jahre 1985 [14] den Wirksamkeitsnachweis von Antithrombin III erbringen. In dieser Untersuchung wurde am Hund experimentell eine Verbrauchskoagulopathie erzeugt. Bei gleichzeitiger Gabe von Antithrombin III konnte ein geringeres Absinken der Konzentration von Fibrinogen und Alpha$_2$-Antiplasmin erreicht werden. In dieser Gruppe nahm die Konzentration der Fibrinogenspaltprodukte sowie des endogenen Heparins weniger ausgeprägt zu. Unter den klinischen Parametern zeigte sich eine geringere Abnahme des arteriellen pH sowie eine fehlende Abnahme des Urinflusses. Auch bezüglich des morphologischen Kriteriums einer Verbrauchsreaktion, des Nachweises von Fibringerinnseln in den Glomerula, wurden unter Gabe von Antithrombin III deutlich seltener Fibringerinnsel in den Glomerulumkapillaren festgestellt. Bezüglich des Kriteriums Fibrinogen, Fibrinogenspaltprodukte, endogenem Heparin und der Häufigkeit von glomerulären Fibringerinnseln ließ sich ein statistisch signifikant günstigeres Abschneiden der mit Antithrombin III behandelten Gruppe nachweisen [14]. In einer Studie von Blauhut und Vinazzer [3] wurden Patienten mit Schock und Verbrauchskoagulopathie entweder mit Heparin, einer Kombination von Antithrombin III und Heparin oder allein mit Antithrombin III behandelt. Dabei konnte unter einer Behandlung mit Antithrombin III die Dauer des Verlaufs der disseminierten intravasalen Gerinnung verkürzt werden. In den beiden mit Heparin behandelten Gruppen kam es eher noch zu einem weiteren Absinken der Thrombozytenzahl. Mit statistischer Signifikanz zeigte sich ein höherer Transfusionsbedarf in der mit Heparin und Antithrombin III behandelten Gruppe. Der niedrigste Transfusionsbedarf wurde in der allein mit Antithrombin III therapierten Gruppe beobachtet. Theoretische Überlegungen und die Ergebnisse dieser Studien legen die Behandlung mit Antithrombin III bei Patienten mit Verbrauchskoagulopathie nahe.

Die Bestimmung von Antithrombin III ist bei sogenannter Heparinresistenz, familiärer Thromboembolieneigung, bei manifesten Thrombosen im jugendlichen Alter und in der frühen Schwangerschaft indiziert sowie bei den oben genannten Erkrankungen mit bekanntem sekundären Antithrombin-III-Mangel: Sepsis, Verbrauchskoagulopathie, Leberversagen, nephrotisches Syndrom, größere Blutverluste, Einnahme oraler Kontrazeptiva und Aszitesretransfusion. Über die Notwendigkeit der Bestimmung von Antithrombin III im perioperativen Bereich gibt, sofern eine solche Bestimmung nicht routinemäßig durchgeführt wird, Tabelle 6 Aufschluß.

Die Substitution von Antithrombin III hat bei einer erniedrigten Antithrombin-III-Konzentration zu erfolgen. Im Fall eines kongenitalen Antithrombin-III-Mangels ist diese bei akuter Thrombosemanifestation notwendig. Bei Verbrauchskoagulopathie, Sepsis, Polytrauma sowie akutem Nierenversagen sollte Antithrombin III bei einer Konzentration von unter 70% zugeführt werden. Die Notwendigkeit der Substitution im prä-, peri- und postoperativen Bereich geht aus den Tabellen 7 und 8 hervor. Dabei ist zu berücksichtigen, daß bei Patienten mit einer Verbrauchskoagulopathie die Halbwertszeit von Antithrombin III von normalerweise 2,8 Tagen auf nur wenige Stunden verkürzt sein kann. In diesen Fällen ist eine mehrfache Bestimmung der Antithrombin-III-Aktivität pro Tag angezeigt. Die dabei zu verabreichende Antithrombin-III-Dosis errechnet sich aus der erstrebten Aktivitätserhöhung, multipliziert mit dem Körpergewicht. Bei Verbrauchsreaktionen muß eine derartige Dosis 3–4mal täglich verabreicht werden. Bei anderen Zuständen von Antithrombin-III-Mangel ist eine 2–3mal tägliche Substitution ausreichend. In der Regel werden initial 1500 E und in der Folge 700–1000 E 2–3mal täglich appliziert. Nebenwirkungen einer

Tabelle 6. Notwendigkeit der Bestimmung von Antithrombin III im chirurgischen Bereich bzw. bei intensivmedizinischem Patientengut

Risikofaktoren	AT-III-Bestimmung immer	bei 1–2 Kofaktoren
Übergewicht		×
Varikosis		×
Ovulationshemmer	×	
Anderes Hormonpräparat	×	
Alter < 40 Jahre und frühere thromboembolische Komplikationen	×	
Thromboembolische Komplikationen in der Familienanamnese	×	
Eltern mit hereditärem AT III-Mangel	×	
Leberfunktionsstörung – leicht – schwer	 ×	 ×
Nierenfunktionsstörung – leicht – schwer (Proteinurie > 5 g/24 h und Serumalbumin < 2 g%)	 ×	 ×
Tumor	×	
Sepsis	×	
Polytrauma	×	
Thromboembolisches Ereignis	×	
Schwerer operativer Eingriff		×
Mehrere operative Eingriffe		×
Extrakorporaler Kreislauf	×	
Verbrauchskoagulopathie	×	
Schock	×	
Verminderte Wirksamkeit von Heparin	×	
Geburtshilfliche Komplikation – vorzeitige Plazentalösung – Fruchtwasserembolie	 × ×	

Therapie mit Antithrombin III wurden von uns bisher nicht beobachtet. Die verfügbaren Antithrombin-III-Konzentrate der Firma Immuno/Heidelberg und der Behring-Werke/Marburg können als virusinaktiviert und bezüglich einer Virusübertragung als sicher gelten.

Protein C

Protein C wurde von Mammen im Jahre 1960 zunächst als Auto-Prothrombin II A [13] und im Jahre 1976 von Stenflo als Protein C und Vitamin-K-abhängiges Protein

Tabelle 7. Indikation zur Substitution mit Antithrombin III vor und während operativer Maßnahmen

AT III-Aktivität vor dem operativen Eingriff	AT III-Substitution
< 70%	Ja, denn durch den operativen Eingriff fällt die Aktivität nochmals ca. 15–25% ab

AT III-Aktivität während des operativen Eingriffs	AT III-Substitution
< 50%	Ja
50–70%	Ja, wenn zusätzlich mindestens 1 weiterer thrombogen wirksamer Risikofaktor (s. Tab. 6) vorhanden ist
Nicht gemessen, Gabe von Gerinnungs-faktorenkonzentraten	Ja. Richtlinie: initial 1500 I. E.–2000 I. E.

Tabelle 8. Notwendigkeit der Bestimmung und der Substitution von Antithrombin III in der postoperativen Phase

Bestimmung der AT III-Aktivität nach dem operativen Eingriff

Patient	AT III-Bestimmung	
	ja	nein
Mobilisiert		
– ohne Risikofaktor/en (s. Tab. 6)		×
– mit Risikofaktoren (s. Tab. 6)	×	
immobilisiert	×	

AT III-Aktivität nach dem operativen Eingriff	AT III-Substitution
< 50%	Ja
50–70%	Ja, wenn zusätzlich mindestens 1 weiterer thrombogen wirksamer Risikofaktor (s. Tab. 6) vorhanden ist
50–70% Patient immobilisiert, keine Risikofaktoren	Erhöhung der Heparindosis von 2× täglich 5000 I. E. auf 2× täglich 7500 I. E.

beschrieben [19]. Der erste Fall von kongenitalem Protein-C-Mangel wurde im Jahre 1981 von Griffin berichtet [7]. Die Vererbung des kongenitalen Protein-C-Mangels erfolgt autosomal dominant.

Es handelt sich bei Protein C um ein zweikettiges Glykoprotein mit einem Molekulargewicht von 62000. Protein C ähnelt somit dem Gerinnungsfaktor X. Protein C bedingt in seiner aktiven Form eine Proteolyse und damit eine Hemmung der Gerinnungsfaktoren V und VIII und führt zu einer Aktivierung des fibrinolytischen Systems. Die Umwandlung des inaktiven Proteins C erfolgt in vivo durch Thrombin. Der Aktivierungsvorgang erfolgt im Plasma nur sehr langsam, wird jedoch durch einen endothelzellständigen Rezeptor um das 30000fache gesteigert. Dieser Rezeptor wurde Thrombomodulin genannt.

Mit einer Verminderung von Protein C ist bei Lebererkrankungen, beim kongenitalen Protein-C-Mangel sowie bei allen Formen der Verbrauchskoagulopathie und Schock zu rechnen. Es ist zum jetzigen Zeitpunkt noch nicht geklärt, inwieweit die Substitution von Protein C bei Formen der Hyperkoagulabilität, wie zum Beispiel der Verbrauchskoagulopathie zu einer Verbesserung der klinischen Situation führt. Nach dem derzeitigen Wissensstand ist die Bestimmung von Protein C bei unklaren Thrombosen und Lungenembolien, familiär auftretenden Thrombosen sowie Thrombosen unter oraler Antikoagulation indiziert. Über die Bedeutung von Protein C bei den verschiedenen Formen der Verbrauchskoagulopathie liegen bisher keine Daten vor. Untersuchungen von Hintz und Mitarbeitern [8] haben gezeigt, daß das Prothrombinkomplex-Konzentrat der Firma Immuno eine hohe Protein-C-Aktivität enthält. Diese ist in dem genannten Präparat den Einheiten von Faktor IX gleichzusetzen. Bei einem Fall von homozygotem Protein-C-Mangel konnten Hintz und Mitarbeiter erfolgreich thromboembolische Komplikationen therapieren.

Chemische Substanzen

Schließlich sollte vor jeder Substitutionstherapie der Einsatz chemisch wirksamer Substanzen erwogen werden. Bei einer erhöhten Blutungsneigung wäre an die Gabe von Vitamin K zu denken, das bei einem entsprechenden Mangel zu einer Anhebung der Gerinnungsfaktoren II, VII, IX, X und von Protein C führt. Die Gabe von Fibrinolysehemmern (Aprotinin oder Tranexamsäure) kann in leichteren Fällen einer hämorrhagischen Diathese wirksam sein. Gegebenenfalls können lokale Maßnahmen, wie z. B. auch die Fibrinklebung, erfolgreich verlaufen. Im Falle gastrointestinaler Blutungen können systemisch gerinnungswirksame Substanzen nur beim Nachweis einer generellen Blutungsdiathese wirksam werden.

Zusammenfassung

Vor einer Therapie mit Aktivatoren oder Inhibitoren der Gerinnung sollte bedacht werden, daß Frischblut- oder Vollbluttransfusionen nur ausnahmsweise benötigt werden. Ganz selten besteht der Bedarf für alle Blutkomponenten. Die Transfusion von Frischplasma bleibt trotz vieler Vorteile mit dem Risiko der Virusübertragung verbunden. In 3–10% der Fälle muß nach wiederholter Gabe von Frischplasma mit einer Non-A-Non-B-Hepatitis gerechnet werden. Grundsätzlich ist bei Verabreichung von Materialien mit Zellbestandteilen mit einem erheblich höheren Risiko zu rechnen. Das Anwendungsrisiko eines Präparates sinkt, je besser dieses ohne Aktivitätsverlust chemische und physikalische Reinigungsmethoden toleriert. Vor der Substitution mit Aktivatoren oder Inhibitoren der Gerinnung sollte auch die Möglichkeit der lokalen Therapie oder der Behandlung mit chemischen Substanzen berücksichtigt werden. Einer Therapie mit Frischplasma sollte nach Möglichkeit die Behandlung mit virusinaktivierten Konzentraten von Gerinnungsfaktoren oder von Antithrombin III vorgezogen werden.

Literatur

1. Abilgaard U (1968) Highly purified antithrombin III with heparin cofactor activity prepared by disc electrophoresis. Scand J Clin Lab Invest 21:89–96
2. Agrawal BL, Zelkowitz L, Hletko P (1981) Acute myocardial infarction in a young hemophilic patient during therapy with factor IX concentrate and epsilon aminocaproic acid. J Pediatr 98:931–944
3. Blauhut B, Kramar H, Vinazzer H, Bergmann H (1985) Substitution of antithrombin III in shock and dic: A randomized study. Thrombos Res 39:81–89
4. Consensus Conférence (1985) Fresh-Frozen Plasma. Indications and Risk. JAMA 253:551–553
5. Egeborg O (1965) Inherited antithrombin deficiency causing thrombophilia. Thromb Diathes Hämorrhag 13:516–530
6. Gray SP, Billings JA, Newton V, Olive A (1981) Relation between postoperative antithrombin III concentrations and site of operation. J Clin Pathol 34:599
7. Griffin JH, Evatt B, Zimmermann TS, Kleiss AJ, Wideman C (1981) Deficiency of protein C in congenital thrombotic disease. J Clin Invest 68:1370–1373
8. Hintz G, Weil J, Buchmann S, Azzam A, Auberger K, Beck C (1987) Homozygoter Säugling in einer Sippe mit erblichem Protein-C-Mangel. Klin Wochenschr 65:576–580
9. Honegger H, Anderson N, Hewitt LA, Tullis JL (1981) Antithrombin III profiles in malignancy, relationship to primary tumors and metastatic sites. Thromb Hämostas 46:500–503
10. Lechler E (1982) Prothrombinkomplexkonzentrate (Faktor II-, VII-, IX-, X-Komplex). Eigenschaften und klinische Anwendung. 3:116–127
11. Lechner K (1985) Angeborene Koagulopathien. In: Handbuch der Inneren Medizin. Blut und Blutkrankheiten II/9:12–150
12. Lutz H, Rother K (1985) Plasmatherapie. Indikationen zur Behandlung mit Plasmaproteinen. Medizinische Verlagsgesellschaft Marburg/Lahn
13. Mammen EF, Thomas WR, Seegers WH (1960) Activation of purified prothrombin to autoprothrombin I or autoprothrombin II (platelet cofactor II) or autoprothrombin II-A. Thromb Diath Hämorrh 5:218–250
14. Mammen EF, Miyakawa T, Phillips TF, Assarian GS, Brown JM, Murano G (1985) Human Antithrombin Concentrates and Experimental Disseminated Intravascular Coagulation. Semin Thrombos Hemostas 11:373–383
15. Marciniak E, Farley CH, DeSimone PA (1974) Familial thrombosis due to antithrombin III deficiency. Blood 43:219–231
16. Rosenberg RD, Damus PS (1973) The purification and mechanism of action of human antithrombin-heparin cofactor. J Biol Chem 248:6490–6494
17. Schimpf K, Zimmermann R (1987) Blutgerinnung, hämorrhagische Diathesen und Thrombose. In: Schettler G (ed) Innere Medizin. Thieme Verlag, Stuttgart, II:196–241
18. Schramm W (1981) Antithrombin-III-Mangel: Klinische Symptome und Möglichkeiten der Therapie. Behringwerke, Gelbe Hefte 21:1–6
19. Stenflo J (1976) A new vitamin K-dependent protein. J Biol Chem 251:355–363
20. Zimmermann R, Ehlers G, Ehlers W, von Voss H, Göbel U, Wahn U (1979) Congenital factor VII deficiency: A report of four new cases. Blut 38:119–125
21. Zimmermann R, Czygan P, Harenberg J, Kommerell B (1982) Zur Bedeutung von Antithrombin III bei der hepatischen Hämostasestörung. Inn Med 9:270–276

Massivtransfusion

R. KLOSE

Einleitung

Die Massivtransfusion ist mit einer Vielzahl von Problemen vergesellschaftet, doch
werden dem Thema des Symposions entsprechend vorrangig die Gerinnungsstörungen dargestellt (Tabelle 1).

Vorab muß auf zwei wesentliche Aspekte hingewiesen werden, da sie immer
wieder Anlaß zu Mißverständnissen geben und Ursache sind für Differenzen in der
Beurteilung von Häufigkeit und Schwere der Gerinnungsstörungen sowie deren
Therapiebedürftigkeit.

Eine verbindliche Definition der Massivtransfusion steht noch aus, es sind jeweils
relativ willkürliche Festlegungen der verschiedenen Autoren. So besteht ein deut-

Tabelle 1. Probleme der Massivtransfusion

I. Infektiöse Risiken
II. Immunologisch-serologische Risiken
III. Biochemisch-metabolische Risiken
IV. Technisch-physikalische Risiken

Infektionsrisiken	*Immunologisch-serologische Risiken*
Bakterien und Parasiten	Allergische Reaktionen
Allgemeine Eitererreger	Pyrogene Reaktionen
Brucellosen	Hämolytische Reaktionen
Lues	
Malaria	
Viren	
Herpesviren (Cytomegalie, Epstein-Barr)	
Hepatitis	

Biochemisch-metabolische Risiken	*Technisch-physikalische Risiken*
Zitratintoxikation	Kältetrauma
Hypocalcämie	Hämolyse
Hyperkaliämie	Luftembolie
Acidität	Mikroaggregate
2,3-Diphosphorglycerat	Hypervolämie
Gerinnungsstörungen	

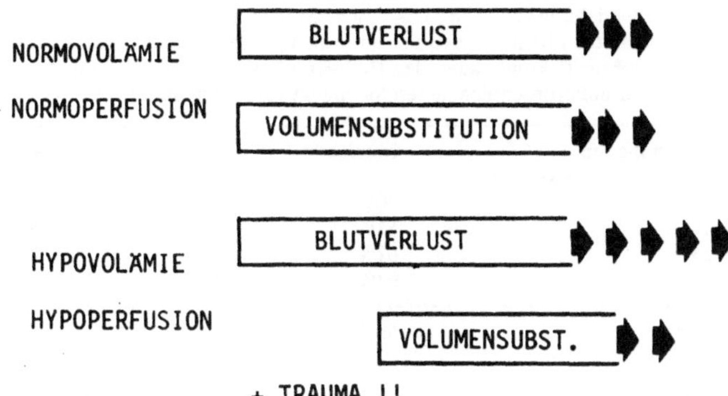

Abb. 1. Die unterschiedliche Ausgangssituation bei einer Massivtransfusion hat unterschiedliche pathophysiologische Veränderungen zur Folge

licher Unterschied, ob die Transfusion von einem Blutvolumen in 12 h. [14] oder von mehr als ½ Blutvolumen innerhalb einer Stunde [21] als Massivtransfusion bezeichnet wird.

Die Notwendigkeit zur Bluttransfusion ergibt sich verständlicherweise aus einem massiven Blutverlust (Abb. 1). Es ist jedoch zu unterscheiden, ob diesem Blutverlust von Anfang an eine adäquate Substitution parallel läuft und dadurch Normovolämie und Normoperfusion erhalten bleiben, oder ob es sich um einen Blutverlust handelt, der bereits zu Hypovolämie und Hypoperfusion – also zum Schock – geführt hat und die Massivtransfusion ein Defizit aufholen muß. In diese Kategorie fallen viele experimentelle Modelle, aber auch die reine Hämorrhagie, z. B. bei der Ruptur einer Extrauteringravidität. In der Regel wird das Geschehen aber noch durch ein schweres Gewebetrauma im Sinne des hämorrhagisch-traumatischen Schocks kompliziert. So ergab die Analyse von 629 schweren hämorrhagischen Schockzuständen (Tabelle 2), daß in 95% die Ursache ein Trauma war [1]. Wilson et al. [28] konnten zeigen, daß zwar mit zunehmendem Transfusionsvolumen die Mortalität steigt, daß aber von noch größerer Bedeutung die Schockdauer ist (Tabelle 3). Bei der Bewertung der Gerinnungsstörungen im Rahmen der Massivtransfusion kommt somit den Faktoren Schock und Trauma eine Schlüsselstellung zu.

Tabelle 2. Das Trauma ist die häufigste Ursache des hämorrhagischen Schocks, nur selten handelt es sich um eine reine Hämorrhagie (629 Fälle in 2 Jahren) [1]

I *Traumatisch-hämorrhagischer Schock* 95%	
Straßenunfälle	70%
Schußwaffen	21%
Terrorismus	4%
II *Nichttraumatischer hämorrhagischer Schock* 5%	
Ruptur. Extrauteringrav.	1%
Ruptur. Aortenaneurysma	1%
Gastrointestinale Blutung	3%
Andere	1%

Tabelle 3. Beziehung zwischen Massivtransfusion und Mortalität. Mit zunehmendem Transfusionsvolumen steigt die Mortalität deutlich an. Einen größeren Einfluß hat die Dauer des Schockzustandes. Präexistente Erkrankungen des Herz-Kreislauf-Systems bei Patienten mit Massivtransfusion sind mit einer außerordentlich hohen Mortalität vergesellschaftet [28]

Vollbluteinheiten	Mortalität	N
10–14	36%	74/207
15–19	53%	56/105
20–24	62%	28/45
> 25	93%	42/45
Gesamt	50%	200/402
Schock		
< 15 min	19%	19/102
> 15 min	62%	170/273

Hämostasestörungen

Die Hämostase wird bei einem Patienten mit Massivtransfusion von mehreren Seiten gestört. Zunächst steht sicherlich im Vordergrund, daß die erheblichen Blutverluste und damit der Verlust von Gerinnungsfaktoren und Thrombozyten nicht adäquat ersetzt werden. Es ist üblich zunächst körperfremde künstliche Volumenersatzmittel, dann Erythrozytenkonzentrate und zur Volumensubstitution später Albumin einzusetzen. Auch gelagertes Vollblut kann insbesondere wegen des Defizits an Thrombozyten sowie Faktor V und VIII die Gerinnungsdefekte nicht hinreichend ausgleichen. In diesem Zusammenhang wird von einer Dilutions- bzw. Verlustkoagulopathie gesprochen. Diese Veränderungen lassen sich wohl am ehesten als transfusionsbedingte Hämostasestörung bezeichnen.

Disseminierte intravasale Gerinnung

Als ein ganz wesentlicher Faktor für die Hämostasestörung bei der Massivtransfusion muß aber eine disseminierte intravasale Gerinnung (DIC), d. h. eine unkontrollierte über den Ort der Verletzung hinausgehende Aktivierung der Gerinnung angenommen werden (Abb. 2) [9, 10, 16, 20, 25, 29]. An der Stimulation der Gerinnung sind verschiedene Mechanismen beteiligt:

- Ursache der Aktivierung ist die exzessive Freisetzung von thromboplastischem Material aus traumatisierter Muskulatur und parenchymatösem Gewebe.
- Zusätzlich vermag auch der Schock – gekennzeichnet nicht nur durch die arterielle Hypotension, sondern vielmehr durch eine generalisierte Mikrozirkulationsstörung mit Stase und Azidose – eine DIC zu initiieren und/oder akzentuieren.
- Die hypoxische Läsion des Gefäßendothels mit Freilegung von Kollagenstrukturen enormer Ausdehnung zielt in die gleiche Richtung.

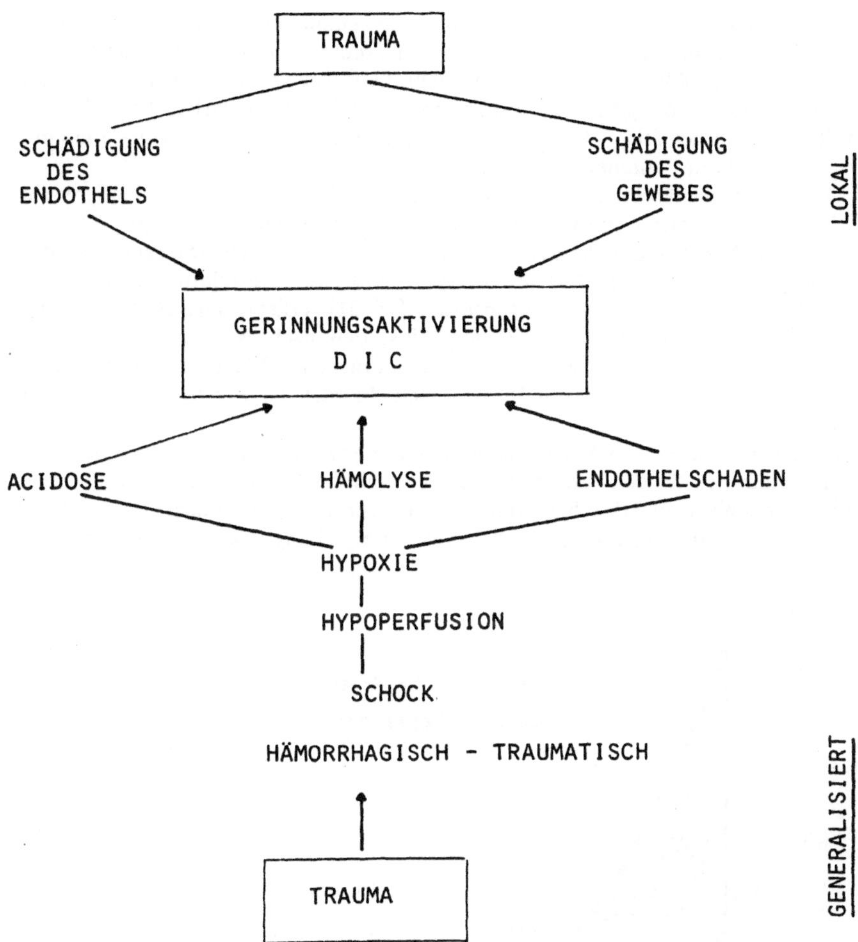

Abb. 2. Mechanismen, die zu einer lokalen und generalisierten Aktivierung der Gerinnung führen

– Eine Mikrohämolyse, insbesondere aber auch älteres Konservenblut kann durch zerstörte Zellen, Erythrozytenstroma und aktivierte Gerinnungsfaktoren einer DIC Vorschub leisten.

– Ein weiterer Faktor ist auch der reduzierte Abbau aktivierter Gerinnungsfaktoren im RES, vornehmlich dem der Leber, gleichfalls auf dem Boden eines Perfusionsdefizits.

– Schließlich findet sich auch eine verminderte fibrinolytische Aktivität.

Die Angaben zur Häufigkeit einer solchen disseminierten intravasalen Gerinnung schwanken erheblich. Ursache ist sicherlich die Uneinheitlichkeit der Definition, gelegentlich aber auch die unsichere Diagnostik, wobei die Abgrenzung der Verbrauchskoagulopathie zur einfachen Dilutionskoagulopathie gelegentlich schwierig sein kann. Die vielfältigen Ursachen, die zur Stimulation der Gerinnung führen, lassen aber den Schluß zu, daß eine DIC eher die Regel als die Ausnahme bei einer Massivtransfusion infolge Schock und Trauma ist. Dabei ist aber zu beachten, daß das zweite Stadium der DIC, also die klinisch manifeste Verbrauchskoagulopathie mit Hypokoagulabilität seltener zu beobachten ist.

Da es sich nicht um eine reine Dilutionskoagulopathie handelt, sondern ein zusätzlicher Verbrauch von Gerinnungsfaktoren hinzukommt, ist für den Kliniker eine Kalkulation des aktuellen Hämostasepotentials unmöglich. Die immer wieder zitierten mathematischen Modelle zur Berechnung der Restblutmenge oder der Restfaktoren bei einer Austauschtransfusion [15, 21] verlieren ihre Gültigkeit. Die Abb. 3 zeigt am Beispiel des Hämoglobins, daß nach Austausch von einem Blutvolumen noch ⅔ Rest, also 37% der ursprünglichen Menge vorhanden sind. Nach Austausch eines weiteren Blutvolumens beträgt die Restfraktion 14% der ursprünglichen Menge.

Bei einem zusätzlichen Verbrauch von Gerinnungsfaktoren, wie er bei der DIC vorliegt, läßt sich für den einzelnen Patienten nicht festlegen, welche Transfusionsmenge schließlich zur kritischen Abnahme des Gerinnungspotentials und somit zur manifesten Gerinnungsstörung führt. Die Wechselwirkung zwischen Massivtrans-

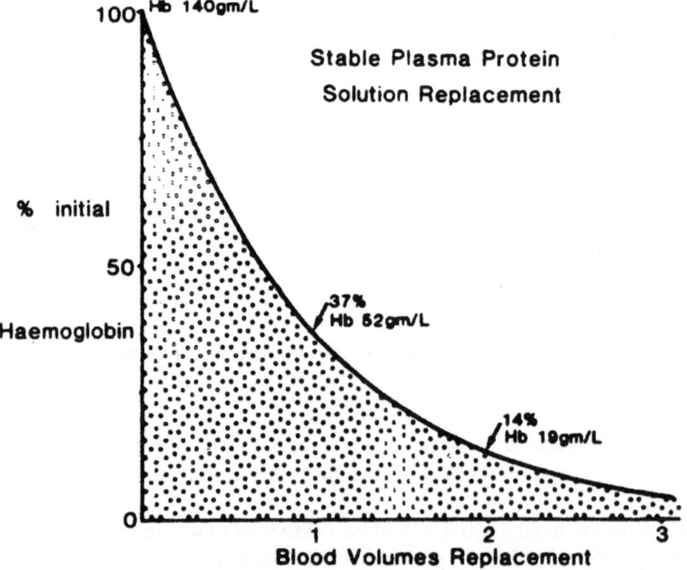

Abb. 3. Der Effekt einer progressiven Verdünnung von Blutkomponenten – hier am Beispiel des Hämoglobins. Der Ersatz des verlorenen Blutes durch eine erythrozytenfreie Lösung führt zu einer progressiven Verdünnung der Hämoglobinkonzentration. Nach Austausch eines Blutvolumens ist die Hämoglobinkonzentration auf 37% gefallen. Nach Austausch eines weiteren Blutvolumens ist abermals eine Dilution des Hämoglobins um ca. zwei Drittel auf 14% des Initialwertes erfolgt (nach RUSSELL 1987)

fusion, Hämostasestörung und Schock muß nach wie vor als nicht analysierbar gelten. In dieser fehlenden Gesetzmäßigkeit finden auch die recht unterschiedlichen Empfehlungen zur Prophylaxe und Therapie der Hämostasedefekte im Rahmen einer Massivtransfusion ihre Begründung.

Hämotherapie

Dennoch wird der Kliniker die Frage nach einem brauchbaren Therapiekonzept stellen. Befriedigende Antworten werden nicht immer gegeben werden können. Gerade in der Transfusionstherapie besteht eine erhebliche Lücke zwischen Theorie einerseits und Praxis bzw. Realität andererseits. Die Massivtransfusion – eine nicht großzügige Definition vorausgesetzt – muß als eine Notfallsituation bezeichnet werden. In solchen Situationen sind an der Realität orientierte ad hoc-Entscheidungen erforderlich. Eine an exakten Gerinnungsanalysen orientierte Faktorensubstitution müßte in einer solchen Situation das Konzept der „Hämotherapie nach Maß" überfordern. So ist auch heute noch für manchen Kliniker die Vollblutkonserve das zweckmäßigste Produkt bei einer Massivtransfusion. Dem ist jedoch entgegenzuhalten, daß das Produkt Vollblut im Hinblick auf seine einzelnen Bestandteile recht unterschiedliche Qualitäten und Quantitäten plus Stabilisator und Antikoagulanz aufweist. Somit wird dem Patienten nicht nur Nötiges, sondern in großem Maße auch Unnötiges und Schädigendes übertragen. Der routinemäßige Griff zur Vollblutkonserve sollte zwar auch bei der Massivtransfusion unterbleiben, doch wird andererseits die durchaus wünschenswerte Komponententherapie bei der Massivtransfusion nur sehr bedingt zur Anwendung kommen können. Fresh Frozen Plasma (FFP) – gewonnen aus frischem nativem Plasma und alle Gerinnungsfaktoren und Inhibitoren enthaltend – wird nahezu uneingeschränkt als idealer Globalersatz, sozusagen als Basistherapeutikum bei Gerinnungsproblemen empfohlen, sofern keine Volumenprobleme dem entgegenstehen. Die klinische Erfahrung, daß durch den großzügigen Einsatz von FFP die Inzidenz schwerer, kaum beherrschbarer Blutungen zumindest in der operativen Medizin zurückgegangen ist, stützt diese Empfehlung. Es war daher nicht verwunderlich, daß der Verbrauch von FFP innerhalb kürzester Zeit sprunghaft anstieg. In den USA betrug innerhalb 5 Jahren der Anstieg das Zehnfache. Dies war für die US-FDA Anlaß, sich mit Indikationen und Risiken von Frischplasma zu befassen [17]. Die einberufene Konferenz kam zu interessanten und nachdenkenswerten Schlüssen. So entbehrt der steigende Frischplasmaverbrauch jeder klaren und definierten Indikation und viele Patienten, die Frischplasma erhalten, könnten mit Alternativen effektiver und sicherer behandelt werden. Dies ist eine Feststellung, die sicherlich auch für unsere Kliniken zutrifft. Wenn jedoch festgestellt wird, daß insbesondere im chirurgisch operativen Bereich äußerst selten eine Indikation für FFP bestehe, dann muß diese Feststellung auch vor dem Hintergrund der alternativ geforderten Vollblut- bzw. Frischblutkonserve gesehen werden. Die Risiken des Frischplasmas werden scheinbar allzu häufig vergessen. Es sind die gleichen, wie die der Bluttransfusion. Frischplasma ist keinesfalls ein Volumenersatzmittel! In vielen Fällen könnte auf den Globalersatz FFP zugunsten sicherer Faktorenkonzentrate verzichtet werden. Ob dies jedoch in der Notsituation einer Massivtransfusion ein gangbarer Weg ist, scheint zweifelhaft. Immerhin vertreten auch Reissigl u. Schönit-

zer [19], daß in der 4. Phase des akuten Blutverlustes die Beschaffung von Frischblut
der sicherere und einfacherere Weg des Blutersatzes ist.

Thrombozytensubstitution und Antithrombin-III-Substitution

Die Thrombozyten stellen sowohl bei der Therapie mit Blutkomponenten als auch
mit gelagertem Vollblut die Achillesferse bei der akuten Massivblutung dar. Obgleich
Spontanblutungen erst bei Thrombozyten unter 25 000/mm³ auftreten, ist die kritische Thrombozytengrenze bei chirurgisch-traumatologischen Patienten bei 75 000–
100 000/mm³ anzusetzen. Eine normale Thrombozytenfunktion vorausgesetzt (oft
nach Dextran- und Stärkezufuhr zur Volumensubstitution nicht möglich) muß nach
den Untersuchungen von Collins [7] bei Werten unter 100 000/mm³ eine progressive
Zunahme der Blutungstendenz erwartet werden (Abb. 4). Es ist immer wieder der
Versuch unternommen worden, eine Beziehung zwischen Transfusionsmenge und
Thrombozytopenie rein rechnerisch herzustellen [21]. Miller et al. [18] fanden nach
Massivtransfusion sogar höhere Thrombozytenwerte als berechnet. Dies könnte als
Hinweis gelten, daß durchaus Kompensationsmechanismen in Form einer Plättchen-
mobilisation aus Milz und von unreifen Formen aus dem Knochenmark bestehen.
Neuere Untersuchungen [22] belegen hingegen einen erhöhten Thrombozytenver-
brauch bei ausgedehnten Operationen und Traumen. Über die normale Verdün-
nungsthrombozytopenie hinaus muß vor allen Dingen bei Hypoxie, Azidose und

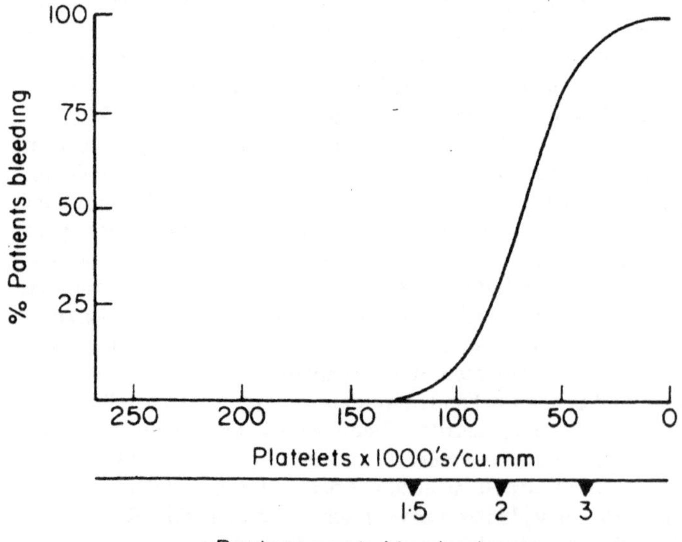

Abb. 4. Das Risiko einer Hämostasestörung in Relation zu der Thrombozytenzahl. Bei Thrombozy-
tenwerten von 50 000/mm³ und weniger muß nahezu regelhaft mit Blutungen gerechnet werden. Auf
der zweiten Ordinate ist angegeben, nach welchem Blutvolumenaustausch mit der entsprechenden
Thrombozytenzahl zu rechnen ist

Hypoperfusion ein vermehrter Thrombozytenbedarf postuliert werden. Darüber hinaus muß auch eine Thrombozytendysfunktion in Rechnung gestellt werden. Damit ist die Wahrscheinlichkeit und das Ausmaß einer Thrombozytopenie von außerordentlich vielen Faktoren abhängig und letztendlich nicht vorhersagbar.

Die nichtgeplante notfallmäßige Substitution von Thrombozyten stößt auch an großen Kliniken auf organisatorische Schwierigkeiten. Inwieweit hier neue Herstellungs- und Lagerungsverfahren nützlich sein können, wird die Zukunft entscheiden müssen. Ist das Volumen, wie in der Regel bei Massivblutung und Massivtransfusion, nicht limitiert, so wird man größere Mengen Frischblut verabreichen. Ein Vorteil ist dann auch, daß Thrombozyten nicht beim Konzentrierungsprozeß verloren gehen. In Tabelle 4 sind die auch heute noch vielfach gegebenen Empfehlungen zur Transfusionsmenge von Frischblut, Frischplasma und Thrombozytenkonzentraten aufgeführt. Diese Empfehlungen sind Faustregeln für die Akutsituation. Sie gehen von Normalwerten aus und berücksichtigen weder präexistente Veränderungen noch individuelle Umsatzsteigerungen. Geht man davon aus, daß die Gerinnungsstörung bei der Massivtransfusion mehr das Ergebnis des Schocks und des Traumas ist und nicht des Transfusionsvolumens, dann sind auch diese Faustregeln in Frage zu stellen. Die Therapie sollte sich u. E. ganz besonders am klinischen Bild (Bestimmung der Gerinnungszeit = Beobachtung des Operationsgebietes) und – wenn machbar – an aktuellen hämostaseologischen Befunden orientieren.

Tabelle 4. Empfehlungen zur Substitution bestimmter Blutkomponenten. „Faustregeln für den Notfall"

● Frischplasma (FFP)
  1 FFP pro 5 Erythrozyten konz.

● Frischblut
  1 Frischblut pro 10 Erythrozyten konz.

● Thrombozytenkonzentrat
  6 Thrombozyten konz. pro 20 Erythrozyten konz.

Die disseminierte intravasale Gerinnung wurde als wesentlicher Faktor der Hämostasestörung bei der Massivtransfusion herausgestellt. Es erhebt sich die Frage, ob hier spezifische therapeutische oder sogar prophylaktische Ansätze möglich sind. Bei der DIC kommt es nicht nur zum Aufbrauch des Gerinnungspotentials, sondern in gleicher Weise zum Aufbrauch des Inhibitorpotentials. Die autonom ablaufende Aktivierung der Gerinnung mit pathologisch erhöhten Mengen von zirkulierendem Thrombin ist daher von einem dramatischen Abfall des wichtigsten Inhibitors, des Antithrombin III begleitet. Beim Schock unterschiedlichster Genese konnte eine signifikante Abnahme des AT III festgestellt werden [2, 3, 4, 23, 24]. Die Abbildungen 5 und 6 zeigen das Verhalten der AT III-Aktivität bzw. der AT III-Konzentration in Abhängigkeit von der Traumaschwere [11, 13]. Zu beachten ist, daß die Minimalwerte bereits außerordentlich früh nach dem Traumaereignis (2 Std. Meßwert) erreicht werden. Eine therapeutische Intervention müßte in diesen Zeitraum fallen.

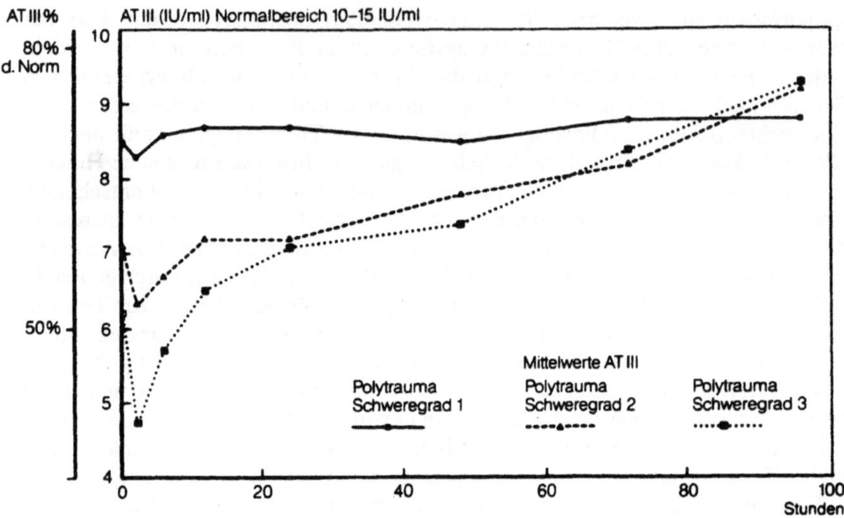

Abb. 5. Verhalten der Antithrombin-III-Aktivität bei Patienten mit unterschiedlichem Traumaschweregrad

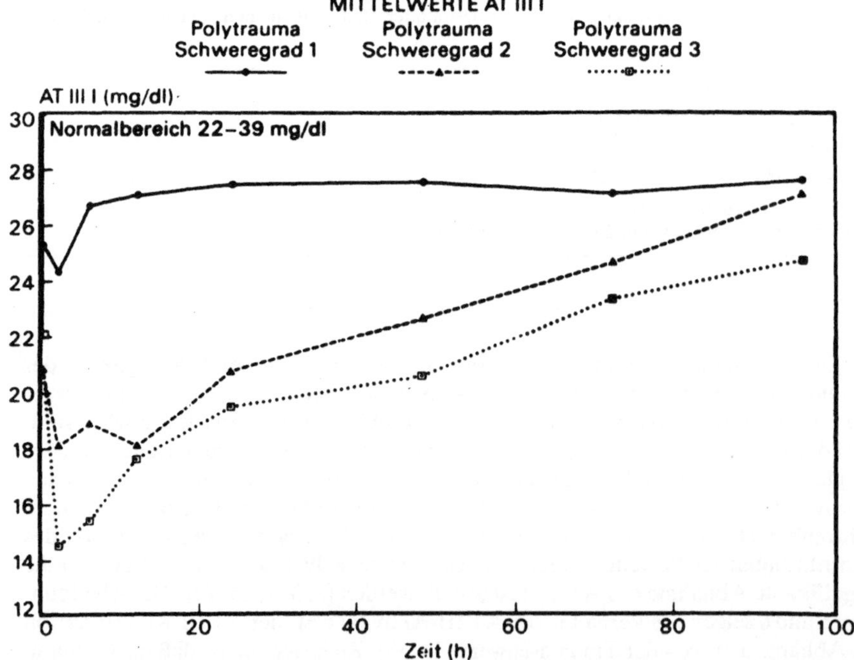

Abb. 6. Verhalten der Antithrombin-III-Konzentration bei Patienten mit unterschiedlichem Traumaschweregrad

Entscheidend ist nun, daß die Gerinnungsfaktoren ohne wesentliche Störung des Gesamtsystems durchaus auf 30% der Norm abfallen können (Tabelle 5). Bei Abfall des Inhibitors AT III auf 70% der Norm treten jedoch bereits Imbalancen auf. In dieser Situation hat eine frühzeitige AT III-Substitution zum Ziel, die am Anfang stehende Hyperkoagulabilität zu unterbrechen, ohne daß gleichzeitig eine Hypokoagulabilität entsteht. Die Indikation der AT III-Substitution ist somit nicht erst die Blutung, sondern vielmehr die Verhinderung einer solchen Blutung infolge des Verbrauchs von Gerinnungsfaktoren. Eine Überdosierung von AT III ist nicht möglich. Eine Heparinmedikation hingegen beinhaltet nicht nur die Gefahr der Blutung, sondern kann auch bei fehlendem AT III ohne Effekt sein.

Tabelle 5. Minimalaktivitäten der Gerinnungsfaktoren bzw. von Antithrombin III, die als ausreichend für eine ungestörte Hämostase angesehen werden

Gerinnungsfaktor		Aktivität
I	Fibrinogen	50–100 mg/dl
II	Prothrombin	40%
V	Proakzelerin	10–15%
VII	Prokonvertin	5–10%
VIII	Antihämophiles Globulin	25–30%
IX	Christmas-Faktor	20–25%
X	Stuart-Power-Faktor	10–20%
XI	PTA	
XIII	Fibrinstabilisierender Faktor	3–10%
	Inhibitor	
AT III	Antithrombin III	70%

Obgleich der letzte schlüssige Beweis noch aussteht, daß durch eine frühzeitige AT III-Substitution bei einer DIC infolge Schock und Massivtransfusion die Überlebensrate signifikant gesteigert werden kann, so gibt es doch inzwischen genügend Hinweise, daß zumindest eine Normalisierung der Hämostase zu erreichen ist, daß die DIC verkürzt ist oder daß sie sogar verhindert werden kann [5, 6, 12, 24, 26, 27]. Damit ist aber die Möglichkeit gegeben, in das pathogenetische Geschehen der Mikrothrombosierung verschiedener Organsysteme, d.h. in die Genese des Multiorganversagens einzugreifen.

Zusammenfassung

Die bei einer Massivtransfusion auftretenden Gerinnungsstörungen haben ihre wesentliche Ursache in dem zugrundeliegenden Trauma und Schock. Eine disseminierte intravasale Gerinnung geht zunächst mit einem Versagen des Inhibitorsystems einher, so daß die Substitution dieses Systems Vorrang vor der Substitution von Gerinnungsfaktoren hat. Bei der Massivtransfusion wird man in absehbarer Zeit wohl kaum auf Frischplasma und die damit verbundenen Risiken verzichten können. Die klinische Erfahrung zeigt aber, daß viele Patienten Frischplasma erhalten, wo es nicht indiziert ist oder durch bessere Gerinnungspräparate ersetzt werden könnte. Es besteht der Eindruck, daß noch zu viele Patienten unnötig Frischplasma erhalten. Andererseits sollte bei einer lebensbedrohlichen Massivblutung nicht der Einsatz größerer Mengen Frischplasmas oder gerinnungsaktiver Präparate gescheut werden.

Schließlich hat die von Collins [8] gemachte Feststellung nach wie vor Gültigkeit: „Auch heute läßt sich kaum eine exakte Antwort geben auf die Frage ob, wann und wieviel eines Faktors substituiert werden muß, um bei einer Massivtransfusion die Hämostase zu garantieren. Wenn es eine Botschaft gibt, dann diese: Je früher die Perfusion wieder hergestellt wird, desto weniger wahrscheinlich ist der Zusammenbruch der Gerinnung."

Literatur

1. Barriot P, Riou B, Buffat JJ (1987) Pre-hospital management of severe hämorrhagic shock. In: Vincent JL (ed) Update in intensive care and emergency medicine 3. Springer, Berlin Heidelberg New York
2. Bick RL (1978) Disseminated intravascular coagulation and related syndromes: etiology, pathophysiology, diagnosis and management. Am J Hematol 5:265–282
3. Bick RL, Bick MD, Fekete LF (1980) Antithrombin III patterns in disseminated intravascular coagulation. Am J Clin Pathol 73:577
4. Blauhut B, Necek S, Kramar H, Vinazzer H, Bergmann H (1980) Activity of antithrombin III and effect of heparin on coagulation in shock. Thrombosis Research 19:775
5. Blauhut B, Kramar H, Vinazzer H, Bergmann H (1985) Substitution of antithrombin III in shock and DIC: A randomized study. Thrombosis Research 39:81
6. Breddin HK, Kirchmaier CM, Bender N, Schepping M, Ziemen M (1986) Substitution of antithrombin III in aquired AT-III deficiency. Thrombosis Research [Suppl VI] 31:131
7. Collins JA (1974) Problems associated with the massive transfusion of stored blood. Surgery 75:274
8. Collins JA (1982) Pathophysiology of hemorrhagie shock: clinical and therapeutic complications. Bloodtransfusion and problems of bleeding. Martinuus Nijhoff Publ
9. Deykin D (1970) The clinical challenge of disseminated intravascular coagulation. New Engl J Med 283:636
10. Heene DL, Kirschstein W, Dempfle CE (1986) Shock-induced alterations in hemostasis. Klin Wschr [Suppl VII] 64:14
11. Hoppe UB (1988) Beitrag zu den Veränderungen des hämostatischen Gleichgewichts beim Polytrauma unter besonderer Berücksichtigung des Antithrombin III Inauguraldissertation. Fakultät für klin Medizin Mannheim der Universität Heidelberg
12. Kirchmaier CM, Bender N, Schepping M, Oehm H, Ziemen M, Breddin HK (1984) Antithrombin III substitution in disseminated intravascular coagulation. Blut 49:182
13. Klose R (1987) Blutungskomplikationen beim Polytrauma. In: Mammen EF (Hrsg.) Intensivmedizin aktuell – Sicherheit in Diagnose und Therapie von Gerinnungsstörungen. Die Medizin Verlagsgesellsch, Marburg
14. Luce JA (1987) Transfusion of blood and blood products. In: Vincent JL (ed) Update in intensive care and emergency medicine 3. Springer, Berlin Heidelberg New York
15. Marsaglia G, Thomas ED (1971) Mathematical consideration of cross-circulation in exchange transfusion. Transfusion 11:216
16. Matthias FR, Lasch HG (1981) Pathophysiologie des Schocks unter besonderer Berücksichtigung der schockspezifischen Hämostasestörung. Unfallchirurgie 7:105
17. Miller RD (1985) The National Institutes of Health Consensus Development Conference on Fresh Frozen Plasma: Indications and risks. Anesthesiology 62:379
18. Miller RD, Robbins TO, Tong MJ, Barton SL (1971) Coagulation defects associated with massive blood transfusions. Ann Surg 174:794
19. Reissigl H, Schönitzer D (1986) Transfusionsmedizin. In: Transfusionsmedizin und Schock. III Handbuch der Infusionstherapie und klinischen Ernährung. Karger, Basel München

20. Rodriguez-Erdmann F (1965) Bleeding due to increased intravascular blood coagulation. New Engl J Med 273:1370
21. Russell WJ (1987) The management of massive transfusion. In: Zorab SM (ed) Lectures in Anaesthesiology 1987/1. Blackwell Scien Publ
22. Slichter SJ (1982) Identification and management of defects in platelet hemostasis in massively transfused patients. In: Massive transfusion in surgery and trauma. AL Liss Inc, New York
23. Spero JA, Lewis JH, Hasiba U (1980) Disseminated intravascular coagulation – Findings in 346 patients. Thrombos Haemostas 43:28
24. Tilsner V (1987) Blutungskomplikationen in der perioperativen Phase. In: Mammen EF (Hrsg.) Intensivmedizin aktuell – Sicherheit in Diagnose und Therapie von Gerinnungsstörungen. Die Medizin Verlagsgesellsch, Marburg
25. Vinazzer H (1984) Blutgerinnungsstörungen bei Patienten mit Polytrauma. Die gelben Hefte 24:137
26. Vinazzer H (1988) Clinical use of antithrombin III concentrates. Vox Sang 271, im Druck
27. Vogel GE, Clarmann MC, Komm CH, Wirtzfeld A, Oberhofer A (1984) Antithrombin III in der Diagnostik und Therapie der Verbrauchskoagulopathie. Intensivmedizin 21:155
28. Wilson RF, Mammen EF, Walt AJ (1971) Eight years of experience with massive blood transfusion. J Trauma 11:275
29. Wüst T, Trobisch H (1984) Stadien der Verbrauchskoagulopathie. Die gelben Hefte 24:163

Hämodilution und Gerinnung

E. Martin und U. Zaune

Einleitung

Die von der Arbeitsgruppe um Messmer eingeführte Autotransfusionsmethode der präoperativen isovolämischen Hämodilution in den 70er Jahren erfuhr durch die Übertragung von AIDS mittels Fremdblutkonserven sowie die Beobachtung, daß Tumorpatienten nach Fremdblutgabe häufiger Lokalrezidive bzw. Metastasierungen zeigten, eine Renaissance in der Klinik [8, 12]. Als eine Methode der verschiedenen Autotransfusionstechniken ist sie unmittelbar präoperativ durchzuführen und erfordert einen Zeitaufwand (20–40 min), abhängig von der Anzahl der zu entnehmenden Eigenblutbeuteln als auch abhängig von der venösen bzw. arteriellen Blutentnahmetechnik. Die gleichzeitige Zufuhr von kolloidalen Lösungen wie Dextran, Stärke, Albumin, Gelatine oder Ringerlaktatlösung (letztere im Verhältnis 4:1 zur Blutentnahme), deren unterschiedliche intravasale Volumenwirksamkeit zu berücksichtigen ist, führt im isovolämischen Austausch bis zu 2 l zu einer dilutionsbedingten Reduzierung sowohl der Blutzellenbestandteile als auch der Gerinnungsfaktoren.

Gerinnungsveränderungen unter Hämodilution in der Allgemein- und Gefäßchirurgie

Klövekorn und Mitarbeiter berichteten bereits im Jahre 1974 bei einer Hämodilutionstechnik mit Albumin- bzw. Plasmaproteinlösungen von einer dilutionsbedingten Verminderung des Fibrinogens als auch der Thrombozytenzahl. Weiterhin wurde eine geringgradige Verlängerung der Prothrombin-, Thrombin- und der partiellen Thromboplastinzeit gemessen. Diese Veränderungen lagen jedoch alle innerhalb der physiologischen Normgrenzen. Postoperativ auftretende Gerinnungsstörungen wurden in dieser Studie nicht beobachtet [8].

Dem Einsatz von Albumin- bzw. Plasmaproteinlösungen stehen die hohen Kosten dieser natürlichen Kolloide gegenüber, so daß die künstlichen Kolloide wie Dextran- bzw. Stärkelösungen für die präoperative Hämodilution herangezogen wurden. In eigenen Untersuchungen aus dem Jahre 1976 wurde bei insgesamt 31 Hämodilutionspatienten in einer Kombination von Dextran 60 und 5%igem Humanalbumin als auch von Hydroxyäthylstärke 6% und 5%igem Humanalbumin im Verhältnis 1:1 der Frage nachgegangen, in welchem Ausmaß das Gerinnungssystem beeinfluß wird und ob darüber hinaus eine spezifische Wirkung der einzelnen kolloidalen Lösungen auf das Gerinnungssystem nachgewiesen werden konnte [11]. Die isovolämisch entzogene Blutmenge betrug für beide Gruppen im Mittel 1725 ml ± 85 ml. Untersucht wurden die Gerinnungsparameter wie Thromboplastinzeit, partielle Thromboplastinzeit, Fibrinogenspiegel sowie die Thrombozytenzahl vor und nach Dilution bis zum 14. postoperativen Tag. Eine über die Verdünnung hinausgehende Beeinflussung der gemessenen Gerinnungsparameter konnte für beide künstlichen kolloidalen Lösungen nicht gefunden werden. Da die Dosislimitierung für Dextran (< 1,5 g/kg/ KG und Tag) nicht überschritten wurde, konnten auch keine dextranspezifischen Gerinnungsstörungen beobachtet werden.

Bei Gerinnungsuntersuchungen in der frühen Phase einer Hämodilution mit Humanalbumin 3,6% und Ringerlaktatlösung im Verhältnis 1:1, wobei letztere Lösung im Verhältnis 3:1 zur entnommenen Blutmenge appliziert wurde, fanden Bergmann und Mitarbeiter bei einem mittleren Austauschvolumen von 910 ml eine kurzfristige minimale Aktivierung der Gerinnung im Sinne einer Hyperkoagulämie (TEG-Veränderung, Aktivierung der Faktoren XI, XII). Diese kurzfristig beobachteten Veränderungen beeinflußten jedoch nicht die üblichen intra- (hypo-) und postoperativen (hyper-) Gerinnungsveränderungen. Bei gestörtem Gerinnungsmechanismus infolge Leberzellschädigung wurde eine Verstärkung der vorbestehenden Hypokoagulämie nach Hämodilution gesehen. Eine Leberinsuffizienz stellt somit eine Kontraindikation für dieses Verfahren dar [3].

Bei leberchirurgischen Eingriffen führte eine Hämodilution mit einer 3%igen Hydroxyäthylstärke (mittleres Molekulargewicht 200000, Substitutionsgrad 0,5, 15 ml/kg ausgetauschte Blutmenge) zu einer Abnahme der Quickwerte in beiden Kollektiven (Hämodilutionsgruppe und Kontrollgruppe). Die partielle Thromboplastinzeit war in der Hämodilutionsgruppe verlängert, jedoch ohne klinische Relevanz im Sinne einer erhöhten Blutungsneigung. Die Thrombozytenzahl dagegen war in der perioperativen Phase unter Hämodilutionsbedingungen im Vergleich zur Kontrollgruppe erhöht, ebenso die Fibrinogenkonzentration. Eine Störung der Homöostase wurde unter diesen Bedingungen nicht beobachtet [5].

Eine isovolämische Hämodilution mit 5%igem Albumin und 0,9%iger Kochsalzlösung in einem 1,5fachen Volumen im Verhältnis zur ausgetauschten Blutmenge in einer Größenordnung von im Mittel 1600 ml bei gefäßchirurgischen Eingriffen führte zu den bereits von Klövekorn und Mitarbeitern demonstrierten Veränderungen der Prothrombinzeit und der partiellen Thromboplastinzeit sowie zu einer Verminderung der Thrombozytenzahl und der Fibrinogenkonzentration [9]. Ernsthafte klinische Blutungen während dieser Operationen wurden ebenfalls nicht beobachtet. Ähnliche Befunde wurden auch von Laks und Mitarbeitern mitgeteilt. Bei einer durchschnittlichen Blutaustauschmenge von 1618 ml (Albuminlösung plus Ringerlaktatlösung), die zu einer Hämatokritsenkung von 43% auf 25% führte, fiel die Fibrinogenkonzentration um 40% und die Thrombozytenzahl um 25%. Die Prothrombinzeit war nach der Hämodilution bis zum Operationsende verlängert. Die Zunahme der partiellen Thromboplastinzeit lag im Mittel bei 25 s. Die Blutungszeit stieg von 4,3 auf 15,3 min an. Nach Gabe des autologen Blutes normalisierten sich diese Werte innerhalb kurzer Zeit. Auch hier wurde eine erhöhte Blutungsneigung während der Operation nicht beobachtet [10].

Gerinnungsveränderungen unter Hämodilution in der Herzchirurgie

Bei herzchirurgischen Eingriffen unter Hämodilution (5%ige Glukose in Ringerlaktatlösung als Füllungsvolumen für die Herzlungenmaschine, maximal 2000 ml plus zusätzliche Zufuhr von kristalloiden Lösungen) konnten im Vergleich einer polyzytämischen Patientengruppe mit zyanotischen Herzfehlern gegenüber einer Kontrollgruppe von Milam und Mitarbeitern folgende Beobachtungen gemacht werden. Bei fast identischen intraoperativen Hämoglobinwerten wurde in der polyzytämischen Gruppe im postoperativen Verlauf eine verminderte Fibrinogenkonzentration sowie eine verminderte Konzentration der Faktoren II, V, VII, IX und X gemessen. Weiterhin wurden leicht erhöhte Prothrombinwerte sowie erhöhte partielle Thromboplastinzeiten ermittelt. Im Vergleich zu der Kontrollgruppe lag in der letzteren der Blutverlust um 45% unter der Kontrollgruppe, der Fremdblutbedarf war um 54% geringer als im Vergleichskollektiv [13].

Während extremer Hämodilution unter Verwendung von Dextran bzw. von Plasmaproteinlösung (15 ml/kg und blutfreiem Füllungsvolumen) wurde eine höhere Thrombozytenzahl postoperativ in der Hämodilutionsgruppe gemessen als in der Kontrollgruppe. Die aktivierte partielle Thromboplastinzeit lag in beiden Gruppen über der oberen Normgrenze (45 s). Die erhobenen Quickwerte betrugen in der Dilutionsgruppe 59% und in der Kontrollgruppe 70%. Ein unterschiedlicher Blutverlust zwischen diesen beiden Kollektiven konnte nicht festgestellt werden [14].

Plasmaersatzmittel und ihr Einfluß auf die Gerinnung

Halonen und Mitarbeiter verglichen bei abdominal-chirurgischen Eingriffen die Sicherheit von Hydroxyäthylstärke 6% bzw. Dextran 6% mit einer 4%igen Albuminlösung in einer Größenordnung von 20 ml pro kg/KG als Ersatz für den entstandenen Blutverlust [7]. Die dilutionsbedingte Abnahme von Gerinnungsparametern (Prothrombin-Proconvertin-Spiegel) war in allen drei Kollektiven bis zum ersten postoperativen Tag gleich. Thrombozytenzahl und Blutungszeit blieben in allen drei Gruppen während des Beobachtungszeitraumes im Normbereich, ebenso die PTT-Werte. Die Autoren schließen aus ihren Untersuchungen, daß Dextran als auch Hydroxyäthylstärke in der Dosierung von 20 ml pro kg/KG als Blutersatz eingesetzt werden können, vorausgesetzt, daß der Hämatokritwert in einer akzeptablen Größenordnung liegt und präoperativ keine Gerinnungsstörungen vorliegen.

Grundsätzlich ist von den Polysacchariden, wie Hydroxyäthylstärke bzw. Dextran, bekannt, daß sie die Gerinnung beeinflussen können und zwar dosisabhängig [1, 2, 4, 6, 16, 17, 18, 19]. Bei einer Infusionsmenge von ca. 1500 ml mit einer Hydroxyäthylstärke (einer Menge, die unter Hämodilutionbedingungen infundiert werden kann), wurden nur geringfügige und kurzfristige Veränderungen von Gerinnungsparametern registriert [15]. Bei einem Infusionsvolumen von mehr als 25% des Gesamtblutvolumens wurden vorwiegend experimentell eine verminderte Thrombozytenzahl als auch eine verminderte Thrombozytenfunktion sowie eine Störung der Gerinnselbildung und hieraus resultierende erhöhte Blutungsneigungen beobachtet. Nach Untersuchungen von Stump und Strauß und Mitarbeitern führen 500 ml Blutentnahme mit nachfolgender Infusion von 1 l einer 6%igen Hydroxyäthylstärke zu signifikanten

Veränderungen der partiellen Thromboplastinzeit als auch des Gerinnungsfaktors VIII im Vergleich zu einer 1-l-Albuminlösung bzw. einer entsprechenden Menge Kochsalzlösung [16, 17]. Bei Patienten mit bevorstehenden Gerinnungsstörungen sollte daher die applizierte Menge von Hydroxyäthylstärke ähnlich wie bei Dextran limitiert werden. Eine kürzlich publizierte Mitteilung von Abramson in diesem Jahr machte deutlich, daß unter den Bedingungen einer Hypovolämie mit bereits bevorstehender Gerinnungsstörung 500 ml einer Hydroxyäthylstärke als Plasmaexpander zu einer weiteren Akzentuierung einer Gerinnungsstörung führen können [1]. Auch Symington berichtete über eine erhöhte Blutungsneigung bei neurochirurgischen Patienten unter Hydroxyäthylstärkeinfusion [19].

Zusammenfassung

Zusammenfassend läßt sich zu dem Thema „Präoperative isovolämische Hämodilution und Gerinnung" festhalten, daß die für diese Autotransfusionstechnik vorgesehene Blutaustauschmenge (maximal bis zu 1500 ml) sowohl mit Dextran als auch mit Hydroxyäthylstärke bei Ausschluß einer bevorstehenden Gerinnungsstörung zu einer dilutionsbedingten Verminderung von Gerinnungsfaktoren führt, deren Reduktion sich jedoch noch im tolerablen physiologischen Bereich bewegt. Die durch die Hämodilution induzierten rheologischen Veränderungen bewirken eine deutlich verbesserte Mikrozirkulation, so daß aus operativer Sicht eine sorgfältigere Blutstillung notwendig ist. Welche der Dilutionslösungen für eine Hämodilution eingesetzt werden sollte, kann nicht eindeutig festgelegt werden. Für Dextran sprechen neben der guten Volumenexpansion die gesicherte antithrombotische Wirkung, wobei jedoch der Hämodilution per se schon ein antithrombotischer Effekt nachgesagt wird. Für die Hydroxyäthylstärke spricht ebenfalls der ausgezeichnete Volumeneffekt, wobei für beide Substanzen eine Dosisbegrenzung ausgesprochen werden muß, um nicht Gerinnungsstörungen zu induzieren. Darüber hinaus konnten durch die Vorgabe eines niedermolekularen Dextranhaptens (Promit) die schweren Unverträglichkeitsreaktionen von Dextranlösungen fast auf Null reduziert werden. Für die Hydroxyäthylstärke gibt es zur Zeit keine Möglichkeit, eine evtl. auftretende Unverträglichkeitsreaktion in ihrem schweren Maß zu reduzieren bzw. zu verhindern. Gegen Albumin- bzw. Plasmaproteinlösungen sprechen eigentlich nur die hohen Kosten, bei Verwendung von Gelatine muß jedoch auf die geringere intravasale Volumenwirksamkeit hingewiesen werden. Der Einsatz von Ringerlaktat zur Hämodilution erfordert ein hohes Maß an engmaschiger Kontrolle bezüglich der kurzfristigen Volumenwirksamkeit. Hieraus können sich u. U. erhebliche Probleme einer Volumenüberladung ergeben. Andererseits muß jedoch darauf hingewiesen werden, daß unter den kontrollierten Bedingungen herzchirurgischer Verfahren die Hämodilution mit der letztgenannten Substanz erfolgreich durchgeführt wird.

Grundsätzlich kann somit mit allen zur Verfügung stehenden Volumenersatzmitteln einschließlich Ringerlaktat eine präoperative isovolämische Hämodilution durchgeführt werden. Die entscheidende Stellgröße jedoch bei diesen Verfahren ist die Aufrechterhaltung der Normovolämie, um eine adäquate Sauerstoffversorgung der Organe durch die akut induzierte Anämie kompensieren zu können. Kann eine Normovolämie aufrechterhalten werden, ist festzuhalten, daß von seiten der Gerinnung unter Beachtung der bereits erwähnten Dosisgrenzen keine über die Dilution hinaus bedingten gerinnungsspezifischen Störungen zu erwarten sind.

Literatur

1. Abramson N (1988) Plasma Expander and Bleeding. Ann Int Med 108:307
2. Arfors KE, Bergquist D (1975) Microvascular hämostatic plug formation in the rabbit mesentery. Effect of blood velocity thrombocytopenia and dextran treatment. Bibl Hämatol [12] 41:84
3. Bergmann H, Blauhut B, Brücke P, Necek ST, Vinazzer H (1976) Frühe Gerinnungsveränderungen bei akuter präoperativer Hämodilution mit Humanalbumin und Ringerlactat. Anästhesist 25:175–180
4. Bergquist D (1982) Dextran and hemostasis, a review. Acta Chir Scand 148:633–640
5. Bormann v B, Weidler B, Boldt J, Jooss D, Aigner K, Peil B, Hempelmann G (1986) Die akute normovolämische Hämodilution bei großen operativen Eingriffen. Chirurg 57:457–464
6. Gruber U (1975) Dextran and the prevention of postoperative thromboembolic complications. Surgical Clinics of North America 55: 679–696
7. Halonen P, Linko K, Myllylä G (1987) A study of hemostasis following the use of high doses of hydroxyethyl starch 120 and dextran in major laparotomies. Acta Anästhesiol Scand 37:320–324
8. Kövekorn WP, Pichlmaier H, Ott E, Bauer H, Sunder-Plassmann L, Meßmer K (1974) Akute präoperative Hämodilution – eine Möglichkeit zur autologen Bluttransfusion. Chirurg 45:452–458
9. Krämer AH, Hertzer NR, Beven EG (1979) Intraoperative Hemodilution during elective vascular reconstruction. Surg Gynecology Obstetrics 149:831–836
10. Laks H, Handrin RS, Martin V, Pilon RN (1976) The effects of acute normovolemic hemodilution on coagulation and blood utilization in major surgery. J Surgical Res 20:225–230
11. Martin E, Armbruster J, Fischer E, Kraatz J, Kersting KH, Oberst R, Peter K (1976) Gerinnungsveränderungen bei Anwendung verschiedener Dilutionslösungen bei präoperativer isovolämischer Hämodilution. Anästhesist 25:181–184
12. Martin E, Hansen E, Peter K (1987) Acute limited normovolemic hemodilution: A method for avoiding homologous transfusion. World Journal of Surgery 11:53–59
13. Milan JD, Austin STF, Nihill MR, Keats AS, Cooley DA (1985) Use of sufficient hemodilution to prevent coagulopathies following surgical correction of cynotic heart disease. J Thorac Cardiovasc Surg 89:623–629
14. Niinikoski J, Laato M, Laaksonen V, Meretoja O, Vänttinen E, Arstila M, Inberg MV (1983) Effects of extreme hemodilution on the immediate postoperative course of coronary artery bypass patients. Eur Surg Res 15:1–10
15. Strauss RG (1981) Review of the effects of hydroxyethyl starch on the blood coagulation system. Transfusion 21:299–302
16. Strauss RG, Stump DC, Henriksen RH, Saunders R (1985) Effects of hydroxyethyl starch on fibrinogen, fibrinclot formation, and fibrinolysis. Transfusion 25:230–234
17. Strauss RG, Stump DC, Henriksen RA (1985) Hydroxyethyl starch accentuates from Willebrand's disease. Transfusion 25:235–237
18. Stump DC, Strauss RG, Henriksen RA, Petersen RE, Saunders R (1985) Effects of hydroxyethyl starch on blood coagulation particulary factor VIII. Transfusion 25:349–354
19. Symington BE (1986) Hetastarch and bleeding complications. Ann Intern Med 105:627–628

Diskussion der Beiträge Tilsner, Zimmermann, Klose und Martin

FRAGE:

Wie sieht es mit der Heparinprophylaxe bei Routineeingriffen, etwa in der Gynäkologie aus?

TILSNER:

Wenn es sich nicht um wirklich jugendliche Patienten handelt, sollte man grundsätzlich eine Thromboseprophylaxe durchführen, auch in der Gynäkologie. Das trifft auch auf die Chirurgie zu, nehmen Sie z.B. die Appendektomie, die Herniotomie, also Eingriffe, nach denen der Patient wieder relativ schnell auf die Beine kommt und frühzeitig entlassen wird, so daß man hier sicher keine Thromboseprophylaxe über eine Woche durchführen muß. Aber angesichts der intraoperativen Gerinnungsaktivierung und derjenigen in den ersten 24 Stunden sollte man doch durch eine solche Prophylaxe versuchen, die Risiken einzuschränken.

SCHRAG:

Herr Professor Zimmermann, Sie haben gesagt, die verabreichte Menge von Humanplasma beträgt in den USA in diesem Jahr 7 Millionen Liter, in Europa 2 und in der restlichen Welt 1,5 Millionen Liter.

Ich möchte Sie fragen: Berührt es Sie als Anwender, daß, wie Professor Schimpf gestern sagte, 80% der sogenannten Rohstoffe aus den Plasmapheresestationen der US-Slums kommen, ja möglicherweise auch über Umwege aus Drittländern, wie Kolumbien oder Mexiko? Berührt es Sie, daß also die Spender oder Rohstofflieferanten der untersten sozialen Schicht angehören und selbst nicht einmal in Form der Basisversorgung gesichert sind? Stimmen Sie mir zu, daß man angesichts dieser Rohstoffgewinnung die Indikation der Substitutionsbehandlungen kritisch stellen muß?

ZIMMERMANN:

Selbstverständlich. Das war auch ein Anliegen meines Referates, und ich habe auch mehrfach darauf hingewiesen, daß man hier ganz streng auswählen sollte und die Indikation genauso streng stellen sollte. Aber ich glaube, man sollte an dieser Stelle dieses medizinische Problem nicht politisch diskutieren. Die Zeit ist sicher dazu zu knapp bemessen. Wir können das gern in der Pause gemeinsam besprechen.

PETER:

Herr Zimmermann, ganz nebenbei haben Sie die Alloimmunisierung besprochen.
Möglicherweise ist dies das größte Problem neben der Übertragung von Viruserkran-
kungen. Würden Sie dem zustimmen? Was weiß man über den Stellenwert dieser
Alloimmunisierung?

ZIMMERMANN:

Diesen Teil habe ich überwiegend ausgelassen, da ja Herr Hellstern darauf speziell
sein Augenmerk richten wird. Allerdings bin ich schon der Meinung, daß dies ein
großes Problem darstellt, um das man sich kümmern und das man beachten sollte.
Professor Schimpf hat bereits gestern in diese Richtung gewiesen und auch festgestellt, daß – zumindest auf Dauer – blutgruppenkompatible Gerinnungsfaktorenkonzentrate substituiert werden.

FRAGE:

Kann man zum Protein C und S bereits untere Grenzen angeben, unterhalb derer ein
Thromboserisiko besteht? Und weiter: Wie würde man die Therapie steuern?

ZIMMERMANN:

Ganz klar ist das für Antithrombin III, beim Protein C ist es sicherlich zu früh. Ich
würde zunächst einmal den Grenzwert von 60% angeben, aber möglicherweise kann
sich dieser Wert in den nächsten Monaten und Jahren nach weiteren Erfahrungen
noch verschieben.

FRAGE:

Wie kommt man auf die Zahl von 5–10% beim Infektionsrisiko der Non-A-Non-B-
Hepatitis?

ZIMMERMANN:

Nach mehrfacher bzw. vielfacher Transfusion von Frischplasma. Das betrifft vor
allem die NANB-Hepatitis, während wir bei den Faktorenkonzentraten, die inzwischen hitzebehandelt werden, das Problem der Hepatitis B noch nicht definitiv
ausschließen können. Aber auch dies Risiko ist ganz erheblich gemindert worden.
Diese Zahlen stammen aus der Literatur.

PETER:

Ich könnte mir vorstellen, daß der Kollege mit seiner Frage meint, wie man die
Zahlen gesichert hat.

ZIMMERMANN:

Die Frage kann ich nicht beantworten, die Daten stammen aus der Diskussion des
National Institute of Health (NIH) im Jahre 1985. Die Literatur kann ich Ihnen aber
gern zur Verfügung stellen.

PETER:

Das wird im Ausschluß sein, nicht wahr? Anders ist das ja praktisch nicht denkbar.

HELLSTERN:

Herr Klose, ich habe zwei Bemerkungen zu Ihrem Vortrag.

Erstens liegt es mir als Transfusionsmediziner sehr am Herzen, darauf hinzuweisen, daß wir heute die technischen Möglichkeiten haben, Thrombozytenkonzentrate bis zu fünf Tagen zu lagern, ohne daß die Thrombozyten so stark in ihrer Funktionstüchtigkeit abnehmen, daß sie keine hämostatische Wirkung mehr haben. Die Konzentrate fallen praktisch als Abfallprodukt an, und man sollte auf diese vermehrt zurückgreifen. Die Konzentrate sind dann auch im Gegensatz zu manchen Warmblutkonserven, die transfundiert werden, auf Anti-HIV und HBsAg ausgetestet.

Zweitens möchte ich als Hämostaseologe darauf hinweisen, daß diese hämostatischen Mindestaktivitäten, die immer wieder demonstriert werden und die der eine vom anderen abschreibt, einfach nicht auf die Patienten zutreffen, die bluten. Ein Patient mit einer Faktor-XIII-Restaktivität von z.B. 10% wird nicht aufhören zu bluten, wenn man nicht entsprechend substituiert. Gleiches gilt auch für andere Gerinnungsfaktoren.

KLOSE:

Ich hatte darauf hingewiesen, daß wir heute andere Herstellungs- und Lagerungsverfahren bei den Thrombozyten haben, nur, inwieweit sich das in der Klinik durchsetzen wird, muß abgewartet werden. Ich glaube schon, daß man da auf das Angebot der Blutbanken zurückgreifen sollte und sehen sollte, wie praktikabel das in dieser Situation ist.

FRAGE:

Das Antithrombin III haben wir Anästhesisten vor zehn Jahren noch gar nicht gekannt. Jetzt kennen wir es und jetzt versuchen wir, es richtig einzusetzen; daher wollte ich Sie in bezug auf die Massivtransfusion fragen, ob Sie mir zustimmen, daß wir die Massivtransfusion, d.h. das Volumenproblem, in den Griff bekommen. Die Nichtgerinnbarkeit des Blutes kann man auch noch einigermaßen beherrschen, aber was man nicht beherrschen kann, wie Sie richtig bemerkt haben, ist der Verschluß der Endstrombahn, d.h. die hämostaseologischen Probleme. Würden Sie sagen, daß Sie bei einer laufenden Massivtransfusion bei einem noch in Gang befindlichen, noch nicht in den Griff bekommenen hämorrhagischen Schock das AT III auch ohne Laborergebnisse frühzeitig ersetzen sollten, evtl. noch, wie Professor Tilsner gestern sagte, in ganz kleinen, kleinsten Dosen, also etwa 1500 Einheiten Heparin. Das war die Frage immer wieder unter Anästhesisten – AT III bzw. Heparin im hämorrhagischen Schock und bei der Massivtransfusion –, gibt es da neuere Untersuchungen, die belegen könnten, daß man z.B. das ARDS in den Griff bekommen könnte?

KLOSE:

Wir sehen den Sinn der AT III-Substitution eigentlich darin, daß wir es nicht zu dieser Ungerinnbarkeit kommen lassen, also sinnvoll ist eine sehr frühe Substitution. Wenn Sie unsere Untersuchungen hier gesehen haben, ist der AT III-Verbrauch im Grunde genommen immer initial. Es sind z.T. Untersuchungen, wo das Blut an der Unfallstelle entnommen wurde, spätestens zwanzig, dreißig Minuten nach dem Unfallereignis, und da gibt es bereits dieses Phänomen des Abfalls, des fehlenden Inhibitors. Wenn eine Substitution sinnvoll sein soll, muß sie rasch erfolgen. Ich würde dafür plädieren, daß diese eine der ersten Maßnahmen sein sollte, sozusagen im Notfallraum, noch bevor Sie das gruppengleiche gekreuzte Blut in Händen haben. Es besteht natürlich die Möglichkeit, auch hohe Dosen Frischplasma zu verabreichen. Jedoch benötigt man dazu relativ lange Zeit, und ich glaube, die Indikation für das Konzentrat ist: rasch, möglichst initial, auch ohne Laborwert.

PETER:

Hier sind wir an einer kritischen Stelle angekommen. Wir sind uns sicher alle einig – eine Frage auch an Sie – daß die Inzidenz der schweren Gerinnungsstörungen im Sinne des Verbrauchs bei Traumapatienten im Schock heute sehr viel geringer ist als früher. Offensichtlich ist das ein Resultat der verbesserten Erstversorgung, der verbesserten Schock-Trauma-Therapie am Unfallort, der kürzeren Zeit, die zwischen Trauma und Beginn der Erstmaßnahmen vergeht. Heute kommt der Patient einigermaßen volumentherapiert (ohne Blut, ohne Fraktionen, ohne Gerinnungskomponenten) mit kristalloiden, kolloidalen Lösungen, die am Unfallort nur zur Verfügung stehen, in die Klinik. Nun meine Frage an die Experten: Sind Sie mit dem Konzept von Herrn Professor Klose einverstanden, daß man zu diesem Zeitpunkt, Sie sagten eher blind, auf Sicherheit bedacht, die Therapie beginnt?

KLOSE:

Darf ich kurz noch einschränkend sagen: natürlich nicht blind in dem Sinne, daß wir uns den Patienten nicht aufgrund seines Verletzungsmusters in eine dieser Gruppen einordnen. Wenn es sich also um ein Polytrauma ersten Grades handelt (das war eine Einteilung, die wir nach Schweiberer benutzt haben) dann ist sicherlich eine Substitution nicht notwendig, aber bei einem massiv Verletzten mit großen Weichteiltrauma würden wir schon blind substituieren und aus der Erfahrung heraus, wie tief das AT III bei solchen Patienten normalerweise abgesunken ist, nämlich meist unter 50%. Wir würden dann bei Normalgewichtigen 1500–2000 E geben.

PETER:

Wir meinen also den Patienten, der nach Transport vom Unfallort und Aufnahme in der Klinik einer erheblichen Menge an Blut, an Erythrozyten und Blutkomponenten bedarf, weil er nach wie vor blutet, keine ausreichende Sauerstofftransportkapazität besitzt und die Gerinnung sichtbar in Unordnung geraten ist. Kann man die Situation so korrekt beschreiben?

BLAUHUT:

Ich bin gegen jede ungezielte Gabe von Konzentraten. Das würde nämlich bedeuten: im Schockraum sofort AT III. Wir sind alle in unseren finanziellen Mitteln beschränkt.

PETER:

Wollen wir die Finanzen einfach einmal weglassen. Wie würden wir es machen, wenn wir reich wären, wenn wir ganz medizinisch denken würden?

BLAUHUT:

Wir müssen bei der Realität bleiben. In jedem größeren Krankenhaus sind in der Nacht diese vier Werte möglich: Quick, PTT, Fibrinogen, und auch AT III ist zu bekommen. Ich werde nachher in meinem Vortrag noch ein wenig auf diese Frage der Quantifizierung der einzelnen Präparationen eingehen. Und ich würde diese Konzentrate nicht geben – nur nach Maßgabe des Wertes.

ZIMMERMANN:

Ich meine, in den Fällen, in denen Frischplasma gegeben wird, können wir durchaus auf die AT III-Bestimmung warten.

PETER:

Wie ist Ihre Meinung hierzu, Herr Kratzer?

KRATZER:

Wir haben ja die Möglichkeit, das Antithrombin III ständig zu bestimmen, im Falle der Lebertransplantation alle Stunde, und wir haben das Konzept verfolgt, daß nach Bestimmung substituiert wird.

ZUHÖRER:

Ich bin noch nicht zufrieden, denn es gibt ja die Diskussion zwischen dem aktiv geforderten Anästhesisten am Wochenende im Kreiskrankenhaus oder auch im Großstadtkrankenhaus, wo nicht jede Stunde AT III bestimmt werden kann, und der Massivtransfusionsnotwendigkeit, wo Sie z.B. bei einer Aortenruptur oder einer Arterienruptur schon 3, 4, 5, 6 Bluteinheiten gegeben haben und wirklich noch mehr tun müßten. An dieser Stelle nun Labor oder Antithrombin III?

PETER:

Nein, Herr Kollege. Wenn Sie mir die Chance zur weiteren Ausführung gegeben hätten, wären Sie wahrscheinlich befriedigt worden. Die Aussage, die wir von dem Gerinnungsfachmann München, Klinikum Großhadern, und von den Herren Professoren hier gehört haben, ist nämlich folgende: Sogar wenn man den Wert bestimmen könnte, würde man ihn nicht ohne Grund bestimmen. Und in diesem Fall des Traumanotfalls, der Erstaufnahme in der Klinik, wird man AT III nicht anwenden;

bei weiterer Blutung und bei weiterer Notwendigkeit der Bluttransfusion oder Transfusion von Fraktionen wird man sich überlegen, ob man den Wert bestimmen läßt. Man wird also nicht beim jetzigen Stand des Wissens, blind und einfach so die Therapie ansetzen. Herr Klose, hier liegt sicher ein kleiner Dissens zwischen uns vor?

KLOSE:

Nein, ich glaube, man kann es schon so auf einen Nenner bringen. Auch bei uns wird das AT III bestimmt, und dort, wo man es kann und wo es in einer vertretbaren Zeit zur Verfügung steht, soll man es sicherlich machen. Da sind wir uns einig. Sie haben hier die Situation schon angeschnitten: eine Massivtransfusion, wo die MTA den gesamten Gerinnungsstatus machen muß, wo sie unter Umständen 10, 20 Konserven kreuzen muß, wo sie unter Umständen bereits in manchen Krankenhäusern die ersten Frischblutspender einbestellen muß!

Es ist doch nicht nur damit getan, daß hier die MTA nur eine Bestimmung des AT III durchführen muß, sondern sie hat doch, auch in einem großen Klinikum noch viele andere Aufgaben zu bewältigen. Und die übereinstimmende Meinung war gestern eigentlich, daß Patienten mit einem solchen Verletzungsmuster, daß Schockpatienten alle einen erheblichen AT III-Mangel aufweisen.

Dann ist da aber noch die Frage: Bringt es etwas? Das ist der Ansatzpunkt: Bringt diese Therapie überhaupt eine höhere Überlebensinzidenz, kann das ARDS gemindert werden, u. a. Meines Erachtens sind wir doch – und das hat die Arbeitsgruppe in Linz gezeigt – auf dem Wege, mit einer frühzeitigen AT III-Substitution zumindest positive Ansätze zu schaffen.

PETER:

Wir haben die Geschichte jetzt weitergeführt, Herr Kratzer. Was nun? Es blutet immer weiter, 20 Konserven und mehr! Man kann den Wert nun nicht bestimmen.

KRATZER:

Das ist dann natürlich immer schwierig, wenn man die Werte nicht bestimmen kann. Was soll man tun? Wir sind der Ansicht, daß wir dahin kommen müssen, daß wir die relevanten Werte bestimmen und dann danach gezielt handeln.

PETER:

Aber jetzt haben wir doch Kolleginnen und Kollegen im Auditorium, die sich in der Situation befinden, in der man den Wert tatsächlich nicht einfach so bestimmen kann.

KRATZER:

Dann würde ich sagen, daß es gewisse Maßnahmen gibt, die man durchführen kann, ohne daß sich eine große Gefahr daraus ergibt, z.B. fresh frozen plasma oder Antithrombin III. Die Risiken sind bei diesen Präparaten nicht sehr groß. Es gibt zwar die Ansicht, daß es Blutungen unter zu hoher Antithrombin-III-Gabe gibt, aber prinzipiell würde man dazu neigen, daß die Gefahr bei nicht durchgeführter Laborbestimmung nicht groß ist.

Peter:

Gut, aber ich wollte gern von Ihnen hören, ob man es in der Situation einfach geben sollte, in niedriger Dosierung, nach dem Motto: Man schadet nicht, man hilft eher.

Schimpf:

Ich habe mich nicht sehr viel mit chirurgischen Problemen beschäftigt, halte aber in diesem Falle das fresh frozen plasma für die bessere Maßnahme, weil es ja nicht nur Antithrombin III enthält, sondern auch weitgehend fibrinolytische Aktivität, also alles, was man benötigt. Und die Hauptkontraindikation, die Gefahr der Hepatitisübertragung, fällt in diesem Fall weg, da der Patient sowieso Blut und Erythrozyten in großen Mengen erhält. Ich glaube also, das fresh frozen plasma steht an erster Stelle, und die Konzentrate folgen erst dann, wenn die einzelnen Komponenten bestimmt werden und meßbar abgefallen sind.

Peter:

Das ist im Prinzip auch unsere Konzeption, aber ich finde, daß Herr Professor Klose sich sehr gut verteidigt hat, und irgendwo befinden wir uns jetzt zwischen den Meinungen, und so müssen Sie wohl auch nach Hause gehen. Man kann ohne AT III mit fresh frozen plasma beginnen und handelt damit entsprechend der Lehrmeinung, man kann aber offensichtlich auch ohne Bestimmung des AT III-Wertes mit diesem Präparat beginnen mit der Idee, zu helfen und dabei wenig Schaden anzurichten.

Meine Damen und Herren, zum letzten Vortrag von Professor Martin, Hämodilution.

Hämodilution ist ein altes Konzept, das wissen Sie. Der Gedanke dabei ist: eine Minderung der Erythrozytenzahl, trotzdem Verbesserung des Sauerstofftransports für das Gewebe, Kompensationsmechanismus, Erhöhung des Schlagvolumens über Erhöhung des kardialen Output, über die Erhöhung des Schlagvolumens und nicht über die Frequenz. Das ist die Situation.

Herr Martin, wo steht die Hämodilution, wenn wir heute von der präoperativen isovolämischen Hämodilution in der Klinik sprechen? Wird sie eingesetzt, sollte man sie einsetzen, und wenn ja, bei welchen Patienten?

Martin:

Ich glaube, die präoperative Hämodilution als Methode zur Reduktion von Fremdblut ist in ihrer Effizienz eingeschränkt – das ist gar keine Frage. Man gewinnt dabei evtl. zwei Erythrozytenkonzentrate. Der wesentliche Aspekt, den wir aus der Hämodilution gewonnen haben, ist der, daß wir unter Aufrechterhaltung der Normovolämie den Patienten intraoperativ mit relativ niedrigen Hämatokritwerten konfrontieren können. Das haben wir von der Hämodilution gelernt, und durch die AIDS-Problematik ist es zur Renaissance gekommen, nämlich unter dem Aspekt, Fremdbluttransfusionen zu reduzieren. Die Hämodilution ist eine Möglichkeit von vielen, aber in ihrer Effizienz ist sie unter den Methoden, wie die autologe intraoperative Transfusion oder die präoperative Eigenblutspende, die Methode mit der geringsten Erfolgsquote.

FRAGE:

Sie haben die verschiedenen Arbeiten und die Einflüsse auf die plasmatische Gerinnung demonstriert, die an sich recht bescheiden und klinisch wahrscheinlich nicht relevant sind. Hierzu gehören sicher auch Thrombozytenveränderungen. Es gibt Untersuchungen an Thrombozyten, die wir mit dem Thrombostat 4000 angeschaut haben, die zeigen, daß die Aggregation verlängert ist, aber möglicherweise sind die Funktionsveränderungen der Thrombozyten bedeutender als die minimalen Änderungen der plasmatischen Gerinnung.

MARTIN:

Ich muß Ihnen da recht geben. Wenn man die Literatur anschaut, sieht man, daß es nur wenige spezifische Untersuchungen über Thrombozytenfunktion und Hämodilution gibt, die eindeutig belegen, daß tatsächlich ein Einfluß auf die Thrombozytenfunktion vorhanden ist. Die Untersuchungen über Dextran sind ja bekannt. Einige Untersuchungen zeigen, daß sich die Thrombozytenadhäsion, also die Funktion erheblich verändert, und das Gleiche gilt auch für HAES. Detailliertere gerinnungsphysiologische Veränderungen kann ich Ihnen nicht demonstrieren.

Allerdings muß man unter dem klinischen Aspekt sagen, daß ich diese Veränderung durch die Retransfusion des autologen Blutes, das ich vorher gewonnen habe, im Grunde genommen wieder rückgängig mache, d.h. der Thrombozyt erhält dann wieder seine normale Funktion.

PETER:

Sie haben die Stärke genannt, Herr Martin, und den Beitrag im New England Journal of Medicine, wenn ich mich recht entsinne. Es handelte sich da um eine intrazerebrale Blutung, und das Problem war nicht die einmalige Anwendung von Stärke, sondern die Anwendung über eine längere Frist, nämlich mindestens sechs Tage, so daß man sagen muß: Wenn Stärke überhaupt in dieser Diskussion einen negativen Anstrich bekommt, dann womöglich nur eine bestimmte Stärke (es war die 450er) und dann bei langer Anwendung und unter bestimmten, unglücklichen Voraussetzungen für die Patienten.

MARTIN:

Es gibt auch spezifische Untersuchungen von Stumpf und Strauß aus dem Jahre 1985 über Faktor VIII und Stärke. Sie hatten dem Patienten 500 ml Blut entnommen und danach 1000 ml HAES verabreicht, und sie zeigten, daß HAES einen ähnlichen Effekt auf den Faktor VIII besitzt wie das Dextran.

FRAGE:

Mir brennt eine Frage nach dem Hämatokrit auf der Seele. Sie haben gezeigt, wie tief man präoperativ mit diesem Wert gehen kann, verlangen aber doch bei der Verlegung einen Hämatokrit von 30 Vol%. Ich weiß nicht, ob man heute nicht doch etwas mehr differenzieren sollte, ob es sich um einen jungen, sonst organisch gesunden Patienten handelt oder um ältere Patienten mit koronarer Herzkrankheit, usw. Unsere operativ tätigen Kollegen verlangen immer wieder hohes Hb und Hkt, aber vielleicht sollte man auch etwas von Ihrer Seite darüber publizieren, wie man bei gesunden Menschen vorgehen kann, ob man nicht mit deutlich niedrigeren Hb- und Hkt-Werten die Patienten auf die Station gehen lassen kann, um abzuwarten, bis sich das Ganze von selbst erholt.

MARTIN:

Sie haben vollkommen recht, man muß es differenziert darstellen, aber die Zeit war etwas knapp. Aus meiner Erfahrung toleriert der gesunde junge Patient Hämoglobinwerte um 8 g/dl, wobei Sie aber postoperativ dafür sorgen müssen, daß er über eine bestimmte Zeit, mindestens 24 Stunden postoperativ, isovolämisch geführt wird, d. h. daß sein zirkulierendes Blutvolumen normal ist. Das ist der entscheidende Faktor. Der Koronarpatient bietet eine ganz andere Problematik; da würde ich grundsätzlich postoperativ einen Hämatokrit von unter 36 Vol% nicht akzeptieren. Darüber gibt es Untersuchungen.

PREISS:

Ich bin Herzanästhesist. Es gibt Untersuchungen, wonach Sie bei Koronarpatienten nach Hämodilution eine bessere Ischämietoleranz erhalten, da die Blutviskosität herabgesetzt wird. Und ich habe noch keinen Koronarpatienten gesehen, der nicht einen Hämatokrit von 30 Vol% toleriert hätte.

MARTIN:

36 Vol% Hämatokrit postoperativ toleriert, habe ich gesagt, nicht darunter.

PREISS:

Die Patienten tolerieren 30 Vol% Hkt spielend.

PETER:

Ich glaube, meine Damen und Herren, beide haben vollkommen recht. Ich werde das jetzt auflösen.

Herr Martin, der Unterschied ist folgender: Es handelt sich hier um Bypass-, Post-Bypass-Patienten, Koronarpatienten im Rahmen der Herzchirurgie.

Das ist eine ganz andere Situation. Bei Herrn Martin handelt es sich um Patienten nach allgemeinchirurgischen Eingriffen mit präoperativ eingeschränkter Koronarreserve, und für diese Patienten unter Spontanatmung empfehlen wir in der postoperativen Phase Werte, die über 34 oder 36 Vol% liegen. Ich glaube, das beantwortet Ihre Frage.

JUST:

Herr Martin, das führt natürlich zu der allgemeinen Frage, welchen Prozentsatz unserer Patienten, die wir anästhesieren und operieren müssen, glauben Sie, können wir mit der Hämodilution zur Reduktion des Fremdblutbedarfs behandeln?

MARTIN:

Das ist keine ganz einfache Frage. Sie muß in Abhängigkeit vom Patientenpool der einzelnen Krankenhäuser beantwortet werden. In unserer Klinik haben wir einen Anteil an über 65jährigen von 25% und einen großen Anteil an Gefäßpatienten. Wir entnehmen 500 ml Eigenblut, bewahren dieses auf und retransfundieren es bei den chronisch gefäßkranken Patienten während und am Ende der Operation, doch nicht unter dem Aspekt, Fremdblut zu reduzieren, sondern um tatsächlich intraoperativ mit niedrigeren Hämatokritwerten zu arbeiten und um diese dann postoperativ wieder anzuheben. Das ist eine Möglichkeit. Wieviel man damit wirklich einspart, haben wir nicht untersucht. Wenn es sich um die relativ jungen Patientinnen in der Frauenklinik handelt, lohnt es sich aus unserer Erfahrung, und zwar auch in Abhängigkeit vom Operateur. Es ist gar keine Frage, auch Operateure die kooperieren, gestalten die Dilution nicht effizient. Wenn der Operateur bereit ist, eine sorgfältige Blutstillung durchzuführen, können Sie tatsächlich bei gynäkologischen Patientinnen ohne Fremdblut arbeiten. Die Effizienz der Methode ist von vielen Faktoren abhängig.

Gerinnungsstörungen in der Gynäkologie und Geburtshilfe

B. Blauhut, S. Necek und H. Seipelt

Blutungskomplikationen und Thromboembolien sind die Hauptursachen der Mortalität in der Gynäkologie und Geburtshilfe. In der Gynäkologie treten im wesentlichen durch Verlust, Verdünnung oder Verbrauch bedingte Koagulopathien auf, während die Geburtshilfe neben diesen Ursachen spezielle Eigenheiten aufweist, auf die im besonderen eingegangen werden soll.

Physiologische Veränderungen der Blutgerinnung und Fibrinolyse

Physiologischerweise führen Veränderungen der Blutgerinnung und Fibrinolyse während der Schwangerschaft zum Zustand der *Hyperkoagulabilität,* die die Frau vor einer lebensbedrohlichen Blutung während der Geburt schützt, sie aber für eine Thromboembolie prädisponiert. Hellgren und Mitarbeiter [9] untersuchten die Blutgerinnung und Fibrinolyse während der normalen Schwangerschaft, der Geburt und 8 Wochen danach (Abb. 1, Abb. 2).

Während der Schwangerschaft ist ein Anstieg der Faktor XII-, X-, VIII-Aktivität, des VIII-Antigen, der Ratio zwischen VIII-Antigen und VIII-Aktivität, des Fibrinogens, der Spaltprodukte, des Plasminogens und des Urokinaseinhibitors zu beobachten. Nach der Geburt sieht man einen Abfall von Faktor XII und XI und einen Anstieg der Fibrinopeptide A und des Plasminogenaktivatorinhibitors PAI 2. Normale Mittelwerte über den gesamten Verlauf zeigen die Thrombozyten, alpha$_2$-Antiplasmin und Präkallikrein.

Physiologisch ist auch der von mehreren Autoren [10] gemessene Anstieg des *Plasmavolumens* (Abb. 3) um durchschnittlich 1250 ml mit seinem Maximum in der 34. bis 36. Schwangerschaftswoche, der bei Mehrgebärenden bzw. Mehrlingsgeburten noch höher liegt. Als Ursache wird die Eröffnung von arteriovenösen Shunts im Plazentarbett infolge hormoneller Einflüsse angenommen. Parallel mit dem Anstieg des Plasmavolumens wächst infolge plazentargesteuerter Erhöhung des Erythropoetinspiegels die *rote Zellmasse* an (Abb. 4), bei der Erstgebärenden um 250 ml bzw. 18% des Volumens einer Nichtschwangeren, wobei dieser Zuwachs infolge Eisengabe auf 400 ml ansteigen kann.

Ähnlich dem Plasmavolumen ist die Zunahme der roten Zellmasse auch bei Mehrlingsgeburten wesentlich größer.

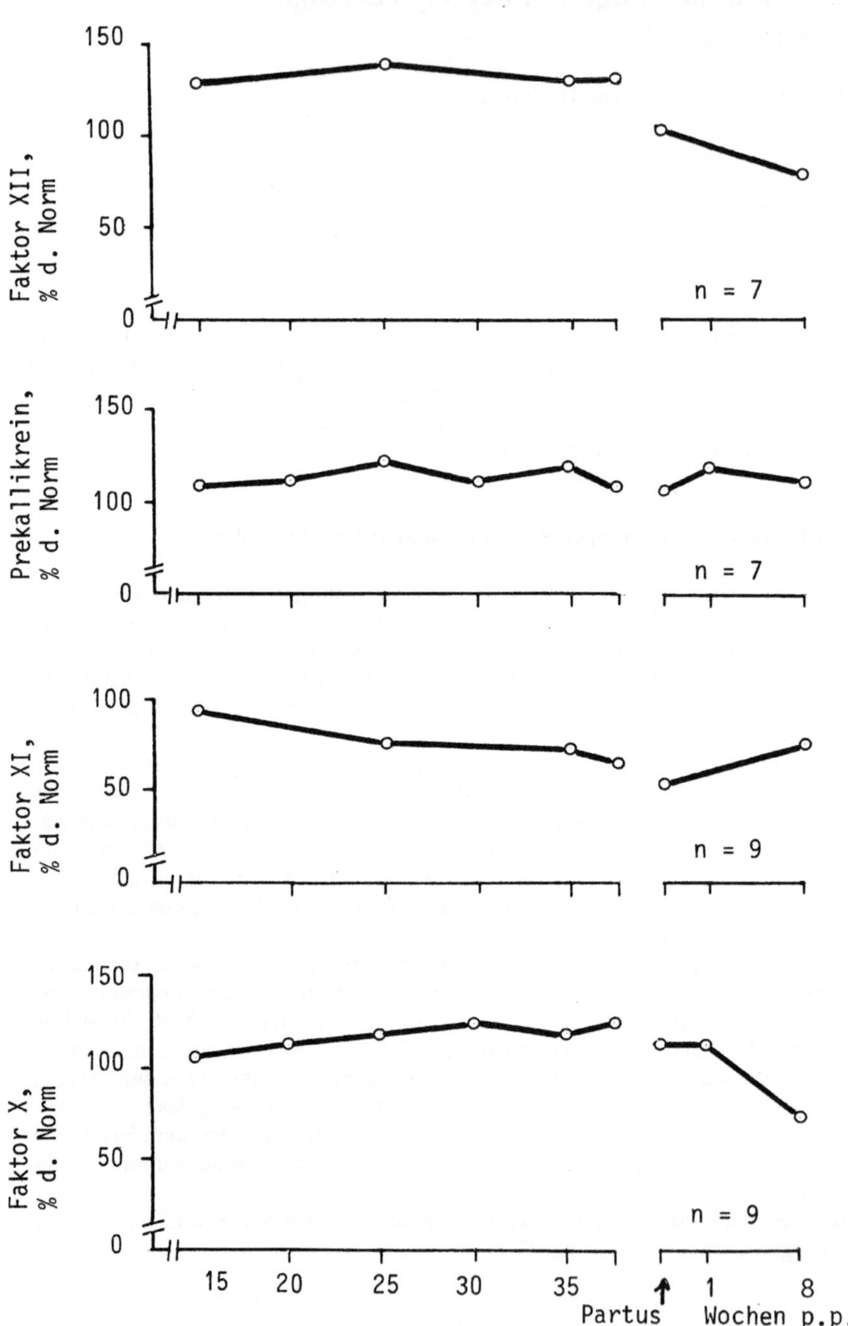

Abb. 1. Legende s. S. 97

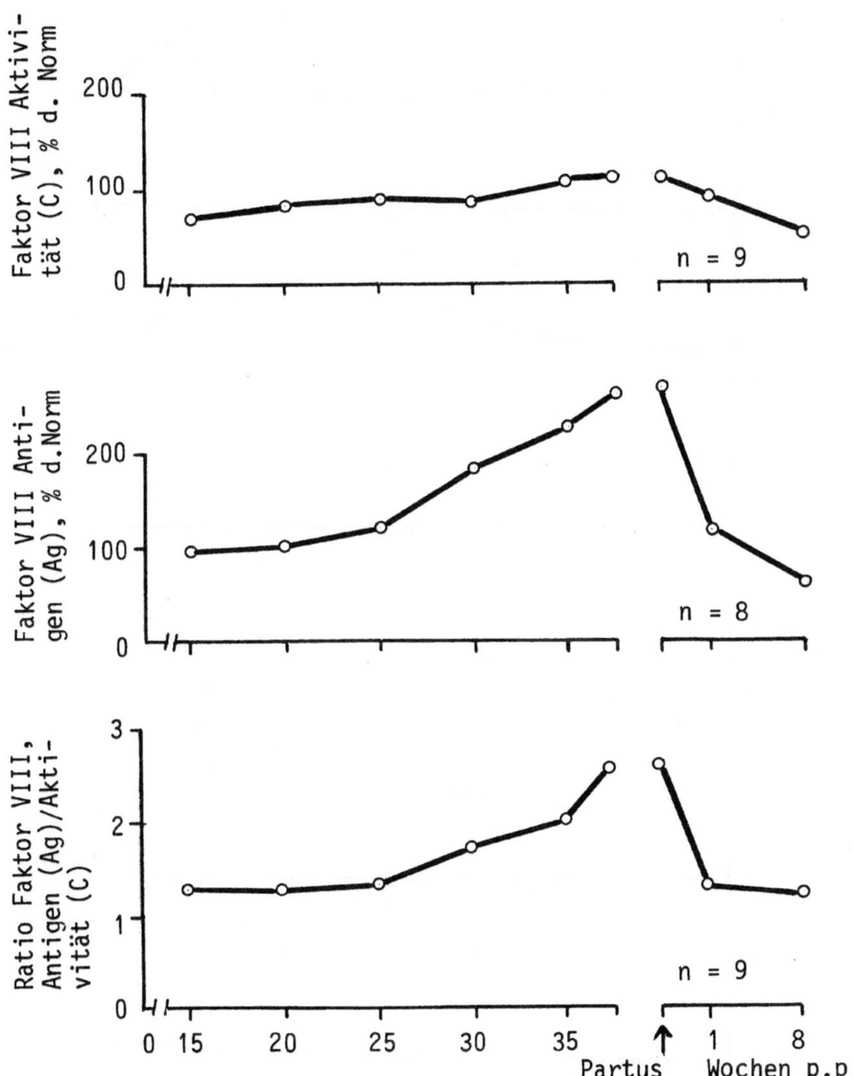

Abb. 1. Mittelwerte von Faktor X, XI, Präkallikrein, Faktor XII, der Ratio von Faktor-VIII-Antigen/-VIII-Aktivität, von Faktor-VIII-Antigen und Faktor-VIII-Aktivität während der Schwangerschaft, unter der Geburt und 8 Wochen post partum

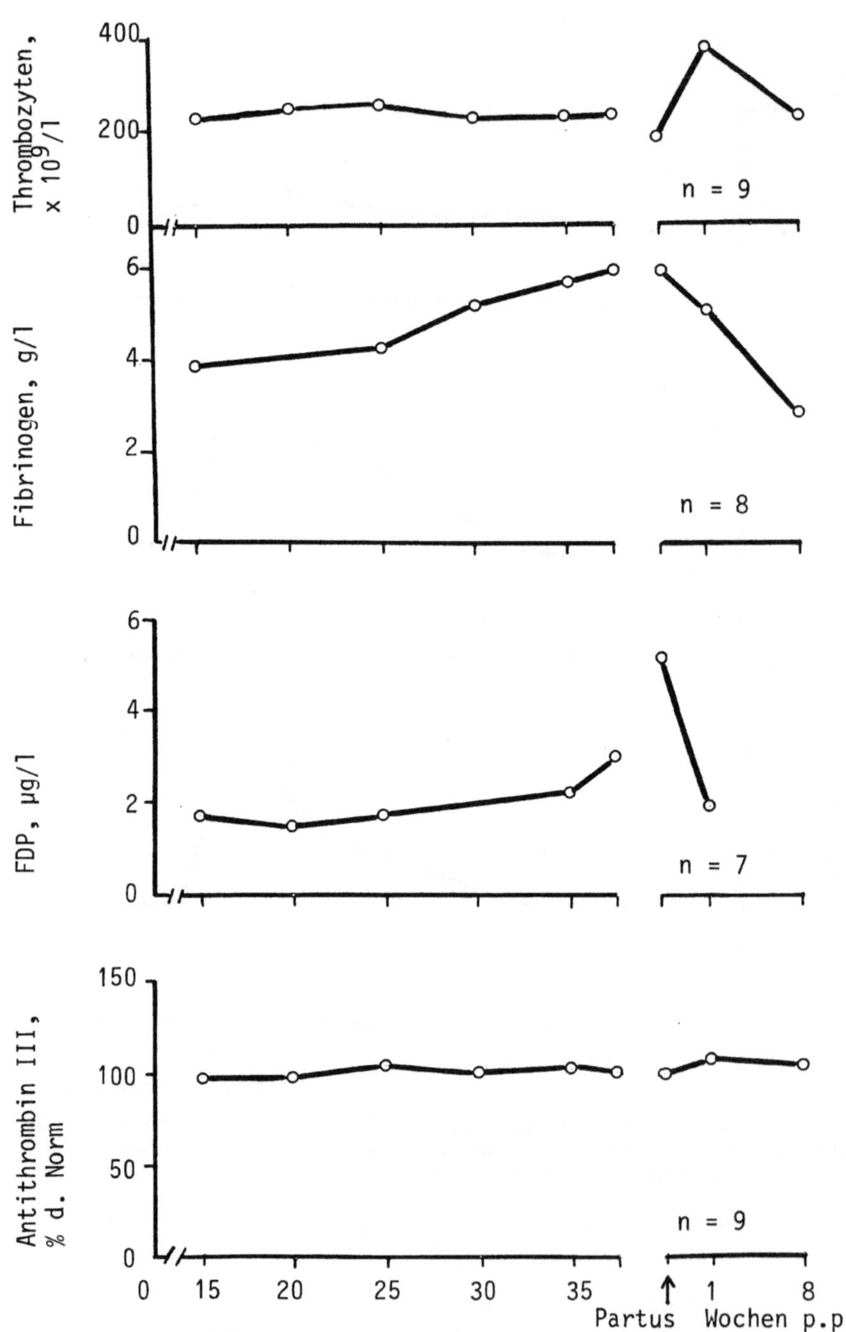

Abb. 2. Legende s. S. 99

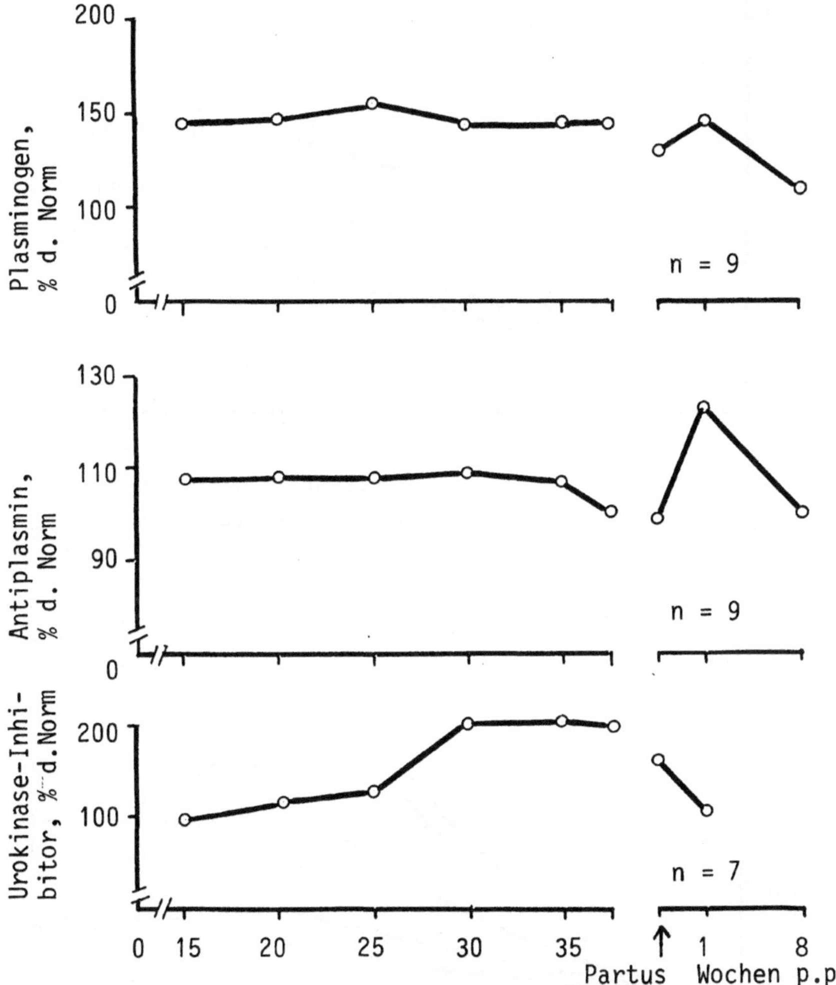

Abb. 2. Mittelwerte von Antithrombin III, FDP, Fibrinogen, Thrombozyten, Urokinase-Inhibitor, Antiplasmin und Plasminogen während der Schwangerschaft, unter der Geburt und 8 Wochen post partum

Pathologische Veränderungen der Blutgerinnung und Fibrinolyse

Pathologische Veränderungen von klinischer Relevanz im System der Blutgerinnung und Fibrinolyse entwickeln sich in der Regel intra- und post partum bzw. intra- und postoperativ.

Im folgenden soll nun ein kurzer Abriß der häufigsten *Hämostasestörungen* gegeben werden: Dazu gehören

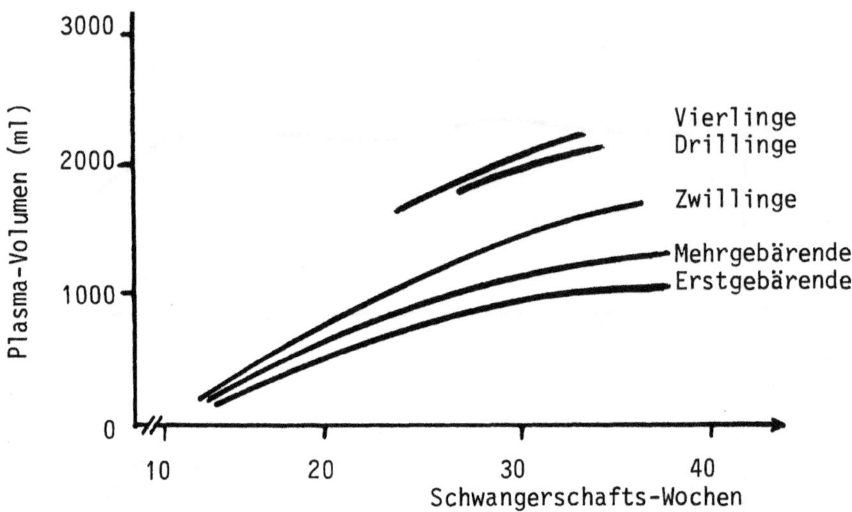

Abb. 3. Darstellung der Beziehung des Plasmavolumenanstiegs der Mutter während der Schwangerschaft zum Geburtsgewicht des Kindes. Den größten Anstieg bedingen Mehrlingsgeburten

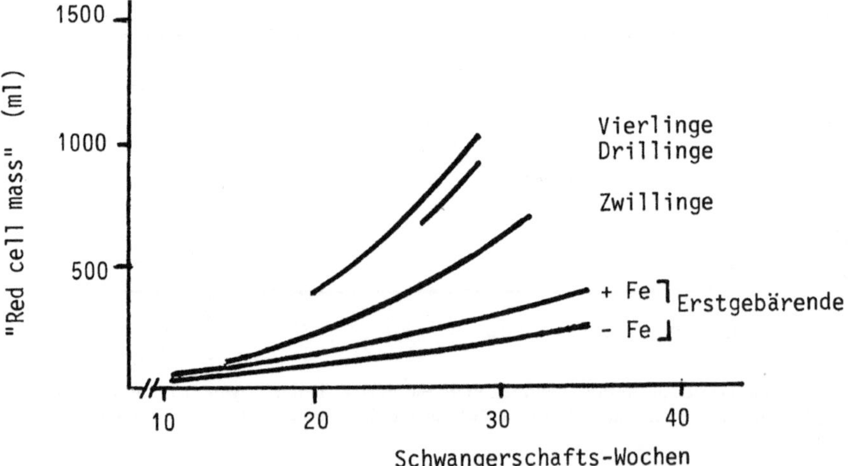

Abb. 4. Darstellung der Beziehung des Anstieges der mütterlichen „Red Cell Mass" während der Schwangerschaft zu den differenten kindlichen Geburtsgewichten

1. die *Verbrauchskoagulopathie,* die bei zahlreichen ätiologisch unterschiedlichen Komplikationen in der Schwangerschaft, unter der Geburt, post partum, aber auch bei jeder Sepsis in der Gynäkologie beobachtet wird und einen akuten oder subchronischen Verlauf zeigen kann. Dazu gehören jede Hypovolämie, der

Abort, Präeklampsie, Eklampsie, die akute Fettleber, die vorzeitige Plazenta-lösung, Placenta accreta, increta, praevia, die Fruchtwasserembolie, der intra-uterine Fruchttod, die Blasenmole und die fetomaternale Transfusion.

2. Die *Fibrinolyse,* die primär lokal, sekundär durch die DIC bzw. Spaltprodukte stimuliert wird und allgemein zu schweren Blutungen führen kann,

3. die *schwangerschaftsunabhängigen Diathesen,* die einmal die plasmatischen Gerinnungsdefekte, wie den hereditären Faktorenmangel (Faktor II-, V-, VIII-, IX-, XII-, XIII-Mangel), die Konduktorinnen der Hämophilie A und B, das von-Willebrand-Jürgens-Syndrom und die Faktor-VIII-Antikörper ohne Hämophilie A und zum anderen die primären und sekundären Thrombozytopenien umfassen. (Medikamentenabusus, Folsäuremangel, aplastische Anämie, paroxysmale nächtliche Hämoglobinurie, thrombotisch-thrombozytopenische Purpura (TTP), idiopathische thrombozytopenische Purpura (ITP), alloimmune Thrombozytope-nie, Lupus erythematodes, disseminierte intravasale Gerinnung (DIC)).

4. Die *induzierten hämorrhagischen Diathesen,* die im Verlauf von Prophylaxe und Therapie thrombotischer Komplikationen während der Schwangerschaft nach Anwendung von Cumarinderivaten, Heparin, Thrombozytenaggregationshem-mern und Streptokinase beobachtet werden, und schließlich

5. die *venösen und arteriellen Thromboembolien,* die besonders während der Schwangerschaft eine spezielle Therapie erforderlich machen (Beinvenenthrom-bose, Lungenembolie, künstliche Herzklappen, AT III-, Protein-C- und Protein-S-Mangel).

Diagnostik und Therapie der Hämostasestörungen

Nach der *Definition der Art der Hämostasestörung* im geburtshilflich-gynäkologi-schen Bereich wollen wir uns nun ihrer *Diagnostik und Therapie* zuwenden.

Es muß weiterhin vorausgeschickt werden, daß die hämostatische Therapie stets mit einer *allgemeinen* und *gynäkologischen körperlichen Untersuchung* und der Diagnostik aller anderen Organsysteme verbunden sein muß, um ein zerebrales Lungen-, Leber- oder Nierenversagen verhindern zu können; d.h. es müssen *klinische* (Blutdruck, Herzfrequenz, ZVD, cardiac Index, ZVR, PCWP) und *labor-chemische* (Blutungszeit, Blutbild, Quick, aPTT, Fibrinogen, AT III, Blutgasana-lyse, Serumjonogramm, Osmolalität, Blutzucker, Laktat, KOD) *Parameter* unter-sucht werden.

1. Verbrauchskoagulopathie

Zahlreiche geburtshilfliche Komplikationen (Abb. 5), wie die Eklampsie, die Pla-centa praevia, accreta oder increta, die vorzeitige Plazentalösung, Fruchtwasser-embolie, Blasenmole, der uterine Fruchttod, Schock und Sepsis sind geradezu klassisch über verschiedene Wege mit der Aktivierung einer Verbrauchskoagulopa-thie verbunden. Über einen Triggermechanismus (Abb. 6) wird die lokale Aktivie-rung der Koagulation in eine allgemeine überführt, die über die Fibrinbildung, Hämolyse, ADP-Release und Thrombozytenaktivierung infolge Faktoren- und

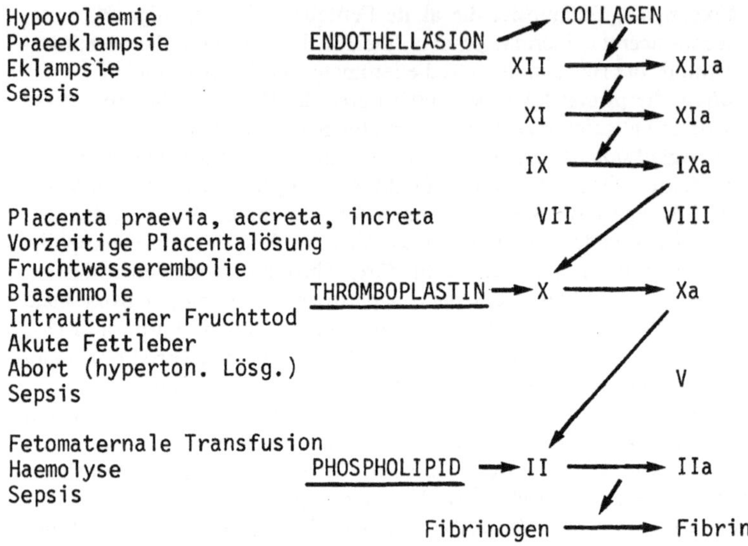

Abb. 5. Triggermechanismen einer DIC in der Schwangerschaft

Thrombozytenverbrauch gemeinsam mit der Fibrinolyse zur schweren Blutung und Multiorganversagen führen kann.

Bei der Diagnostik und Therapie der Verbrauchskoagulopathie in der Geburtshilfe und Gynäkologie sollten zur Quantifizierung *4 Punkte* Berücksichtigung finden:
1. das aktuelle Screening Panel der Patienten,
2. ihr geschätztes Blutvolumen,
3. die bekannten kritischen Schwellen anderer wichtiger Blutparameter und
4. Kenntnisse über den Wirkungsgrad der verschiedenen Blutprodukte.

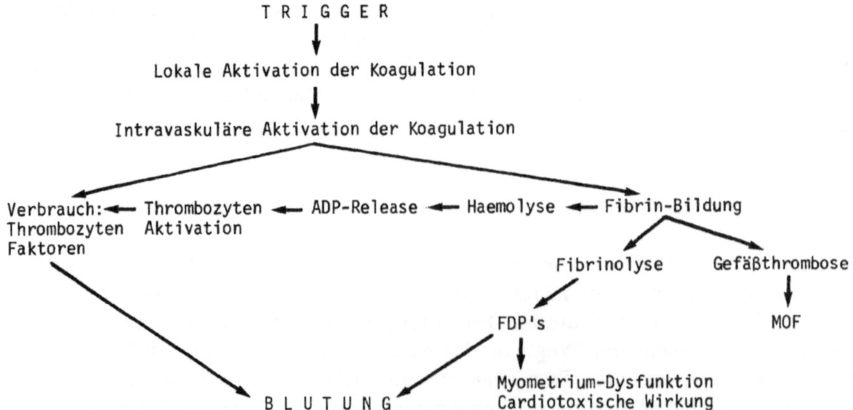

Abb. 6. Stimulation und Fibrinolyse: Konsequenzen

Stadien, Vorgänge	Obligat				Ergänzend			
	Thrombo x 10⁹/l	Exog/Endog/Endstrecke			Fibrin(ogen)-Splits			AT III %
		Quick %	aPTT Sek.	Fibrg g/l	THZ Sek.	TKZ/REZ Sek.	EGT	
① Gerinnung ↑	=↓	=	↓	=↑	=	=	neg.	=↓
② Gerinnung ↑ Verbrauch ↑	·↓	=	=↓	=↓	=	=	pos.	↓
③ Gerinnung ↓ Verbrauch ↑ Fibrinolyse ↑	↓	↓	↑	↓	↑	↑	neg.	↓
④ Verbrauchs-Koagulopathie	↓↓	↓↓	↑↑	↓↓	=↑	↑↑	pos.	↓↓

(Modifiziert nach S. Popow-Cenic et al., 1980.)

Abb. 7. Screening-Profile nach Stadien der DIC

Das *Screening Panel* nach Popov et al. [14] (Abb. 7) bietet anhand der obligaten und ergänzenden Parameter, in die die Blutungszeit eingehen sollte, und bei schweren Verlaufsformen einstündlich bis zur Besserung wiederholt, einen guten Überblick über die Stadien und deren Verlauf, wobei das Stadium 4 die klinisch manifeste Koagulopathie, den akuten lebensbedrohlichen hämostatischen Zusammenbruch darstellt. Neben der Kenntnis (Abb. 8) der zumeist mitaktivierten Fibrinolyse bei geburtshilflichen und gynäkologischen Komplikationen sollen die stündlichen Nachschubraten in Prozent des intravasalen Bestandes bedacht werden.

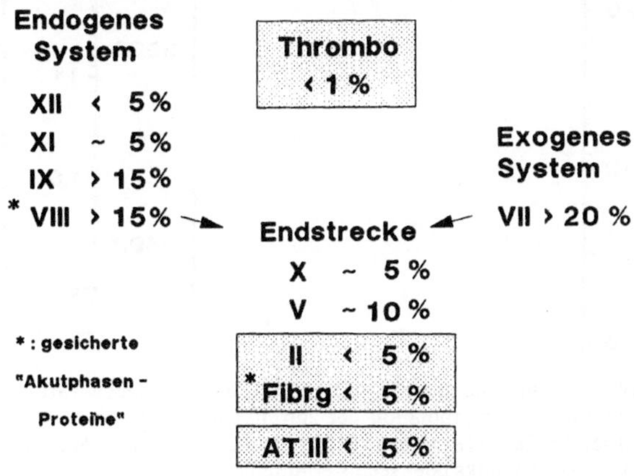

Abb. 8. Normaler Nachschub hämostatischer Blutbestandteile (% von i. v. Pool/Stunde)

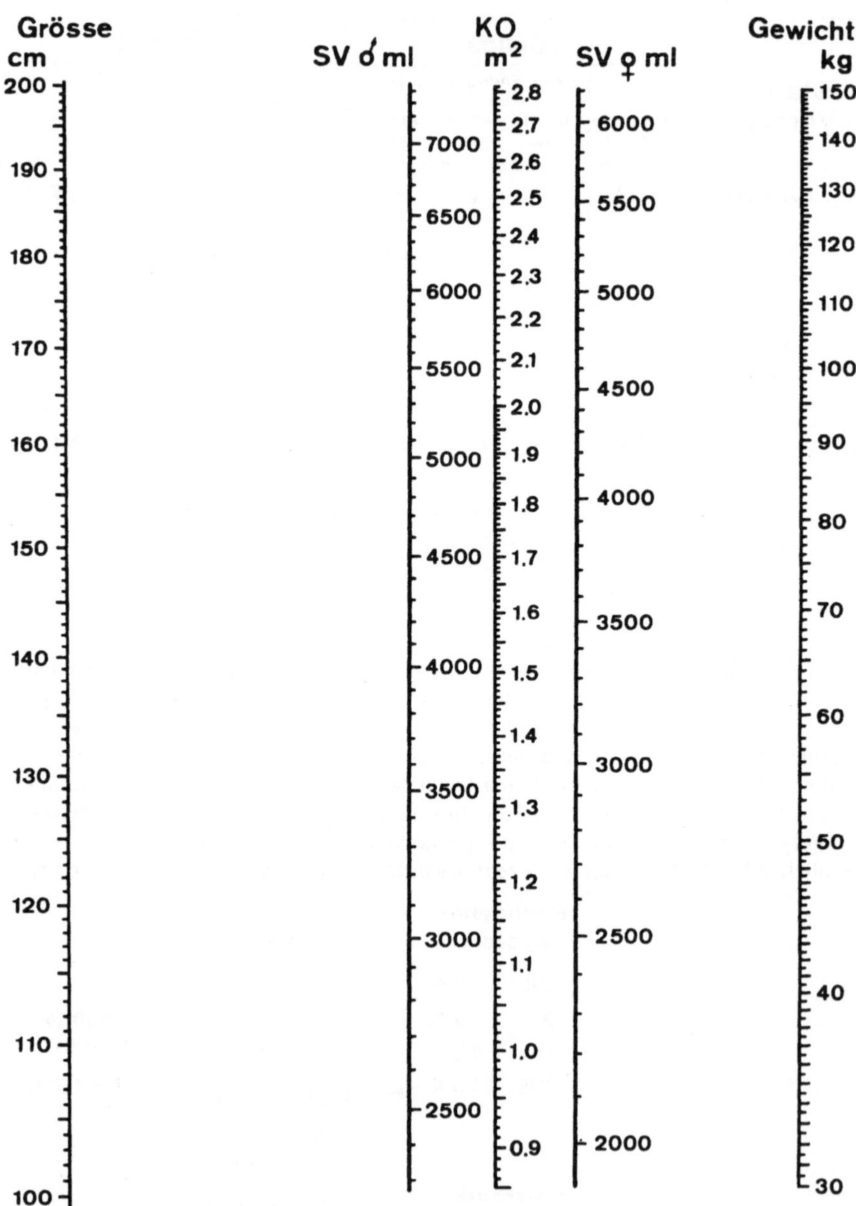

Abb. 9. Nomogramm zur Ermittlung des Sollblutvolumens (SBV) bei Erwachsenen [3, 4]. Vorgehen 1) Die lineare Interpolation der zutreffenden Größe in cm und des Gewichtes in kg ergibt die Körperoberfläche (KO) in m². 2) Von dem so gefundenen Punkt aus wird das SBV durch waagerechte Ablesung nach links oder rechts ermittelt

Die kleinsten Nachschubraten und damit die unmittelbar größte Empfindlichkeit sowohl gegenüber bloßer Verdünnung als auch gegenüber einem intravasalen Verbrauch weisen demnach neben den Thrombozyten das Prothrombin, das Fibrinogen und AT III auf.

Neben dem hämostatischen Monitoring ist auch das *Blutvolumen* [3, 4] (Abb. 9) der Patienten von Bedeutung. Das Bedarfsvolumen ist jenes Volumen, welches den für die Zelle jeweils adäquaten Gas- und Stoffwechseltransport sicherstellt und nur invasiv zu ermitteln und in der Regel größer als das Sollblutvolumen ist. Mittels dem von Ris und Schmals modifizierten Du-Bois-Nomogramm läßt sich aus Körpergröße und -gewicht die Körperoberfläche und somit das Sollblutvolumen in Abhängigkeit vom Geschlecht ermitteln.

Als dritten Eckpfeiler der Therapie müssen die *kritischen Schwellen* (Tabelle 1) wichtiger Blutparameter Berücksichtigung finden. Das Blutvolumen sollte zur Sicherstellung der Gewebedurchblutung immer 100% betragen, der Hämatokrit und die plasmatischen Faktoren bei mindestens 35% liegen, Fibrinogen nicht unter 150 mg% sinken, AT III 80% nicht unterschreiten, und für die Thrombozyten bzw. das Gesamteiweiß sollten 50000 µl bzw. 50 g/l als unterste Grenze angenommen werden.

Tabelle 1. Kritische Schwellen (KS) verlaufsentscheidender klinischer und Laborparameter

	Norm	KS	
		% der Norm	Absolutwert
Blutvolumen	100%	100%	(n. cnu. kgKG)
Hämatokrit	43%	80%	35%
Thrombozyten	~ 200000/µl	25%	50000/µl
Plasmatische Faktoren (V, VIII)	100%	35%	35%
Fibrinogen	~ 300 mg%	50%	150 mg%
Antithrombin III (Akt.)	100%	80%	80%
Gesamteiweiß	75 g/l	67%	50 g/l

Bei der Verbrauchskoagulopathie mit akuter Blutung werden zumeist Blut oder Blutbestandteile gegeben. Die *Wirkung* der jeweils verwendeten *Präparationen* muß bekannt sein, worauf im folgenden eingegangen werden soll.

Mittels Computersimulation haben wir den zu erwartenden Hämatokritanstieg in Prozent als Funktion des Empfängerblutvolumens bei Transfusion dreier Varianten von *Erythrozytenpräparationen* [5] untersucht. Die Abbildung 10 zeigt als Funktion des Empfängerblutvolumens, wieviel ml der betreffenden Einheiten zu verabreichen sind, um die dargestellten Anstiege von Hämatokrit in Prozent zu erhalten. Wie man sieht, beträgt der Hämatokritanstieg pro EKZ 70 im Blutvolumenbereich von 5 l 2%. Für einen Anstieg um 10% wären mit EKZ 90 800 ml, mit dem EKZ 50 dagegen rund 3000 ml notwendig. Die bei der Verbrauchskoagulopathie in der Regel bestehende *Thrombozytopenie* muß korrigiert werden. Dabei ist der korrigierte Richtwert von 100000 pro µl anzustreben. Wie aus der Abbildung 11 hervorgeht, eignet sich

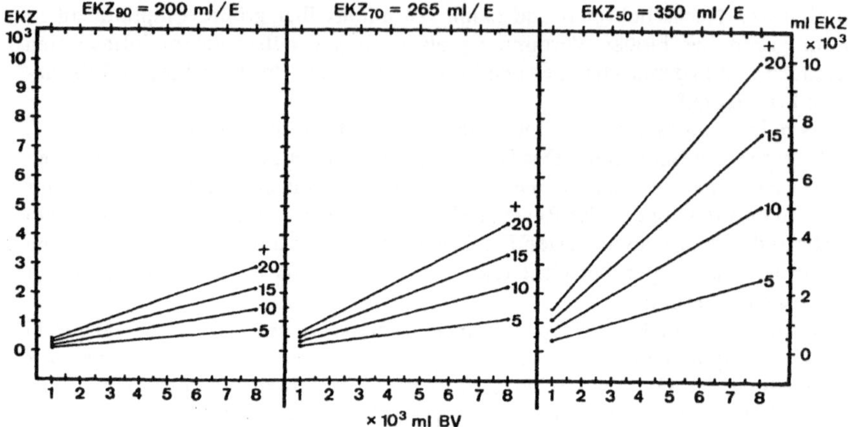

Abb. 10. Dosierungsrichtlinien für Erythrozytenpräparationen mit einem Hämatokrit von 90, 70 und 50%. Die Abbildung zeigt als Funktion des Empfängerblutvolumens (Abszissse), wieviel ml der betreffenden Einheiten (Ordinate) zu verabreichen sind, um die dargestellten Anstiege von Hämatokrit in % zu bewirken

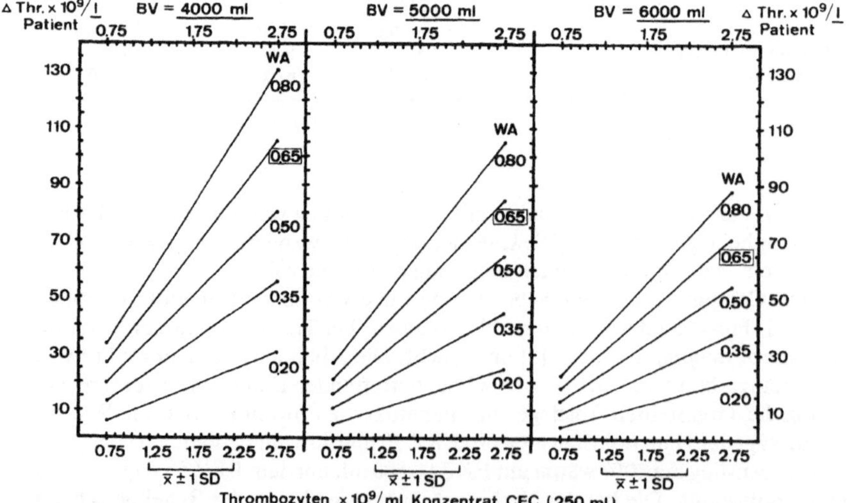

Abb. 11. Dosierungsschema für einzelne Thrombozytenkonzentrate und bekannter Plättchenzahl pro ml, unter Berücksichtigung des Sequestrierungsfaktors (Milz) von 0,65 und des Blutvolumens

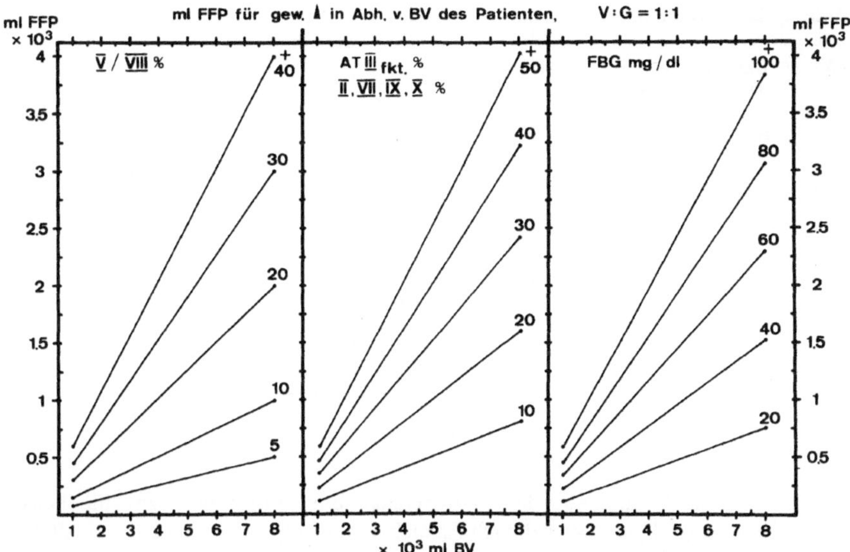

Abb. 12. Dosierungsrichtlinien für FFP bezüglich der Faktoren V und VIII sowie der stabilen Faktoren II, VII, IX, X und Antithrombin III in ml × 10³ als Funktion des Empfängerblutvolumens und für die angegebenen, zu erzielenden Anstiege im Empfängerkreislauf

Frischblut lediglich zur Stabilisierung der Thrombozyten. Zwei mittels kontinuierlicher Zellseparationen gewonnene Thrombozytenkonzentrate ergeben somit bei einem Blutvolumen von 5 l im Mittel einen Thrombozytenanstieg von 100 bis 120 000 pro ml, wobei das Ergebnis durch Nachzählen zu überprüfen ist. Bei der Unterschreitung der kritischen Schwelle für die *plasmatische Gerinnungsaktivität* von 35% eignet sich FFP besonders zur Substitution in der Geburtshilfe und Gynäkologie. Im Standardblutvolumenbereich (Abb. 12) von 5 l liegt das Inkrement pro Einheit FFP für die Faktoren V und VIII bei 4–5%, für die übrigen Faktoren bei 5–6%. Somit erreicht man im Blutvolumenbereich von 5 l mit 1 l FFP einen Anstieg der Faktoren V und VIII um 15%, der prokoagulatorischen Faktoren sowie von AT III um 20%, dagegen ergibt 1 Einheit FFP einen Anstieg des Fibrinogens um 10 mg/dl. Zur Kompensation einer schweren Hypofibrinogenämie bei der DIC reicht FFP zur Korrektur in der Regel nicht aus. Deshalb führt die Gabe von 500 ml Konzentrat mit 5 g im Standardblutvolumenbereich zu einem Fibrinogenanstieg von ca. 150 mg/dl, d. h. bei einem Ausgangswert von 100 mg/dl bis an den Normbereich heran.

Auf die Sicherung der Hämostase sowohl des thrombozytären als auch plasmatischen Anteils sowie der übrigen kritischen Schwellen ist deshalb unser *Transfusionskonzept* (Tabelle 2) ausgerichtet. Anhand des Trendmonitorings der obligaten Gerinnungsparameter verabreichen wir in der Phase des Blutersatzes, also auf der Stufe 2 dieses Konzeptes, 2 Einheiten Erythrozytenkonzentrat mit HKT 50 und 1 Einheit FFP. Auf der dritten Stufe fügen wir dem genannten Vorgehen 1 Thrombozy-

Tabelle 2. Linzer Konzept der Komponententherapie

Stufe	Blutverlust in % des Blutvolumens	Therapie	
I	0–20%	½ Kristalloide	3:1
		½ kolloidaler Plasmaersatz	1:1
II	20%–⅔	EK 50 (350 ml) + FFP (250 ml)	
		Portionen zu 2 + 1 Einheiten	
		Kristalloide	1:1
III	> ⅔	Frischblut (12 h) oder wie Stufe II	
		zuzüglich Thrombozytenkonzentrate	
		(4×10^{11} Zellen/Einheit)	
		nach Maßgabe der Plättchenzahl	
		Kristalloide	1:1

tenkonzentrat nach Maßgabe der Plättchenzahl oder Frischblut bzw. möglichst frisches Blut hinzu. Heparin wird nach Erreichen der kritischen Schwelle bei AT III über 80% in der Regel nach Beseitigung des Triggers zwecks Erhaltung dieses Zustandes und zur Thromboembolieprophylaxe verabreicht. Auf die Dosierung und die Art der Verabreichung wird später eingegangen.

Die Verbrauchskoagulopathie und Hyperfibrinolyse treten in der Geburtshilfe zumeist intra bzw. post partum auf. Ziel der Therapie [1, 2, 13, 16] ist die Beseitigung des Triggers, d. h. in der Regel die Entleerung des Uterus, Substitution der fehlenden hämostatischen Komponenten und Prophylaxe des Rückfalles bzw. der Thromboembolisgefahr.

2. Schwangerschaft und plasmatische Gerinnungsdefekte

Zu den schwangerschaftsunabhängigen plasmatischen Gerinnungsdefekten (Tabelle 3) gehört die Faktor-VIII- bzw. IX-Verminderung von unter 30% bei den Konduktorinnen dieser Hämostasestörungen. Faktor-VIII- bzw. IX-Aktivitäten von über 50%, die man durch Substitution mittels Konzentraten oder FFP bzw. Mobilisierung mittels DDAVP aus den Endothelzellen erreichen kann, sollten während der Geburt und 1 Woche post partum angestrebt werden [6]. Eine verlängerte Blutungszeit und die Verminderung der Faktor-VIII-Koagulansaktivität, des Faktor-VIII-assoziierten Antigens und des von-Willebrand-Faktors zeichnen das von-Willebrand-Jürgens-Syndrom aus. Zielgröße der Therapie während der Geburt und 1 Woche post partum ist die Senkung der Blutungszeit und die Anhebung der Faktor-VIII-Koagulansaktivität über 50% in gleicher Art und Weise wie bei den Konduktorinnen der Hämophilie A und B. Ähnlich wird bei dem hereditären Faktorenmangel vorgegangen. Die Ausbildung von Faktor-VIII-Antikörpern ohne Hämophilie A ist zumeist mit Autoimmunerkrankungen, wie rheumatoider Arthritis bzw. Lupus erythematodes verbunden und führt schon vor der Geburt zu lebensbedrohlichen schmerzhaften Blutungen. Ziel der Therapie ist die Senkung der Faktor-VIII-Antikörper [7], die

Tabelle 3. Schwangerschaft und plasmatische Gerinnungsdefekte

Störung	Diagnostik	Ziel	Therapie		
			Schwangerschaft (1)	Geburt (2)	1 Woche p. p. (3)
Konduktorinnen der Hämophilie A der Hämophilie B	VIII < 30% IX < 30%	VIII ≥ 50% IX ≥ 50%	0 0	Kryopräzip. 20 E/kg FFP 15 ml/kg DDAVP 0,4 µg/kg	wie (2)
v.-Willebrand- Jürgens-Syndrom	BZ ↑ VIII:C < 30% VIII R: RCF ↓	BZ ↓ VIII:C > 50%	0	Kryopräzip. 20 E/kg FFP 15 ml/kg DDAVP 0,4 µg/kg	wie (2)
VIII-Antikörper (ohne Hämophilie A)	Anti VIII:C	Anti VIII:C ↓	Steroide Antiinhibitorkomplex PE	wie (1)	wie (1)
Hereditärer II-, V-, VIII-, IX-, XII-, XIII- Mangel	Faktor ↓	Faktor > 50%	0	FFP, Faktoren- konzentrate	wie (2)

Tabelle 4. Schwangerschaft und Thrombozytopenie

Störung	Diagnostik	Ziel	Therapie		
			Schwangerschaft (1)	Geburt (2)	1 Woche p. p. (3)
Medikamente: Antibiotika, Antirheumatika, Tranquil.	Thrombozyten $< 100000/\mu$l Antikonv., Diuretica	Thrombozyten $> 100000/\mu$l	Medikamente weglassen, evtl. Substitution	Substitution	wie (2)
Folsäuremangel	FS < 2 ng/ml Hyporegenerative Anämie Thrombozyten $\downarrow$	FS > 2 ng/ml Erythrozyten $\uparrow$ Thrombozyten $\uparrow$	2–6 mg/Tag	nach Bedarf	nach Bedarf
Aplastische Anämie	Erythrozyten $\downarrow$ Thrombozyten $\downarrow$	Hb > 11 g/dl Thrombo $> 100000/\mu$l	Gefilterte Erythrozyten, bestrahlte Thrombozyten	wie (1)	wie (1)
Paroxysmale nächtliche Hämoglobinurie (PNH)	Hämoglobinurie Fe-Mangel Thrombozyten $\downarrow$	Thrombozyten $\uparrow$	Gefilterte Erythrozyten, bestrahlte Thrombozyten	wie (1)	wie (1)
Thrombotisch-thrombozytopenische Purpura (TTP)	Thrombozyten $\downarrow$ Aggregation $\downarrow$ Thrombinzeit $\uparrow$ FDP $\uparrow$	Thrombozyten $\downarrow$ Aggregation $\downarrow$ Thrombinzeit $\downarrow$ FDP $\downarrow$	Aspirin 35 mg Dipyridamal 3×100 mg FFP, PE, Steroide	wie (1)	wie (1)

mittels Immunsuppression durch Steroidgabe, Antiinhibitorkomplex und Plasmaaustausch erreicht wurde.

3. Schwangerschaft und Thrombozytopenie

Thrombozytopenie in der Schwangerschaft (Tabelle 4) wurde nach Medikamentenabusus infolge Folsäuremangel, aplastischer Anämie, paroxysmaler nächtlicher Hämoglobinurie und im Rahmen der thrombotisch-thrombozytopenischen Purpura beobachtet. Es müssen Thrombozytenwerte von über 100000 µl während der Schwangerschaft, der Geburt und post partum angestrebt werden. Eine Thrombozytopenie verursachende Medikamente können vermieden werden, Substitutionen sollten gelegentlich zur Vermeidung der Gefährdung von Mutter und Kind durchgeführt werden. Der nicht selten auftretende Folsäuremangel ist entsprechend frühzeitig korrigierbar. Die aplastische Anämie erfordert, soweit überhaupt eine Schwangerschaft vertretbar ist, die Substitution von Thrombo- und Erythrozyten. Bei der PNH ist die gleiche Vorgangsweise üblich. Die thrombotisch-thrombozytopenische Purpura ist mit Thrombozytopenie, Mikroangiopathie, Nierenfunktionsstörung, neurologische Symptomatik und Fieber ein klar umrissenes Krankheitsbild mit eindeutigen Laborbefunden. Die derzeitige Therapie besteht in der Gabe von oralen Thrombozytenaggregationshemmern, Plasmainfusionen, Plasmaaustausch und Kortikosteroidgabe, da eine fehlende Interaktion von Thrombozyten und Endothelzellen, mangelnde Prostacyclinproduktion bzw. ein Plasmafaktor als Ursache angenommen wird. Die idiopathische thrombozytopenische Purpura ruft durch vorhandene IgG-Antikörper, die die Plazenta passieren, bei Mutter und Kind eine Thrombozytopenie hervor. Prednisolon und Thrombozytenkonzentrate zeigten wechselnden Erfolg. Die Splenektomie in gravitate war mit einer mütterlichen bzw. kindlichen Letalität von 2–3% bzw. 20–30% belastet. Die von Imbach [11] empfohlene, allgemein übernommene Dosis von 0,4 g Gamma-Globulin pro kg Körpergewicht und Tag 5 Tage lang entspricht einem doppelten Gesamtkörperpool. Diese IgG-vermittelte endogene Thrombozytensubstitution durch Bremsung der Destruktionsrate zeigte bisher keine Nebenwirkungen, kann mehrfach, auch notfallmäßig angewendet werden und führt bei den Kindern nicht immer zu normalen Thrombozytenzahlen, verhindert aber die intrakranielle Blutung und ermöglicht die Geburt auf normalem Wege.

4. Schwangerschaft und Thromboembolie

Thromboembolien in der Schwangerschaft sind keine Seltenheit und bedürfen einer Behandlung (Tabelle 5). Die Gruppe um Letzky [8, 12, 15] hat sich bemüht, praktikable Therapieschemata zu entwickeln. Die grundsätzliche Aussage dieser Autoren ist folgende:

In der Schwangerschaft sind venöse Thrombosen chirurgisch oder mit Heparin behandelbar bzw. vermeidbar, arterielle Thrombosen sind dagegen sicher nur mit Cumarinderivaten vermeidbar. Die Kontrollgröße von Heparin ist nicht die Dosis,

Tabelle 5. Schwangerschaft und Thromboembolie (nach LETZKY, E., et al. 1984)

Venenthrombose
   Heparin i. v. 40000 E/24 h 1 Woche (0,8 E/ml)
   Heparin s. c. 2 × 10000 E bis Geburt (0,4 E/ml)
   Heparin s. c. 2 × 5000 E bis 6 Wochen nach Geburt (0,3 E/ml)

Herzklappen (künstliche)
   Cumarin bis 36. Gestationswoche, dann
   Heparin i. v. bis 10 Tage nach Absetzen von Cumarin (0,8 E/ml)
   Heparin i. v. während der Geburt (0,3 E/ml)
   Heparin i. v. bis 10 Tage nach Geburt (0,8 E/ml), dann
   Cumarin

AT III-Mangel (angeboren)
   Cumarin vor Schwangerschaft
   Heparin s. c. 2 × 10000 E bis zur Geburt (0,8 E/ml)
   Heparin s. c. 2 × 5000 E + AT III > 80% (Substitution) während der Geburt und 7 Tage p. p.,
   dann
   Cumarin

Protein-C-Mangel (angeboren)
   Wie AT III-Mangel, ohne Cumarin

---

sondern der Plasmaspiegel. Venöse Thrombosen sind bei Spiegeln von 0,4 bis 0,8 E pro ml sicherlich vermeidbar. Somit sollten bei bestehender Venenthrombose intravenös 40000 E Heparin pro 24 Stunden 1 Woche lang gegeben werden, um bis zur Geburt mit 2 × 10000 E subkutan einen Heparinspiegel von 0,4 E/ml aufrechtzuerhalten, post partum genügt ein solcher von 0,3 E/ml. Bei künstlichen Herzklappen und Schwangerschaft fordert die Gruppe um Salazar [15] in einer kontrollierten Studie die kontinuierliche Gabe von Cumarin bis zur 36. Schwangerschaftswoche, dann Heparin i. v. mit einem Heparinspiegel von 0,8 E/ml, während der Geburt von 0,3 E pro ml, 10 Tage nach der Geburt von 0,8 E/ml und Fortsetzung mit Cumarin. Die dem Cumarin anhaftenden Mißbildungen, wie Optikusatrophie, Chondrodysplasia punctata, Innenohrschwerhörigkeit, Mikroenzephalopathie, wurden in der Cumaringruppe nicht beobachtet, mögliche Thromboembolien konnten vermieden werden. Für den angeborenen AT III- und Protein-C-Mangel reicht die Heparintherapie in entsprechender Dosierung und Kontrolle der Spiegel aus.

Zusammenfassend kann gesagt werden, daß Hämostasestörungen in der Geburtshilfe und Gynäkologie

1. am häufigsten die Verbrauchskoagulopathie und Hyperfibrinolyse zur Folge haben und vor und nach Beseitigung des Triggers eine sofortige quantitativ und qualitativ richtige Substitution anhand eines einfachen Monitorings erfordern und
2. die schwangerschaftsunabhängigen plasmatischen Gerinnungsdefekte und Thrombozytopenien sowie Thromboembolien häufig spezielle Therapieschemata erforderlich machen und von Speziallabors überwacht werden sollten.

Literatur

1. Blauhut B, Necek S, Vinazzer H, Bergmann H (1982) Substitution therapy with antithrombin III in shock and DIC. Thromb Res 27:271–278
2. Blauhut B, Kramar H, Vinazzer H, Bergmann H (1985) Substitution of antithrombin III in shock and DIC: A randomized study. Thromb Res 39:81–89
3. Blauhut B, Lundsgaard-Hansen P (1987) Rationale Therapie mit Blut und Blutbestandteilen in der Intensivmedizin. V. Internationales Heidelberger Anästhesie-Symposium, 6.–7. Juni 1986. In: Lawin P et al (Hrsg.) Intensivmedizin Notfallmedizin Anästhesiologie Thieme, Stuttgart S 195–210
4. Blauhut B, Lundsgaard-Hansen P (1988) Vorbereitung des Patienten zu Anästhesie und Operation: Hämatologische Störungen. In: Rügheimer E, Pasch F (Hrsg.) Vorbereitung des Patienten zu Anästhesie und Operation. Risikoerfassung, optimierende Therapie, Prämedikation. Springer, Berlin Heidelberg New York S 233–252
5. Blauhut B, Lundsgaard-Hansen P (1988) Akuter Blutverlust, Verbrennungen, spezielle chirurgische Indikationen. In: Mueller-Eckhardt CH (Hrsg.) Lehrbuch der Transfusionsmedizin. Springer, Berlin Heidelberg New York
6. Boulton F, Letsky E (1985) Obstetric hämorrhage: Causes and management. Clinics in Hämatology 14:683–728
7. Colvin BT (1985) Thrombozytopenie. Clinics in Hämatology 14:661–681
8. De Swiet M (1985) Thromboembolism. Clinics in Hämatology 14:643–660
9. Hellgren M, Blombäck M (1981) Studies on blood coagulation and fibrinolysis in pregnancy, during delivery and in the puerperium. Gynecol Obstet Invest 12:141–154
10. Hytton F (1985) Blood volume changes in normal pregnancy. Clinics in Hämatology 14:601–612
11. Imbach P, D'Apuzzo V, Hirt A, Rossi E, Vest H, Baradun S, Baumgartner C, Morell A, Schöni M, Wagner HP (1981) High-dose intravenous gammaglobulin for idiopathic thrombocytopenic purpura in childhood. Lancet 6:1228–1231
12. Letsky E, De Swiet M (1984) Annotation: Thromboembolism in pregnancy and its management. Brit J of Hämatology 57:543–552
13. Messer RH (1987) Observation on bleeding in pregnancy. Am J Obstet Gynecol 156:1419–1425
14. Popow-Cenic S, Etzel F, Egli H (1980) Die Behandlung der thrombohämorrhagischen Diathese aus der Sicht der Gerinnungsphysiologie und der Intensivmedizin. In: Vinazzer H (ed) Transactiones of the First Danube-Symposium on Thrombosis and Hämostasis. Medicus, Berlin S 272–287
15. Salazar E, Zajarias A, Gutierrez N, Iturbe J (1984) The problem of cardiac valve protheses, anticoagulants and pregnancy. Circulation 70:169–177
16. Weiner CP (1986) Disseminated intravascular coagulation. Clinics in Perinatology 13:705–738

Diskussion zum Beitrag Blauhut

HELLSTERN:

Frau Blauhut, Sie wissen, daß es aus den Vereinigten Staaten große Studien gibt, die zeigen, daß in etwa 18% der Fälle unter Marcumartherapie in der Schwangerschaft schwere Chondrodysplasien auftreten. Ich würde daher die Marcumarisierung in der Schwangerschaft aufgrund dieser Befunde als kontraindiziert ansehen.

Zum anderen kann man durchaus eine tiefe Beinvenenthrombose spätestens ab der 12. Schwangerschaftswoche mit einer Fibrinolysetherapie behandeln.

BLAUHUT:

Zum ersten Punkt muß ich sagen, daß es sich auch nur um eine Cumarintherapie bei künstlichen Herzklappen handelt. Wir wissen alle um die Problematik, und daß man jedes Krankheitsbild unterschiedlich behandeln kann. Es hat sich eine Herzgruppe speziell mit dem Verlauf von Thromboembolien bei Schwangeren in einer kontrollierten Studie beschäftigt und kam zu dem Ergebnis, daß die Cumarintherapie am sichersten sei. Sie konnten anhand der vorläufigen Beobachtungen nichts Negatives bei den Kindern feststellen. Von einem Teil der Gruppe wurde aber die Einschränkung gemacht, daß man bis zur 12. Woche mit Heparin arbeiten kann, jedoch erfordert dies fast einen stationären Aufenthalt, und in der Regel kommen die Frauen nicht immer in den ersten Wochen einer Schwangerschaft.

ZIMMERMANN:

Können Sie sagen, welches Cumarin Sie in dieser Studie eingesetzt haben? Man muß nämlich ziemlich stark differenzieren. Die sogenannte Warfarin-Embryopathie ist nämlich nur unter Warfarin beobachtet worden, und es sind nur zwei Fälle unter der Therapie mit Acenocoumarol, also dem in deutschsprachigen Ländern gebrauchten Marcumar bekannt geworden, so daß man diese sogenannte Embryopathie unter Marcumar anzweifeln muß. Wir neigen auch dazu, Schwangerschaften, die unter einer Marcumartherapie entstehen, nicht mehr abzubrechen. Wir besprechen das mit den Schwangeren, drängen diese Frauen aber nicht dazu.

BLAUHUT:

Ich würde das bestätigen. Man muß aber sagen, daß eine Warfarin-Embryopathie weiterhin ernst zu nehmen ist.

FRAGE:

Haben Sie bereits Erfahrungen mit dem niedermolekularen Heparin in der Schwangerschaftsthrombosebehandlung, da das vor allen Dingen für ambulante Therapien ein wesentlicher Fortschritt wäre, wenn man z.B. mit einer Einmaldosis von Heparindihydergot eine Dosis von 30000 Einheiten, die man doch eigentlich nur unter stationären Dingen applizieren kann, vermeiden könnte?

BLAUHUT:

Ich selbst habe keine Erfahrungen damit, aber nachdem ich die Literatur der letzten drei Jahre durchgearbeitet habe, fand ich – mir fällt nur der Name im Moment nicht ein – eine Angabe, daß 12–15% der Patientinnen, die niedermolekulares Heparin erhielten, erfolgreich therapiert wurden, wobei bei Untersuchungen des Skalpvenenblutes des Kindes kein Übergang von Heparin in den kindlichen Kreislauf nachweisbar war.

BEMERKUNG:

Das niedermolekulare Heparin liegt bisher nur in der fixen Kombination mit dem Dihydroergotamin im Handel vor und ist daher in der Schwangerschaft bisher kontraindiziert. In absehbarer Zeit wird es auch ohne die fixe Kombination mit Dihydroergotamin vorliegen; dann ist zu erwarten, daß es Einzug in die Schwangerschaftstherapie halten wird.

Bisher ist nur Embolex von der Firma Sandoz im Handel, und das in fixer Kombination mit Dihydroergotamin.

ZIMMERMANN:

Fragmin ist ja bereits vom Bundesgesundheitsamt zugelassen, allerdings nur zur intravenösen Verabreichung zur Dialyse.

Gerinnungsstörungen bei Lebertransplantation – kasuistische Darstellung der hämostaseologischen Probleme

H. Böhrer

Einleitung

Die Anästhesie bei Lebertransplantation stellt eine der größten Herausforderungen für den Anästhesisten dar. Kardiovaskuläre Probleme addieren sich zu einer vielschichtigen Gerinnungsproblematik, deren Ursachen nicht nur in der Massivtransfusion, sondern auch in operationsspezifischen hämostaseologischen Veränderungen zu suchen sind.

Kasuistik

Die „normale" Lebertransplantation soll anhand eines 26jährigen Lebertumorpatienten erörtert werden. Patienten mit Lebertumoren weisen in der Regel sehr günstige Ausgangswerte der Gerinnungsparameter auf [17]. Beim genannten Patienten lagen sämtliche präoperativ gemessenen Werte – einschließlich der Thrombozytenzahl – im Normbereich.

Die Transplantation verlief in unserem Beispiel nach dem üblichen Schema [17]. Die Phase 1 der Operation, die präanhepatische Phase, bestand aus einer diffizilen chirurgischen Präparation, wobei der Anästhesist mit den typischen Problemen der Massivtransfusion konfrontiert wurde. Am Ende der Hepatektomie hatte der Patient 23 Erythrozytenkonzentrate (EK) und 21 Einheiten Frischplasma (FFP) erhalten. Der Quickwert war dabei auf 51% abgefallen, und auch die Thrombozytenzahl betrug weniger als die Hälfte des Ausgangswertes.

Am Ende der Leberexstirpation ging die Operation mit dem Abklemmen der Vena cava und der Pfortader in die Phase 2, die anhepatische Phase über. Die ausgeprägten Kreislaufeffekte nach Abklemmen der Hohlvene lassen sich vermindern durch den Einsatz einer veno-venösen Biopumpe [27], die ohne systemische Heparinisierung des Patienten für den Rückfluß des Blutes aus der unteren (V. femoralis und V. portae) in die obere (V. axillaris) Körperhälfte sorgt. Bei unserem Patienten kam der veno-venöse Bypass nicht zum Einsatz; der Patient hielt sich kreislaufstabil bei halbiertem Herzzeitvolumen. In den 50 Minuten der anhepatischen Phase mußten noch 4 EK und 4 FFP transfundiert werden.

Nach drei Gefäßanastomosen (2 × V. cava, V. portae) wurde die neue Leber reperfundiert, d. h. die Operation ging in die postanhepatische Phase über. Bei der Reperfusion der 1,5 kg schweren und 4°C kalten Leber werden kalte, kaliumreiche und saure Substanzen in den Gesamtorganismus eingeschwemmt. Heparin, das bei der Organentnahme in die Leber sequestriert wurde, wird jetzt freigesetzt. Vasoaktive und fibrinolytische Substanzen gelangen in den Kreislauf des Empfängerpatienten. Es entsteht ein Reperfusionssyndrom [1, 7, 9], das bis zum kardiovaskulären Kollaps führen kann. Teil dieses Geschehens ist die Reperfusionskoagulopathie [3, 22], die verursacht wird durch die Freisetzung des sequestrierten Heparins aus der Spenderleber und durch die Ausschwemmung von fibrinolytischen Substanzen, wobei die Aktivierung von Protein C eine wesentliche Rolle spielen soll. Beschuldigt wird auch das transfundierte Zitrat, das während der anhepatischen Phase nur ungenügend verstoffwechselt wird [24]. Die metabolische und kardiovaskuläre Instabilität des Patienten verstärkt diese Situation noch weiter.

Zur Beurteilung der Reperfusionskoagulopathie bevorzugen wir nicht die Thrombelastographie, wie sie von Kang et al. propagiert wird [15, 18, 19]. Eine schnellere Information über die Gerinnungsfähigkeit des Blutes erhalten wir durch den Clot Observation Test, den wir zu Beginn der postanhepatischen Phase in kurzen Abständen durchführen. Unser 26jähriger Patient bot nach der Reperfusion keine größeren Probleme; die Gerinnselbildung im Clot Observation Test war nur mäßig verzögert bei einem gleichzeitigen PTT-Anstieg von 43 auf 58 s. Ein spontanes Wiederauflösen des geronnenen Blutes als Zeichen einer Hyperfibrinolyse fand nicht statt. Bei intakten chirurgischen Anastomosen und einer funktionstüchtigen neuen Leber verlief die postanhepatische Phase benigne. Der Patient benötigte bis zum Ende der Operation noch weitere 15 EK und 14 FFP. Der Quickwert lag schließlich bei 58%, die Thrombozytenzahl nach Substitution mit acht Konzentraten bei 64000/mm^3. Im postoperativen Verlauf traten keine weiteren Gerinnungsprobleme auf.

Deutlich problematischer gestaltet sich die Gerinnungssituation bei Transplantationspatienten mit Leberzirrhose [4]. Unser zweiter Patient (41 J., Leberzirrhose) wies einen Ausgangsquickwert von 28% auf, das Antithrombin III war mit 46% erniedrigt, und die Thrombozytenzahl lag präoperativ aufgrund des Hypersplenismus bereits im thrombozytopenischen Bereich (35000/mm^3). Die intraoperative Substitution mit FFP und Plättchenkonzentraten reichte nicht aus; Fibrinogen, PPSB, Faktor-VIII-Konzentrat und Antithrombin III mußten zusätzlich hochdosiert verabreicht werden. Die neue Leber bei diesem Patienten funktionierte nur mäßig, die Gerinnung war postoperativ nur mit permanenter massiver Substitution zu kontrollieren, so daß der Patient am 17. postoperativen Tag retransplantiert werden mußte.

Ein dritter Patient (44 J., Leberzirrhose) wurde an einer auswärtigen Klinik transplantiert. Man begann 2 h 15 min nach Operationsbeginn mit dem veno-venösen Bypass, die Spenderleber wurde 1,5 h später reperfundiert. Bei intakten Anastomosenverhältnissen entwickelte sich eine diffuse massive Nachblutung bei ausgeprägter Koagulopathie. Da 5 h später trotz Substitution mit 72 EK, 60 FFP und 30 Plättchenkonzentraten noch keine Besserung abzusehen war, machte man sich auf die Suche nach einer neuen Spenderleber, die bereits weitere 5 h später eintraf. Bei der zweiten Leberreperfusion kam es zu einem Vollbild des Reperfusionssyndroms: der systolische Blutdruck fiel auf 20 mmHg ab, der Patient wurde bradykard. Nach zweiminütiger Herzdruckmassage konnte mit Katecholamin- und Kalziumunterstützung ein stabiler Kreislauf aufgebaut werden. Auch nach Implantation der zweiten Spenderleber bestand eine massive diffuse Nachblutung bei weiterhin ausgeprägter Koagulopathie. 25 Stunden nach Narkoseeinleitung verstarb der Patient in **tabula** im

hämorrhagischen Schock nach Transfusion von 155 EK, 136 FFP und 80 Plättchenkonzentraten.

Diskussion

Ein Charakteristikum der Lebertransplantation ist die exzessive operative Blutung
von bis zu 45 Litern [29] und darüber, wobei Massivtransfusionen von über 200
Erythrozytenkonzentraten erforderlich werden können [17, 28]. Bei Patienten mit
Lebertumor oder biliärer Zirrhose müssen im Durchschnitt nur 15 EK substituiert
werden, während bei anderen Zirrhoseformen und bei sklerosierender Cholangitis
die durchschnittlichen Transfusionsvolumina deutlich höher liegen [8]. Dem Anästhesisten bieten sich hierbei die typischen Probleme der Massivtransfusion: zum einen
entsteht ein Dilutionseffekt durch ungenügende Substitution der Einzelkomponen-
ten, die Thrombozytenzahl fällt ab, Gerinnungsfaktoren und -inhibitoren sind in ihrer
Konzentration reduziert; zum anderen kann ein zusätzlicher Verbrauch der Einzel-
substanzen die Reduktion wichtiger Komponenten beschleunigen. Andere Auswirkungen der Massivtransfusion, wie Hypothermie und das Problem der Mikroaggre-
gate lassen sich durch den konsequenten Einsatz von Wärmesystemen und Mikrofil-
tern vermindern.

Im Rahmen einer Massivtransfusion stellt das transfundierte Zitrat in der Regel
kein Problem dar, da es in der Leber metabolisiert wird. Nur ein kleinerer Anteil
unterliegt der Verstoffwechselung im Muskelgewebe und im renalen Kortex. Bei
reduzierter Leberfunktion – insbesondere während der anhepatischen Phase – ist in
Kombination mit Hypothermie oder Azidose der Zitratmetabolismus stark verlang-
samt. Es kommt zu einer Zitratintoxikation [24], die charakterisiert ist durch den
Anstieg des Serumzitratspiegels, ionisierte Hypokalzämie und hämodynamische
Instabilität [11, 13, 21, 25]. Da bei der Lebertransplantation mit jedem EK in der
Regel auch ein FFP ersetzt wird [6, 14], ist eine Kalziumsubstitution frühzeitig
indiziert. Empfohlen wird 1 g $CaCl_2$ auf jeweils sechs Einheiten zitrathaltiger
Blutprodukte (FFP und EK), wobei der Messung des ionisierten Kalziums im Serum
eine überragende Bedeutung zukommt [24]. Die ionisierte Hypokalzämie zeigt auf
die Blutgerinnung erst im Bereich unterhalb von 0,5 mmol/l Ca^{++} Effekte, die dann
jedoch deutlich nachweisbar werden [15]. Durch die Verstoffwechselung des akku-
mulierten Zitrates entsteht bei den meisten Lebertransplantationspatienten postoperativ eine ausgeprägte metabolische Alkalose [10].

Der immunosuppressive Effekt von Bluttransfusionen ist inzwischen mehrfach
nachgewiesen worden, insbesondere bei Karzinompatienten ist nach Transfusion
ein verstärktes Tumorwachstum beobachtet worden [26]. Inwieweit eine Massivtransfusion das Immunsystem supprimiert, ob eine Korrelation mit der Anzahl der
transfundierten Konserven besteht, und ob Lebertransplantationspatienten von
dieser potentiellen Immunosuppression profitieren, ist bisher nicht näher untersucht.

Bei intraoperativem Einsatz von Cell-Saver-Systemen läßt sich bis zu 30% des
verlorenen Blutes wiedergewinnen und autotransfundieren [16, 20]. Offen bleibt
dabei die Frage nach der Kontamination des Blutes in der Abdominalchirurgie, wobei
während der Lebertransplantation zumindest das Gallengangsystem eröffnet wird.

Weitere klinische Untersuchungen sind erforderlich, um negative Auswirkungen auf immunsupprimierte Patienten auszuschließen.

Da bei der Lebertransplantation eine eindeutig positive Korrelation zwischen den präoperativen Gerinnungsabnormalitäten und der Menge des transfundierten Blutes besteht [5], erscheint eine präoperative Optimierung der Gerinnung sinnvoll. Präoperative Thrombozytenkonzentratgabe und Plasmaaustausch sollen deutliche Vorteile erbringen; auf die Bedeutung von Antithrombin III haben Lohse et al. hingewiesen [23]. Besonderes Gewicht gewinnt die präoperative Korrektur eines derangierten Gerinnungssystems bei Patienten, die zur Retransplantation anstehen.

Neben den häufig pathologischen Ausgangsgerinnungsparametern und der Massivtransfusion bilden operationsspezifische Gerinnungsprobleme eine dritte Problematik. Die Leber ist ein aktives Stoffwechselorgan, das eine wichtige Rolle im Gerinnungs- und Fibrinolysesystem spielt. In der Leber werden sämtliche Gerinnungsfaktoren (mit Ausnahme von Faktor VIII), mehrere Komponenten des fibrinolytischen Systems (Plasminogen, Protein C, Protein S) und wichtige Regulatoren der Gerinnung (Antithrombin III, Alpha-2-Makroglobulin) synthetisiert. Bei der Reperfusion der Spenderleber ereignen sich häufig akute Veränderungen im Gerinnungssystem, die verstärkt werden durch den instabilen Kreislauf und einen Temperaturabfall um 2 °C von z. B. 33 °C auf 31 °C [6]. Zur Dilutionskoagulopathie [22] addieren sich gleichzeitig der Heparineffekt [3, 12] und die explosive Hyperfibrinolyse, die nach Kang [15, 18] nicht sekundär durch eine Verbrauchskoagulopathie, sondern primär durch Aktivierung des fibrinolytischen Systems entsteht.

Zur serienmäßigen Beurteilung der Gerinnungsänderungen während der Reperfusionsperiode setzen wir in kurzen Abständen den Clot Observation Test ein, der eine Beobachtung der Bildung eines Gerinnsels und seiner eventuellen Wiederauflösungstendenz zuläßt [2]. Hierbei wird in standardisierte Glasröhrchen in 5-Minuten-Abständen jeweils 3 ml Nativblut eingebracht und anschließend bei 22 °C beobachtet. Normale (7–10 min) und verlängerte Gerinnungszeiten (mit oder ohne Wiederauflösung der Gerinnsel) bis hin zur völligen Ungerinnbarkeit des Blutes über 1 Stunde lassen dynamische Veränderungen der Gerinnung rasch erkennen.

Wenn die Spenderleber an das Kreislaufsystem des Empfängerpatienten angeschlossen ist, läßt man das Gerinnungssystem sich eine halbe Stunde lang erholen. Danach sollte eine aggressive Substitutionstherapie begonnen werden. Bei einem Patienten, dessen neue Leber nur mäßig arbeitet, ist ein persistierender schlechter Gerinnungsstatus zu erwarten; eine kontinuierliche Substitutionstherapie ist hierbei erforderlich [17].

Aufgrund der Variationsbreite der intraoperativen Transfusion von weniger als 10 Blutkonserven bis zu über 200 Konserven müssen Anästhesist und Blutbank auf eine Massivtransfusion von über 200 EK vorbereitet sein [17]. Logistische Probleme sind möglich [14, 28], dürfen jedoch nicht mit der Basisversorgung anderer Patienten interferieren. Eine enge Kommunikation und Kooperation zwischen Anästhesist, Blutbank und Labormediziner erscheint essentiell.

Literatur

1. Aggarwal S, Kang Y, Freeman JA, Fortunato FL, Pinsky MR (1987) Postreperfusion Syndrome: Cardiovascular Collapse Following Hepatic Reperfusion During Liver Transplantation. Transplant Proc 19:54–55 [Suppl 3]
2. Barthels M, Poliwoda H (1987) Gerinnungsanalysen: Interpretation, Schnellorientierung, Therapiekontrollen. Thieme, Stuttgart New York, 3. überarb Aufl, S 217–218
3. Bellani KG, Estrin JA, Ascher NL, Najarian JS, Bushman J, Buckley JJ (1987) Reperfusion Coagulopathy During Human Liver Transplantation. Transplant Proc 19:71–72 [Suppl 3]
4. Bontempo FA, Lewis JH, Ragni MV, Starzl TE (1986) The Preoperative Coagulation Pattern in Liver Transplant Patients. In: Winter PM, Kang YG (eds) Hepatic Transplantation. Anesthetic and Perioperative Management. Praeger Publishers, New York, pp 135–141
5. Bontempo FA, Lewis JH, van Thiel DH, Spero JA, Ragni MV, Butler P, Israel L, Starzl TE (1985) The Relation of Preoperative Coagulation Findings to Diagnosis, Blood Usage, and Survival in Adult Liver Transplantation. Transplantation 39:532–536
6. Borland LM, Martin DJ (1987) Anesthesia Considerations for Orthotopic Liver Transplantation. In: Brown BR (ed) Anesthesia and Transplantation Surgery. FA Davis Company, Philadelphia (Contemporary Anesthesia Practice, vol 10, pp 157–182)
7. Borland LM, Roule M, Cook DR (1985) Anesthesia for Pediatric Orthotopic Liver Transplantation. Anesth Analg 64:117–124
8. Butler P, Israel L, Nusbacher J, Jenkins DE, Starzl TE (1985) Blood Transfusion in Liver Transplantation. Transfusion 25:120–123
9. Carmichael FJ, Lindop MJ, Farman JV (1985) Anesthesia for Hepatic Transplantation: Cardiovascular and Metabolic Alterations and their Management. Anesth Analg 64:108–116
10. Driscoll DF, Bistrian BR, Jenkins RL, Randall S, Dzik WH, Gerson B, Blackburn GL (1987) Development of Metabolic Alkalosis after Massive Transfusion during Orthotopic Liver Transplantation. Crit Care Med 15:905–908
11. Gray TA, Buckley BM, Sealey MM, Smith SCH, Tomlin P, McMaster P (1986) Plasma Ionized Calcium Monitoring during Liver Transplantation. Transplantation 41:335–339
12. Howland WS, Ryan GM, Bettigole RE, Fortner JG (1970) Coagulation Abnormalities Associated with Liver Transplantation. Surgery 68:591–596
13. Ickx B, Walker S, Farman JV (1987) Ionized Calcium Levels during Liver Transplantation. European Journal of Anaesthesiology 4:421–427
14. Jenkins DE, Israel LB (1986) Adaptation of a Large Blood Bank to an Active Liver Transplantation Service. In: Winter PM, Kang YG (eds) Hepatic Transplantation. Anesthetic and Perioperative Management. Praeger Publishers, New York, pp 229–240
15. Kang YG (1986) Monitoring and Treatment of Coagulation. In: Winter PM, Kang YG (eds) Hepatic Transplantation. Anesthetic and Perioperative Management. Praeger Publishers, New York, pp 151–176
16. Kang Y, Aggarwal S, Freeman JA (1987) Update on Anesthesia for Adult Liver Transplantation. Transplant Proc 19:7–12 [Suppl 3]
17. Kang YG, Gelman S (1987) Liver Transplantation. In: Gelman S (ed) Anesthesia and Organ Transplantation. WB Saunders, Philadelphia, pp 139–185
18. Kang Y, Lewis JH, Navalgund A, Russell MW, Bontempo FA, Niren LS, Starzl TE (1987) Epsilon-aminocaproic Acid for Treatment of Fibrinolysis during Liver Transplantation. Anesthesiology 66:766–773
19. Kang YG, Martin DJ, Marquez J, Lewis JH, Bontempo FA, Shaw BW, Starzl TE, Winter PM (1985) Intraoperative Changes in Blood Coagulation and Thrombelastographic Monitoring in Liver Transplantation. Anesth Analg 64:888–896
20. Kang Y, Virji MA, Lewis JH, Aggarwal S, Freeman JA, Fortunato F (1987) Autotransfusion during Liver Transplantation. Anesthesiology 67:A83
21. Kost GJ, Jammal MA, Ward RE, Safwat AM (1986) Monitoring of Ionized Calcium during Human Hepatic Transplantation. Critical Values and Their Relevance to Cardiac and Hemodynamic Management. Am J Clin Pathol 86:61–70
22. Lewis JH, Bontempo FA, Kang YG, Spero JA, Ragni MV, Starzl TE (1986) Intraoperative Coagulation Changes in Liver Transplantation. In: Winter PM, Kang YG (eds) Hepatic Transplantation. Anesthetic and Perioperative Management. Praeger Publishers, New York, pp 142–150

Transplantation. Anesthetic and Perioperative Management. Praeger Publishers, New York, pp 142–150
23. Lohse W, Winkler H, Wolff H (1985) Zur Bedeutung des Antithrombin III bei klinischen Lebertransplantationen. Zbl Chirurgie 110:803–810
24. Marquez JM (1986) Citrate Intoxication during Hepatic Transplantation. In: Winter PM, Kang YG (eds) Hepatic Transplantation. Anesthetic and Perioperative Management. Praeger Publishers, New York, pp 110–119
25. Marquez J, Martin D, Virji MA, Kang YG, Warty VS, Shaw B, Sassano JJ, Waterman P, Winter PM, Pinsky MR (1986) Cardiovascular Depression Secondary to Ionic Hypocalcemia during Hepatic Transplantation in Humans. Anesthesiology 65:457–461
26. Schriemer PA, Longnecker DE, Mintz PD (1988) The Possible Immunosuppressive Effects of Perioperative Blood Transfusion in Cancer Patients. Anesthesiology 68:422–428
27. Shaw BW, Martin DJ, Marquez JM, Kang YG, Bugbee AC, Iwatsuki S, Griffith BP, Hardesty RL, Bahnson HT, Starzl TE (1984) Venous Bypass in Clinical Liver Transplantation. Ann Surg 200:524–534
28. Smit Sibinga CT, Achterhof L, Waltje J, Swieringa J, Das PC (1985) Blood Bank Logistics in Liver Transplantation. In: Gips CH, Krom RAF (eds) Progress in Liver Transplantation. Martinus Nijhoff Publishers, Dordrecht Boston Lancaster, pp 85–89
29. van Imhoff GW, Wesenhagen H, Haagsma E, Smit Sibinga CT, Krom RAF, Gips CH (1984) Bleeding during Orthotopic Liver Transplantation in Man. In: Fondu P, Thijs O (eds) Haemostatic Failure in Liver Disease. Martinus Nijhoff Publishers, Boston The Hague Dordrecht Lancaster, pp 121–126

Intraoperative Überwachung der Blutgerinnung während Lebertransplantationen

M. A. A. Kratzer, H. J. Dieterich, H. Denecke und M. Knedel

Einleitung

Im Verlaufe von Lebertransplantationen kommt es – verglichen zu anderen großen Gefäßoperationen – in einem relativ großen Prozentsatz zu massiven Blutungen. Mehrere Ursachen sind hierfür verantwortlich:

1. Während der langen Operationszeit (8–12 h) werden viele Gefäße eröffnet und mehrere große Gefäße (Vena cava inf. et sup., Arteria hepatica, V. portae) anastomosiert. Gerade beim Vorliegen von anatomischen Veränderungen (wie z.B. bei der portalen Hypertension) können erhebliche chirurgisch-technische Schwierigkeiten auftreten, die den Blutverlust drastisch ansteigen lassen.
2. Patienten, die sich einer Lebertransplantation unterziehen müssen, weisen häufig einen schlechten Gerinnungsstatus mit niedrigem Quickwert, verlängerter PTT und verminderter Thrombozytenzahl auf.
3. Um die geschädigte Leber des Patienten zu entfernen und durch ein neues Organ zu ersetzen, müssen alle Lebergefäße über einen längeren Zeitraum unterbunden werden. Während dieser sog. anhepatischen Phase können wichtige Gerinnungs-faktoren sowie Inhibitoren des Hämostasesystems nicht mehr produziert werden. Eine noch größere Bedeutung scheint der Ausfall der „Clearance"-Funktion des Leber-RES zu sein. Letzteres eliminiert unter physiologischen Bedingungen die aktivierten Gerinnungsfaktoren aus dem Blutstrom.
4. Fällt das Herzminutenvolumen des Patienten nach Unterbindung der V. cava inf. zu sehr ab, muß – über einen veno-venösen Bypass – Blut aus der unteren in die obere Körperhälfte gepumpt werden. Die Anwendung dieses extrakorporalen Kreislaufs geschieht in der Regel ohne Heparingabe. Auch wenn die Oberflächen des Systems mit Heparin beschichtet sind, wird man mit einer Aktivierung des Hämostasesystems rechnen müssen.
5. Die Perfusion des transplantierten anoxischen Organs nach abgeschlossener Anastomose führt zu einer weiteren erheblichen prokoagulatorischen Stimulie-rung des Gerinnungssystems.

Es ist verständlich, daß die 5 aufgeführten Punkte physiologische Kompensationsme-chanismen des Hämostasesystems überlasten können. Folge davon sind lebens-bedrohliche Blutungen, die den Anästhesisten zu massivem Blutersatz (bis zu 120 l) zwingen.

Ein wichtiges Ziel der intraoperativen Behandlung liegt daher in der Minimierung des Blutverlustes bzw. Blutersatzes. Unser Arbeitskonzept besteht darin, spezifische Parameter der Blutgerinnung intraoperativ zu messen, den genauen Mechanismus der Hämostasestörung zu verstehen und durch gezielte Maßnahmen rechtzeitig dem Zusammenbruch des Gerinnungssystems entgegenzutreten.

Methode

Die intraoperative Überwachung des Patienten geschieht durch ein mobiles Laborsystem, das bei Beginn der Lebertransplantation in die unmittelbare Nähe des Operationssaals gefahren wird. Dort werden vom Laborarzt in engem Kontakt mit dem Anästhesisten die notwendigen Blutparameter bestimmt. Dieses fahrbare Labor (Abb. 1) besteht aus folgenden Untereinheiten (Abb. 2):

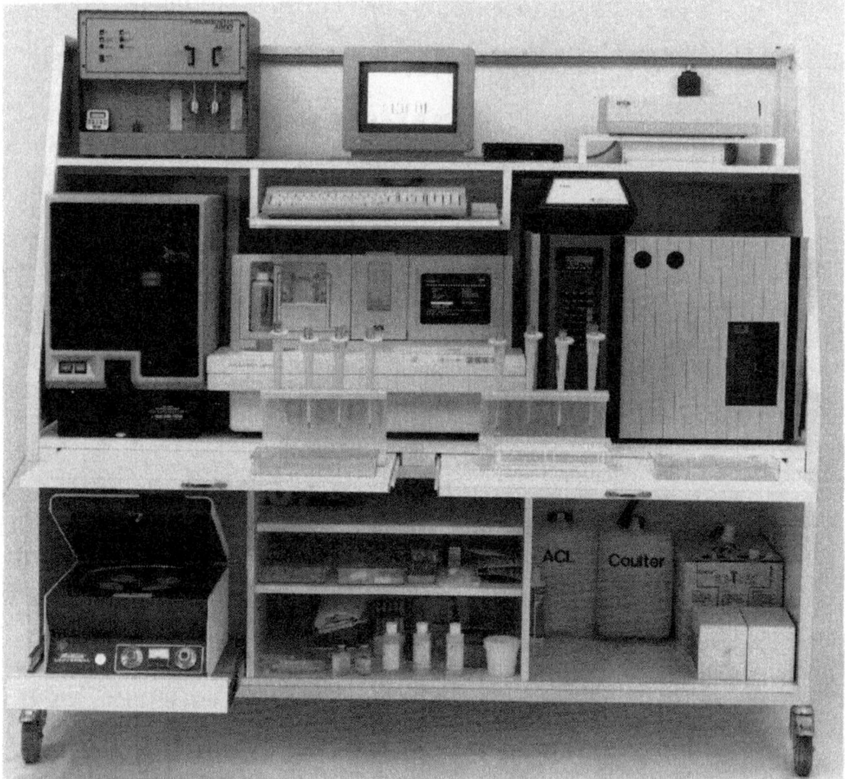

Abb. 1. Photographische Wiedergabe der fahrbaren Laboreinheit zur intraoperativen Überwachung bei Lebertransplantationen. Oben (jeweils von links nach rechts): 1. Thombostat 4000 für die Messung der Thrombozytenfunktion, 2. Graphikbildschirm, 3. Printer; Mitte: 4. Nova 6 zur Messung der Elektrolytekonzentration, 5. ACL zur Bestimmung von Gerinnungsparametern, 6. Coulter-Counter für hämatologische Meßwerte; unten: 7. Zentrifuge, 8. Ablage

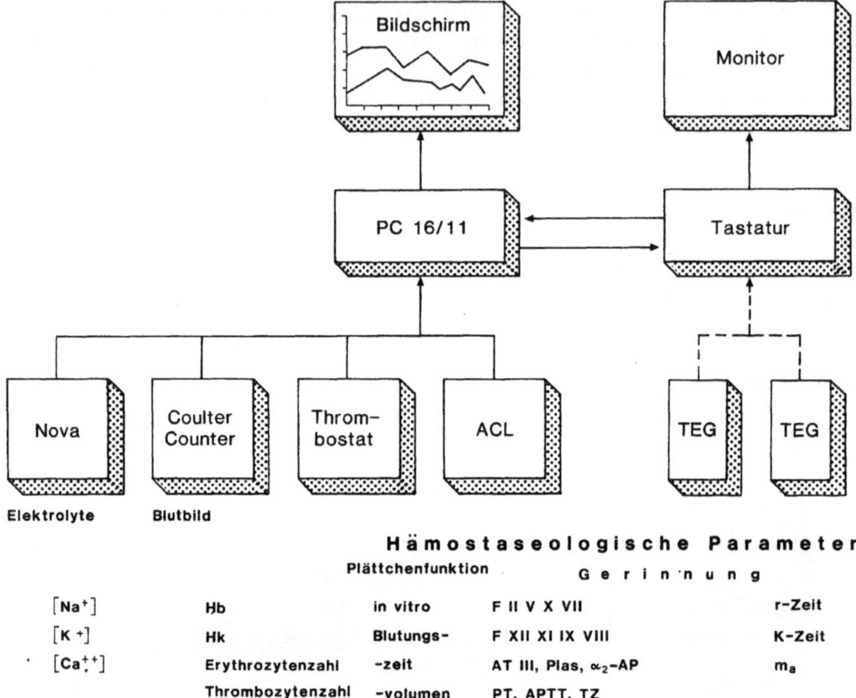

Abb. 2. Schematische Übersicht über das fahrbare Laborsystem

1. Ein Zentrifugalanalysator (ACL, Instrumentation Laboratory) vermag die Gerinnungsfaktoren des intrinsischen Systems (aPTT, F XII, F XI, F IX, F VIII), des extrinsischen Systems (PT, F VII, F X, F V, F II, Fibrinogen) sowie Antithrombin III, Plasminogen und a2-Antiplasmin zu bestimmen. Die Gerinnungszeiten werden mit diesem System nephelometrisch gemessen, außerdem erlaubt das Gerät die Anwendung von chromogenen Substraten, z.B. für die AT III-Bestimmung.
2. Die Erfassung der Thrombozytenfunktion (Plättchenadhäsion, -aggregation und -freisetzungsreaktion) erfolgt mit einer neuen globalen Methode (Thrombostat 4000, VDG von der Goltz, D-8221 Seeon), die auf einer Technik von Kratzer & Born basiert [1]. Das Prinzip dieser Methode (Abb. 3) besteht darin, durch Perfusion eines künstlichen Gefäßes mit antikoaguliertem Blut eine In-vitro-Blutungszeit (BT) bzw. ein In-vitro-Blutungsvolumen (BV) zu messen. Ein Vorteil dieser Methode liegt in der Schnelligkeit und Einfachheit der Anwendung: Das computerisierte Gerät liefert innerhalb von ca. 4 min das Ergebnis, wobei man nur 1 ml Vollblut (antikoaguliert mit Natriumzitrat 1:10) pro Messung benötigt. Blutabnahme: Über einen zentralvenösen Katheter, den man durch Perfusion mit Elektrolytlösungen offen hält, werden zuerst 10 ml Blut aspiriert und verworfen.

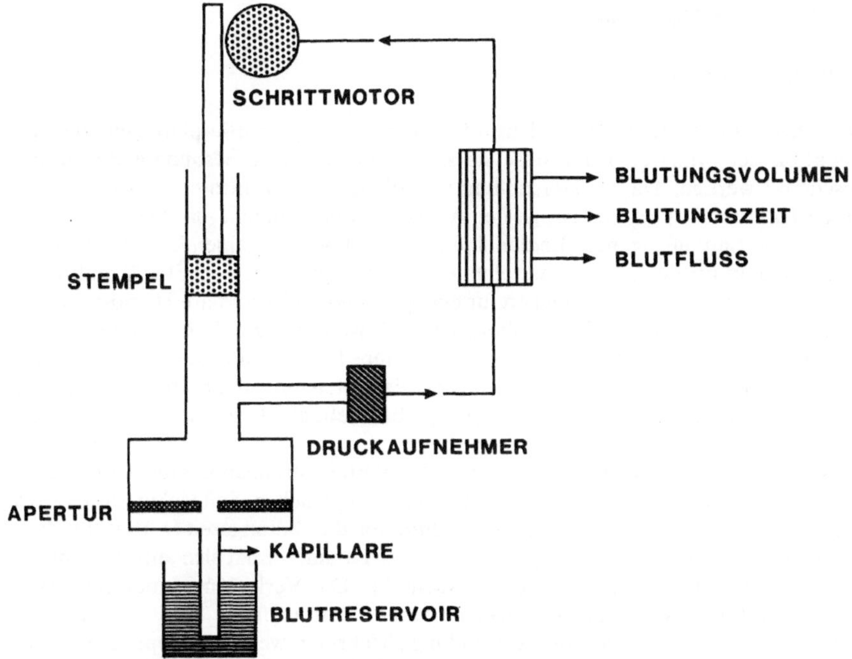

Abb. 3. Prinzip der In-vitro-Blutungszeitmethode zur Messung der Thrombozytenfunktion. Antikoaguliertes Blut fließt unter konstantem Druck über ein künstliches Gefäß, letzteres besteht aus einer Kapillare und einer Apertur. Analog zur entsprechenden In-vivo-Methode haften die Blutplättchen an der Apertur und vermindern dadurch den Blutstrom, der mit Hilfe einer computergesteuerten Regeleinrichtung erfaßt wird. Als Meßwerte werden das In-vitro-Blutungsvolumen bzw. Blutungszeit sowie der initiale Blutfluß ausgegeben

Dann werden 4,5 ml Blut mit 0,5 ml Natriumzitrat für die Messung gemischt. Das Blut wird mit einer Pipette vorsichtig in 1 ml Eppendorfhütchen abgefüllt und ca. 15 min bei Zimmertemperatur bis zur Messung stehengelassen.
3. Zwei Thrombelastographen werden eingesetzt, um das Auftreten einer fibrinolytischen Aktivität im Blut feststellen zu können.
4. Die Bestimmung der hämatologischen Parameter (Hämoglobin, Hämatokrit, Erythrozyten- und Thrombozytenzahl) erfolgt mit einem T 540 Coulter-Counter. Bei Operationen mit massiver Transfusion von Natriumzitrat-haltigen Blutprodukten hat die Messung des ionisierten Ca^{++} eine entscheidende Bedeutung, es wird zusammen mit der K^+- und Na^+-Konzentration von einer Nova 6 erfaßt.

Zur graphischen Darstellung der Meßparameter nach der Zeit und deren mathematischer Verknüpfung werden die Ergebnisse in einen Personalcomputer eingespeist.

Ergebnisse und Diskussion

Primäre Hämostase

Bei Massivtransfusionen muß dem adäquaten Ersatz von Blutplättchen, die die Funktion der primären Hämostase stark beeinflussen, eine besondere Beachtung geschenkt werden. Da die Herstellung von Plättchenkonzentraten aufwendig und deren Haltbarkeit begrenzt ist, ist der Anästhesist gezwungen, mit diesen Blutprodukten sparsam umzugehen. Leider sind die Thrombozytenzahlen kein verläßlicher Anhaltspunkt für die Indikationsstellung zur Plättchentransfusion: 50000 funktionsfähige Plättchen pro µl Blut reichen für eine physiologische primäre Hämostase aus. Aber gerade bei einer Verbrauchskoagulabilität werden die zirkulierenden Thrombozyten durch Thrombin aktiviert, sie setzen ihre Inhaltsstoffe frei und sind daher unfähig zu aggregieren. So können bei einem Patienten mit einer ausreichenden Zahl von beispielsweise 100000 Plättchen pro µl Blut lebensgefährliche Blutungen auftreten.

Aus den geschilderten Gründen erscheint es vorteilhaft, nicht nur die Thrombozytenzahl, sondern auch deren Funktion ständig zu überwachen. Seit vielen Jahren wird zur Erfassung der globalen Thrombozytenfunktion die Blutungszeit (z. B. nach Marx [2] oder nach Mielke [3]) herangezogen. Dieser Parameter hat sich außerordentlich bewährt. Die Methoden haben leider Nachteile: Die Verletzungen der Haut sind schmerzhaft und verursachen Narben, daher kann man sie nicht beliebig oft wiederholen, auch erfordet die Anwendung Erfahrung, wenn man reproduzierbare Ergebnisse erhalten will. Verständlicherweise kann man diese Techniken schlecht während einer Operation anwenden, bei der der Patient fast vollständig durch sterile Tücher abgedeckt wird.

Hier liegen die Vorteile der sog. „in vitro" oder „ex vivo" Blutungszeit [1]. Die Abbildung 4 demonstriert als Beispiel eine Meßserie, die während einer Lebertransplantation durchgeführt wurde.

Auf der y-Achse ist jeweils das durch das künstliche Gefäß geflossene Blutungsvolumen (BV) bzw. der Blutfluß (F) dargestellt, die x-Achse stellt die Zeit dar. BV steigt in den ersten 20 s der Messung linear an und F bleibt annähernd konstant; anschließend fällt F durch Verschluß des künstlichen Gefäßes auf null ab. Aus der graphischen Beziehung errechnet der Computer die In-vitro-Blutungszeit und das In-vitro-Blutungsvolumen.

Zu Beginn der Operation (Abb. 4a) lagen BT = 70 s, BV = 170 µl und F = 150 µl/min innerhalb des Referenzbereiches bei physiologischer Plättchenzahl von 205000/µl. Vier Stunden später (Abb. 4d) war die Plättchenzahl abgefallen (72000/µl) und BT (200 s), BV (400 µl) bzw. der initiale Flow (IF = 200 µl) auf pathologische Werte angestiegen. Nach der Infusion von insgesamt drei Plättchenkonzentraten verbesserten sich alle Parameter weitgehend (Abb. 4e).

Zur Interpretation der Ergebnisse muß man sich vor Augen halten, daß die Blutungszeit in vitro wie auch die entsprechende globale In-vivo-Methode die Gesamtfunktion der primären Hämostase erfaßt. Diese ist einmal abhängig von der Thrombozytenadhäsion, -aggregation und -freisetzungsreaktion. Außerdem beeinflussen die Erythrozyten (RBC) die Hämostasefunktion, hauptsächlich aus physikalischen Gründen: Sie erhöhen durch ihre Rührbewegung (sog. red cell augmented

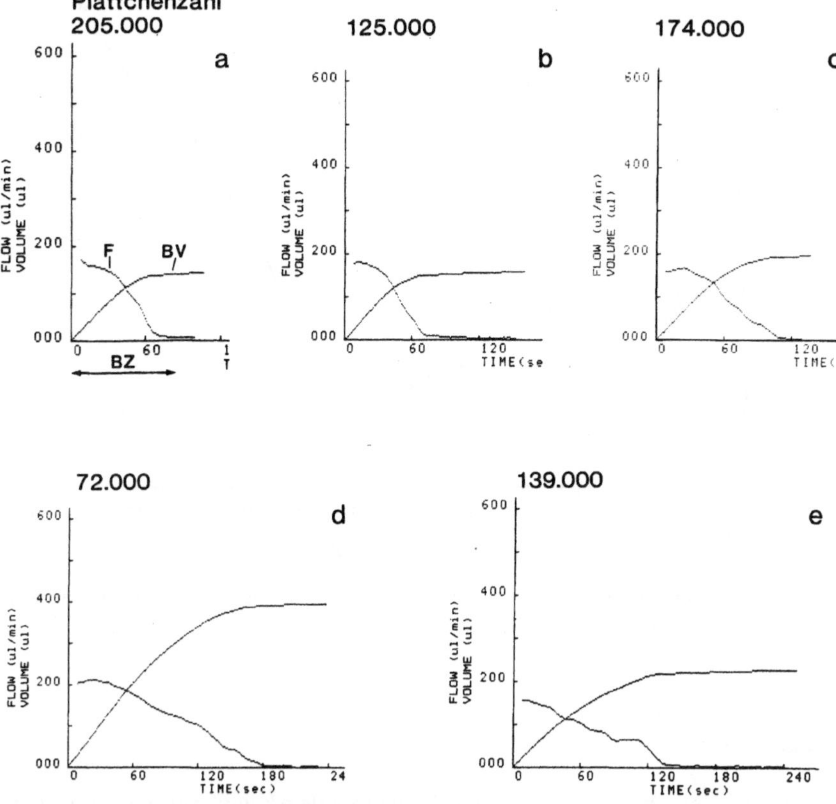

Abb. 4a–e. Intraoperative Messung der In-vitro-Blutungsparameter während einer Lebertransplantation. Messung **a:** Beginn der Operation; **b, c:** 1 bzw. 3 h später; **d:** während der anhepatischen Phase; **e:** nach Gabe von Plättchenkonzentration

diffusion) ganz wesentlich die Interaktion der Plättchen mit den Kollagenfasern bzw. der Plättchen untereinander; zusätzlich vergrößern die RBC die Viskosität des Blutes; beide Bedingungen führen zu einer Verminderung von BZ und BV. Dieser Erythrozytenparameter kann gut durch den IF-Parameter erfaßt werden. Konsequenterweise läßt sich bei hohem IF eine Verbesserung der primären Hämostase erreichen, indem man RBC-Konzentrate gibt!

Auch postoperativ kann die Funktion der primären Hämostase mit der Methode der In-vitro-Blutungszeit durch tägliche Messungen gut verfolgt werden (Abb. 5). Hier wird die Dissoziation zwischen Thrombozytenzahl und -funktion deutlich erkennbar: Trotz niedriger Plättchenzahlen (um 35000) normalisierten sich BV und BZ (letztere nicht dargestellt) von Tag zu Tag.

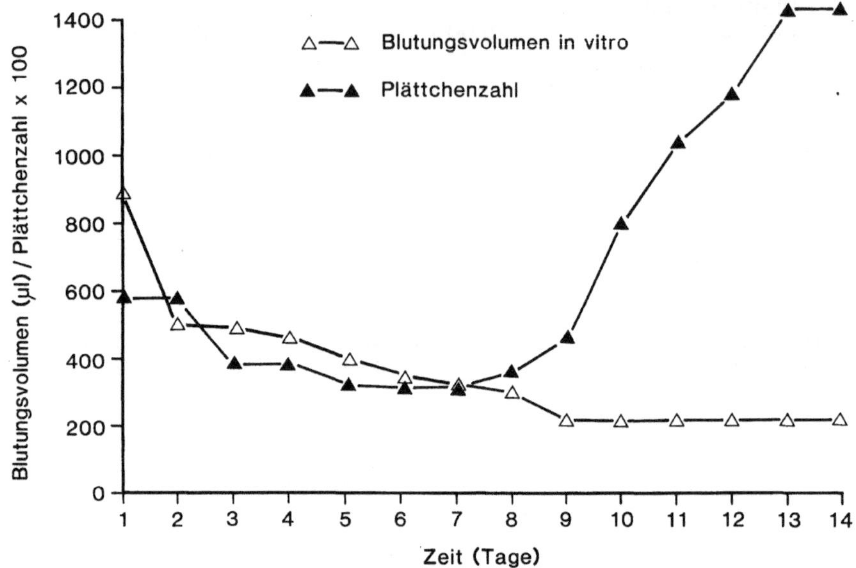

Abb. 5. Postoperative Messung des In-vitro-Blutungsvolumens im Vergleich zur Thrombozytenzahl am Beispiel einer Lebertransplantation

Sekundäre Hämostase

Die Funktion der sekundären Hämostase besteht aus dem komplexen Zusammenwirken vieler Einzelfaktoren. Da man während einer Lebertransplantation (aus ökonomischen und zeitlichen Gründen) nicht alle Gerinnungsfaktoren bestimmen kann, stellt sich die Frage, welche der einzelnen Parameter gemessen werden müssen. Unser Leitziel liegt hier in der optimalen Unterstützung des Anästhesisten. Um eine Entscheidung in dieser Sache zumindest vorzubereiten, haben wir während 20 Lebertransplantationen in kürzeren Abständen von ca. 1–2 Stunden fast alle bekannten Gerinnungsfaktoren bestimmt. Bei der vorläufigen Auswertung der Zeitverläufe ergab sich eine interessante Konstellation, die häufig vorkam und in Abbildung 6 dargestellt ist. Man sieht hier den Verlauf der Faktoren des extrinsischen Systems. Der Quickwert verläuft annähernd in derselben Größenordnung wie die Konzentrationen der Faktoren II, VII und X. Eine Ausnahme macht der Faktor V, der beim Meßpunkt 4 vor Beginn der anhepatischen Phase relativ stärker abfällt. Diese Abweichung erscheint deshalb bemerkenswert, weil der Blutverlust in dieser Operationsphase plötzlich anstieg (Abb. 6 oben). Die Ursache dieses Phänomens soll anhand des Gerinnungsschemas erläutert werden (Abb. 7).

Die adäquaten Reize (oder Inputs) für die Auslösung der sekundären Hämostase sind entweder verletzte Gewebe mit der Freisetzung von Thromboplastin (extrinsisches System) oder künstliche Oberflächen (intrinsisches System). Fast alle Oberflä-

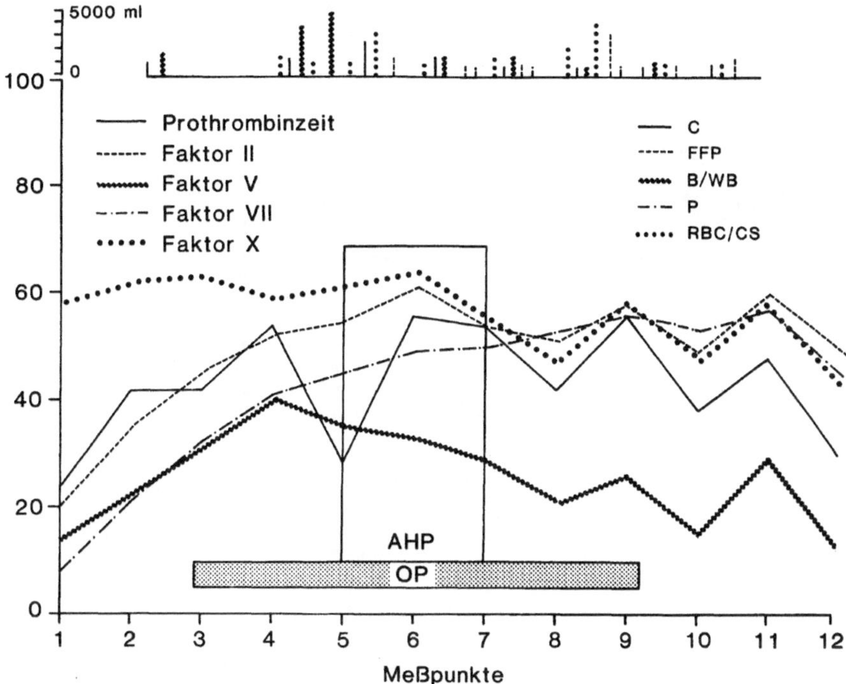

Abb. 6. Verlauf der Gerinnungsfaktoren des extrinsischen Systems während einer Lebertransplantation (OP) bzw. der anhepatischen Phase (AHP). Oben Menge des Blutersatzes (C: Elektrolytlösungen, FFP: Fresh frozen plasma, B/WB: Vollblut, P: Plättchenkonzentrat, RBC/CS: Erythrozytenkonzentrate

chen – außer der Oberfläche von Endothelzellen – aktivieren das endogene Gerinnungssystem. Die Ausgangsgröße (Output) beider Wege ist die Bildung von Fibrin. Inputs und Output sind durch die Gerinnungsfaktoren funktionell verknüpft; ihre Aufgabe liegt in der Verstärkung der Eingangssignale. Das intrinsische System benötigt – aufgrund des schwachen Inputsignals – mehr Verstärkungsstufen als das extrinsische System.

Zwei Gerinnungsfaktoren nehmen eine Sonderstellung ein: Die Kofaktoren V und VIII werden durch Thrombin direkt aktiviert und damit zerstört (dicke Pfeile in Abb. 6). Durch diese retrograde Aktivierung entsteht eine positive Rückkopplung im System, die eine ganz erhebliche Verstärkung der Enzymreaktionen bewirkt. Der vergleichsweise starke Abfall des Faktors V in Abbildung 6 könnte durch die proteolytische Wirkung von Thrombin erklärt werden.

Um diesen Zusammenhang näher zu überprüfen, haben wir das Verhältnis der Faktoren VIII/VII und V/VII aufgetragen (Abb. 8). Diese Quotienten sind – im Gegensatz zu den Absolutwerten – relativ unabhängig von der Wirkung von Infusionen; letztere führen entweder zu einer Verminderung (im Falle von Elektrolytlösungen)

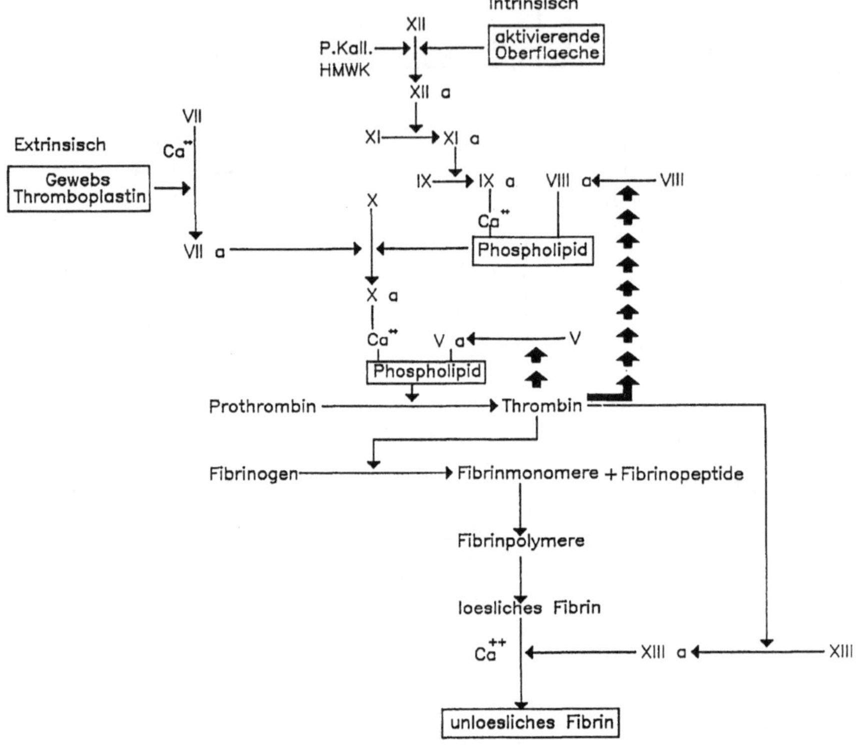

Abb. 7. Schematische Darstellung der Funktion der sekundären Hämostase

oder zu einer Erhöhung (z.B. bei Gabe von „fresh frozen plasma" FFP) der Gerinnungsfaktoren. Um zu entscheiden, ob die angegebenen Quotienten den selektiven Verbrauch der Gerinnungsfaktoren V und VIII durch die Wirkung von Thrombin annähernd korrekt widerspiegeln, wurde gleichzeitig der Thrombin-Antithrombinkomplex (TAT) – als Parameter der Thrombinbildung – bestimmt. In der Tat findet man ein Minimum der Quotienten immer dann, wenn die Thrombinbildung ein Maximum zeigt. Die Abbildung 8 illustriert außerdem noch den Verlauf des Fibrinspaltproduktes D-Dimer; dieser Parameter steigt nach Einsetzen der Thrombinbildung an.

Mechanismus der Hämostasestörung

Die typischen Verläufe der Gerinnungsparameter, die wir während unserer Lebertransplantationen gesehen haben, legen als Aktivierungsmechanismus der Hämostase eine typische Verbrauchskoagulopathie (siehe auch 4) mit folgenden Stadien dar:

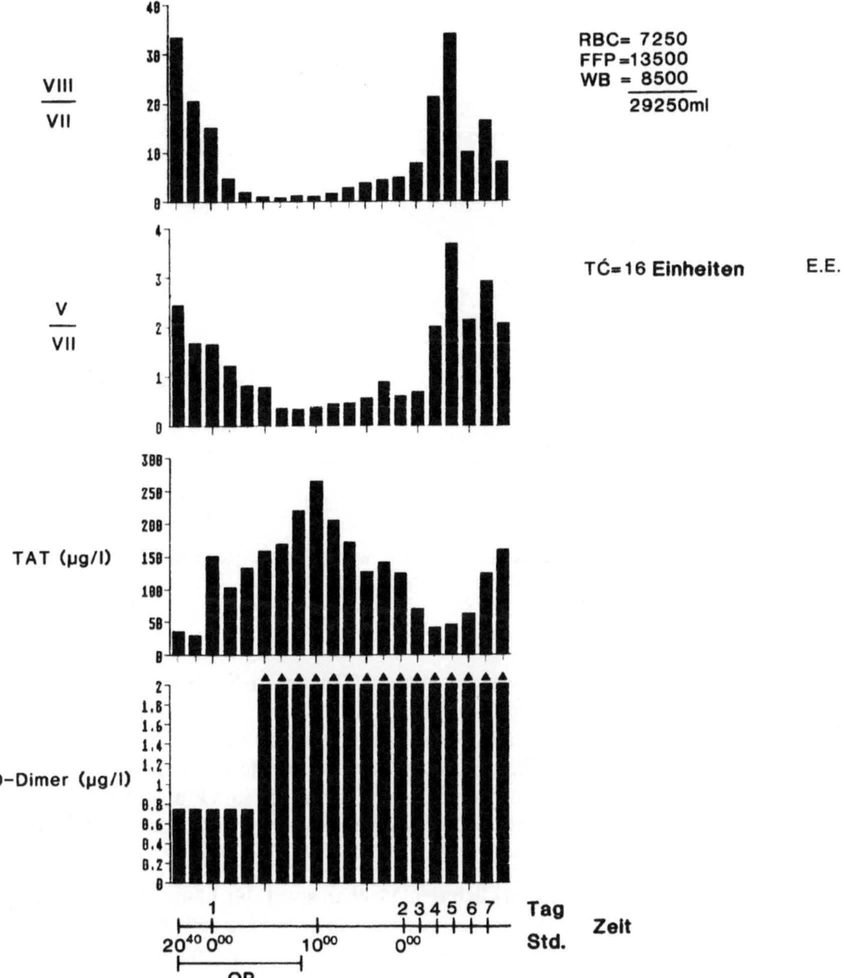

Abb. 8. Intra- und postoperative Verläufe der Quotienten der Faktoren VIII/VII, V/VII, Thrombin-Antithrombin-III-Komplex (TAT) und D-Dimer

1. Hauptsächlich durch Aktivierung des intrinsischen Systems entsteht Thrombin, das die beiden Kofaktoren VIII und V selektiv verbraucht. Außerdem fängt der im gesunden Plasma ausreichend vorhandene Inhibitor Antithrombin III das freie Thrombin ab, es entsteht der schon oben erwähnte Thrombin-Antithrombin-III-Komplex, dessen Konzentration ein Maß für die Thrombinbildung darstellt.
2. Die aktivierten Faktoren Va und VIIIa verstärken durch positive Rückkopplung die weitere Bildung von Thrombin ganz erheblich. Fibrinogen wird zu Fibrin

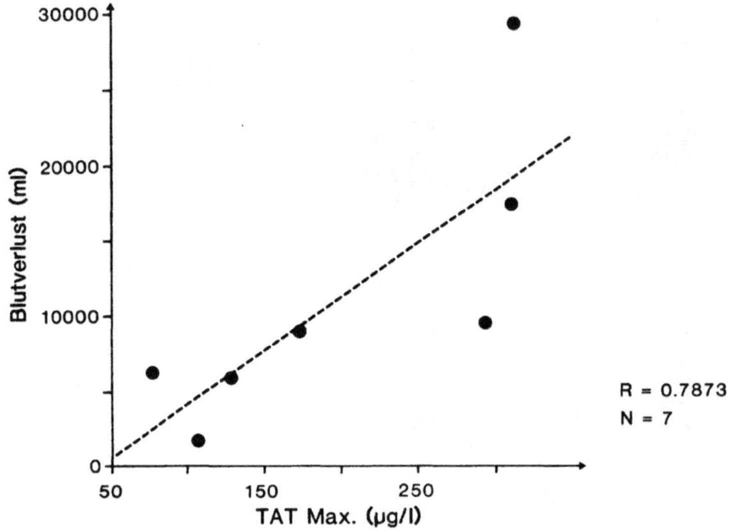

Abb. 9. Korrelation zwischen Blutverlust und der maximalen Konzentration des Thrombin-Antithrombin-Komplexes in 7 Lebertransplantationen

umgewandelt, Thrombozyten werden aktiviert. In diesem Stadium kommt es zum Verbrauch weiterer Gerinnungsfaktoren.

3. Die Aktivierung des endogenen Systems der Gerinnung führt parallel zu einer Aktivierung des fibrinolytischen Systems. Das generierte Plasmin spaltet neben verschiedenen Gerinnungsfaktoren vor allem Fibrinogen und Fibrin. Es entstehen die Fibrinogen- bzw. die Fibrinspaltprodukte; letztere werden spezifisch durch den D-Dimer-Test nachgewiesen.

Wenn die aufgeführten Punkte wirklich den Mechanismus der hämostaseologischen Störung bei Lebertransplantationen beschreiben, dann müßte sich eine Korrelation zwischen Thrombinbildung und Blutverlust demonstrieren lassen. Die Abbildung 9 zeigt in der Tat einen Korrelationskoeffizienten für beide Parameter von 0,78.

Intraoperative Überwachung und Management der Hämostase

Es ist Ziel unserer Behandlung, die intraoperative Thrombinbildung zu minimieren. Voraussetzung hierfür ist die adäquate Erfassung dieses Parameters. Eine direkte Messung durch Bestimmung des Thrombin-Antithrombin-III-Komplexes ist für die intraoperative Anwendung zu zeitaufwendig (Meßzeit ca. 3 h). Nachdem die Quotienten F V/F VII bzw. F VIII/F VII ein brauchbares Maß für die Thrombingeneration darstellen und die Parameter mit Hilfe des ACL-Systems innerhalb von ca. 10 min bestimmt werden können, bietet sich hier eine interessante Alternative an. Mit Hilfe dieser Quotienten läßt sich entscheiden, ob eine Verminderung z.B. des

Quickwertes durch Verdünnung oder Verbrauch der Gerinnungsfaktoren entstanden ist. Liegen die Quotienten deutlich unter 1, zeigt dies das Vorhandensein aktivierter Gerinnungsfaktoren an. In diesem Fall ist zu erwarten, daß der Patient während der Operation in eine gefährliche Verbrauchsreaktion „hineinrutschen" kann. Um ihn in eine für Lebertransplantationen operable Phase zu überführen, wäre es denkbar, die aktivierten Gerinnungsfaktoren durch eine Plasmapherese auszuwaschen und durch FFP zu ersetzen.

Wir versuchen, zu Beginn der Operation den Quickwert des Patienten (durch Verdünnen des Blutes mit Elektrolytlösungen) auf ca. 50% einzustellen. Gleichzeitig wird durch Infusion von AT III der Inhibitor auf Werte über 70% angehoben. Der Konzentrationsverlauf von AT III kann relativ einfach mit dem ACL-System verfolgt werden. Zusätzlich erhält der Patient „low dose" Heparin subkutan. Durch die geschilderten Maßnahmen wird das Hämostasesystem des Patienten für Verbrauchsreaktionen unempfindlicher gemacht. Um die prokoagulatorische Wirkung des venovenösen Bypass zu mildern, infundieren wir während der Anwendung Prostacyclin, das die Blutplättchen inhibiert.

Treten trotz der genannten Maßnahmen erhebliche Verbrauchsreaktionen auf, so versuchen wir diese durch Gabe von FFP, AT III bzw. C1-Esterase-Inhibitor zu stoppen. Der C1-Esterase-Inhibitor hat den Vorteil, nicht nur die Aktivierung des endogenen Gerinnungssystems, sondern auch die Aktivierung der sekundären Fibrinolyse zu hemmen.

Die Gabe von Plättchenkonzentraten wird nicht nach der Zahl, sondern nach der Funktion der Thrombozyten gesteuert.

Danksagung. Wir danken H. Schimmel, L. Knot und E. Johmann für die Bestimmung der Gerinnungsfaktoren.

Literatur

1. Kratzer MAA, Born GVR (1985) Simulation of primary hämostasis in vitro. Hämostasis 15:357–362
2. Marx R (1968) Die Thrombozytenfunktion und ihre Bedeutung für den Hämostasemechanismus. Therapiewoche 18, 2193–2199
3. Mielke CH, Kaneshiro MM, Mahler IA, Weiner JM, Rapaport SI (1969) The standardized normal Ivy bleeding time and its prolongation by aspirin. Blood 34:204–215
4. Böhmig HJ, Fritsch A, Kux M, Lechner G, Lechner K, Reich N, Stockinger L, Zeitelberger P (1969) Gerinnungsänderungen bei orthotoper Lebertransplantation am Hund. Thromb Diath Hämorrh 21:332–345

Diskussion der Beiträge Böhrer und Kratzer

PETER:

Herr Kollege Kratzer, vielen Dank für Ihren Vortrag, den Sie wie immer überzeugend gehalten haben. Es spielt im Grunde hier keine Rolle, daß einige Damen und Herren im Auditorium vielleicht mit der Lebertransplantation nicht so vertraut sind, da das Problem des Monitoring während des Eingriffs einmal den betreffenden Patienten hilft, andererseits aber einen Modellfall dafür darstellt, wie man sich in der Zukunft möglicherweise ein Monitoring in der operativen Medizin, in der Intensivmedizin, bei septischen Patienten vorstellen kann.

Meine erste Frage an Herrn Kratzer: Welche Perspektiven sehen Sie, Ihr für die Lebertransplantation entwickeltes System auch für die übrigen Bereiche der Anästhesiologie zu etablieren?

KRATZER:

Unser Ziel ist zunächst einmal herauszufinden, welche Parameter wir bestimmen müssen. Momentan messen wir jede Stunde Quick, PTT, Fibrinogen, AT III, Thrombozytenfunktion und all die anderen hämatologischen Parameter. Das kann man relativ leicht, das kann sogar eine Person ausführen. Von der technischen Komplexität ist es kein Problem, über solche Quotienten gezielte Untersuchungen durchzuführen, so daß man sich vorstellen kann, daß man in Zukunft vielleicht auch polytraumatisierte Patienten mit solchen Systemen überwachen kann.

PETER:

Dabei geht man doch dahin, daß man neben den typischen Parametern, über die an diesen beiden Tagen unablässig gesprochen wurde, die Möglichkeit schaffen möchte, neue Parameter oder Quotienten solcher Parameter zu finden, die womöglich typisch für septische Situation, für die Traumasituation, für die Situation in der Gefäßchirurgie sind, und daß man diese Daten dann mit der entsprechenden Software verarbeitet. Ist das eine realistische Vorstellung?

KRATZER:

Bei der Beurteilung der Realität stellt sich einmal das Personal-, zum anderen das Kostenproblem. Was ich als vorteilhaft empfinde, ist, daß man hier in direkter Interaktion mit dem Anästhesisten die Lage besprechen kann und daß durch diese enge Zusammenarbeit beide Seiten wesentlich profitieren können, und zwar eher, als wenn der Laborarzt unten im Labor ist und keinen Kontakt zum Geschehen mehr hat. Wir kommen näher an den Patienten heran, wir sehen die Probleme, die die Anästhesisten haben, und diese wiederum profitieren möglicherweise dadurch, daß sie im Gespräch mit uns neue Anregungen erhalten, also gegenseitige Befruchtung würde ich das nennen.

SCHIMPF:

Ich wollte etwas Ähnliches fragen. Ist diese Apparatur, dieses sehr schöne Überwachungssystem, das sicher sehr teuer ist, generell anzuwenden, etwa beim extrakorporalen Kreislauf? Früher habe ich in Lehrbüchern immer geschrieben, daß die Verbrauchskoagulopathie der epileptische Krampfanfall des Gerinnungssystems sei. Es reagiert immer in gleicher Weise, und aus dem Anfall selbst kann man gar nicht mehr auf die Ursache rückschließen. Ich muß also die Ursache getrennt vom Krampfanfall selbst behandeln. Daher meine ich, daß etwa beim extrakorporalen Kreislauf und anderen Dingen die Problematik der Überwachung immer gleich ist. Eine Zusatzbemerkung: Ich habe versucht, das Gerät für die In-vitro-Blutungszeit anzuschaffen, jedoch hat es bis jetzt noch nicht funktioniert, so daß es die Firma noch nicht liefern konnte.

KRATZER:

Das stimmt. Das System ist zur Zeit in Erprobung, und es hat gewisse Probleme mit dem Vertrieb dieses Systems gegeben. Der Vertrieb wollte nicht mehr investieren. Wenn eine neue Methode realisiert werden soll, fragen sich die Leute immer, ob sich die Investition denn lohnt. Um so etwas wirklich auf den Markt zu bringen, sind erhebliche Gelder notwendig. Die Situation scheint sich hier dadurch verbessert zu haben, daß der Produzent erhebliche Mittel vom Technologieprogramm in Bayern zur Verfügung gestellt bekommen hat.

JUST:

Herr Schramm hat gestern in seinem letzten Vortrag über Hämostase bei Polytrauma und Septikämie sehr anschauliche Kurven gezeigt über die einzelnen Gerinnungsfaktoren und zu der Frage, wie sie sich bei ARDS und beim Polytraumatisierten verändern. Zu dem Zeitpunkt haben wir bereits die Frage gestellt, ob das nicht besser oder kontinuierlich überwacht und therapiert werden sollte. Unsere Gerinnungsexperten sagen, erst die Kontrolle und dann die Therapie. Wäre es also zweckmäßig, diese Patienten mit einer vielleicht nicht ganz so teueren Apparatur zu überwachen und entsprechend zu therapieren?

KRATZER:

Ich bin der gleichen Ansicht. Rationales Handeln heißt, daß man zuerst mißt, dann versucht zu verstehen und danach gezielt behandelt. Das ist natürlich nicht immer machbar in der Medizin. Sie müssen aber bedenken, wenn Sie vor 10 oder 20 Jahren gesagt hätten, daß im Operationssaal ein Massenspektroskop stehen müsse, um die Blutgase zu überwachen, hätte man auch gesagt, daß ist nicht möglich, das benötigt ja den gesamten Raum. Bei der jetzigen Entwicklung der Computertechnologie könnten wir uns vorstellen, daß ein solches System, das heute vielleicht noch DM 400000,— oder DM 500000,— kostet, in 10–15 Jahren so klein und preiswert sein wird, vielleicht sogar mit Hilfe eines Expertensystems automatisch arbeitet, daß es auch für ein kleines Krankenhaus rentabel ist. Wenn Sie sehen, wie rasant die Entwicklung in den letzten Jahren in der Anästhesie vorangegangen ist, kann man gerade in der Anästhesie eine Zukunft sehen, da diese immer schon sehr offen für diese Fragestellungen beim meßtechnischen Erfassen von Funktionsdaten des Kreislaufs war.

Just:

Zehn oder fünfzehn Jahre wollen wir natürlich nicht warten, wenn diese Therapie wirklich erfolgreich ist, dann wollen wir sie möglichst bald unseren Patienten zugute kommen lassen.

Heuser:

Ich hätte gern einmal von Ihnen gewußt, ob Sie irgendwelche Zusammenhänge mit der Konfektionierung des Spenderorgans gesehen haben, ob Sie je nach Zustand und je nach den Bedingungen, unter denen die Leber entnommen wurde, mit entsprechenden Störungen nach der Transplantation rechnen mußten.

Kratzer:

Wir haben noch nicht diese großen Fallzahlen wie in Pittsburgh, aber ich dachte früher, das spiele eine große Rolle, ob die Leber älter oder jünger war, allerdings haben wir festgestellt, – wir haben jetzt gerade zwei Fälle mit hervorragendem Erfolg operiert, bei denen der Ausgangsgerinnungsstatus des Patienten sehr gut und die Leber selbst über acht Stunden alt war – daß es hauptsächlich auf den Ausgangsgerinnungsstatus ankommt. Dies deckt sich auch mit der Auffassung der Österreicher, die sagen, bevor wir einen Patienten auf den Operationstisch legen, machen wir eine Plasmapherese, einen Austausch, und heben die Gerinnungsfaktoren auf akzeptable Werte an. Es scheint so zu sein, daß der Blutverlust und die Überlebensrate sehr stark von diesem Ausgangsstatus abhängen und weniger stark von der Leber selbst. Es gibt jetzt eine Lösung, mit der Sie die Leber nicht nur 8 Stunden, sondern 24 Stunden konservieren können; in dieser Lösung befindet sich Beta-Laktamat und Raffinose, die genaue Zusammensetzung ist jedoch noch geheim; aber das bietet im Prinzip neue organisatorische Möglichkeiten, so daß wir nicht mehr mit diesem Problem konfrontiert sein werden.

Frage:

Sehen Sie Zusammenhänge zwischen Thrombinanstieg und irgendwelchen chirurgischen Maßnahmen? Sie sagten, daß Sie nach Möglichkeit den veno-venösen Bypass vermeiden. Ist das ein Grund dafür oder hat das andere Gründe?

KRATZER:

Das ist nicht nur eine Funktion des veno-venösen Bypass. Wir haben mehrere Fälle
gesehen, und an sich kommt das wahrscheinlich bei jeder Operation zustande, daß
durch den chirurgischen Eingriff Thrombin entsteht. Nach unserem Konzept wird
alles vermieden, was in diese prokoagulatorische Richtung geht, und ein veno-
venöser Bypass ist einfach eine Belastung des Kontaktsystems.

Das weiß man auch von der Herzchirurgie, wenn Sie eine Herz-Lungen-Maschine
anschließen; in wenigen Minuten haben Sie eine Störung der Thrombozyten und eine
Erhöhung der PTT. Das hat auf jeden Fall eine Aktivierung des endogenen Systems
zur Folge.

PETER:

Aufgrund des Fehlens des vaskulären Endothels?

BEMERKUNG:

Es ist so, daß praktisch alle Oberflächen, die nicht Endothelzellen sind, das endogene
System aktivieren. Um hierauf Einfluß zu nehmen, lassen wir das unter Prostacyclin-
schutz laufen.

KRIER:

Herr Kratzer, Sie haben eine sehr interessante Methode vorgestellt, aber noch
wichtiger und interessanter war der Gedanke, den Gerinnungsspezialisten von
seinem Labor weg in den Operationssaal zu bringen, wo er gemeinsam mit dem
übrigen Team zu einer Entscheidungsfindung beiträgt.

Autologe Transfusion

F. Fleischer und C. Krier

Einleitung

Das Wissen, daß erst gut funktionierende Blutbanken komplexe chirurgische Eingriffe ermöglichten und unzählige Unfallopfer schließlich Fremdblutspendern ihr Leben mit verdankten, verhüllte die Risiken einer Bluttransfusion mit eigener Morbidität und Mortalität, die immerhin bei 0,1–1% liegt [16, 30]. Die oft bis zur Panik gesteigerte Diskussion um AIDS rüttelte vielerorts Therapeuten wach und erinnerte an die bekannten Gefahren. Dabei stellt die Übertragung von HIV I nur die Spitze eines Eisbergs dar, denn Posttransfusionshepatitiden und immunpathologische Mechanismen bedrohen den Patienten ungleich mehr (Tabelle 1).

Die Risiken

So werden für die BRD nur ca. 4 posttransfusionelle AIDS-Fälle im Jahr kalkuliert, aber 28 000 Non-A-Non-B-Hepatitiden [55]. Wenngleich die anderen in der Tabelle 1 aufgeführten Erreger, wie das Cytomegalievirus und das Epstein-Barr-Virus, nur immungeschwächte Patienten erkranken lassen und die anderen aufgelisteten Infektionen bei uns nur Raritäten darstellen, ist es wohl nicht nur spekulativ – wie die Erfahrung in den USA zeigt –, daß bei der Zunahme des Ferntourismus auch diese

Tabelle 1. Risiken homologer Bluttransfusion

Infektionsrisiko	Immunologisches Risiko
– Posttransfusionshepatitis	– Antikörperbildung
– Cytomegalie	– Hämolyt, Transfusionsreaktion
– Epstein-Barr-Virus	– sofort
– HIV I, II	– verzögert
– Neurotrope „slow" Viren (Creutzfeld-Jakob)	– Immunsuppression?
	– Allerg.-anaphylakt. Reaktionen
– Exotische tropische Viren	
– Malaria	
– Chagas	
– Toxoplasmose	
– Syphilis	
– Borreliose	

zunehmen werden [50, 52]. Neben fatalen, akuten hämolytischen Reaktionen treten vermehrt auch verzögerte Formen auf, und die Antikörperbildung wird schon bei der Bereitstellung verträglicher Konserven zu einem ernsten Problem [53]. Allergische anaphylaktische Reaktionen, angegeben mit 1–3% [30], eskalieren manchmal in schweren Schockzuständen oder in nichtkardialen Lungenödemen [29]. Als weiteres Gefährdungspotential von homologem Blut wird eine Immunsuppression vermutet [12].

Ausgehend von einem Schutzeffekt von vorherigen Fremdblutgaben gegen Nierentransplantatabstoßungen [40] nahmen Burrow und Tartter [6] diese Mechanismen zur Deutung ihrer Ergebnisse nach Karzinomchirurgie auch an, natürlich mit umgekehrter Dignität. Die Unterschiede der Karzinomrezidivraten nach 3 bzw. 5 Jahren zwischen transfundierten und nicht-transfundierten Patienten sind mit 32% (49%) versus 10% (16%) beeindruckend. In der Folge bestätigte eine Reihe von Untersuchungen dieses Verhalten in der Kolon- und Lungenchirurgie [3, 15, 36, 43, 62], auch eine Zunahme infektiöser Komplikationen [31, 57] konnte gefunden werden. Ob diese deutlichen Zusammenhänge tatsächlich kausal sind, bleibt noch offen, wobei vereinzelte tierexperimentelle Untersuchungen dies zu bestätigen scheinen [64].

Die autologe Bluttransfusion

Infektionen zu verhindern, einschließlich des minimalen, aber fatalen Restrisikos einer HIV-Ansteckung, und immunpathologische Komplikationen sicher zu vermeiden, gelingt nur durch weitestgehenden Verzicht auf homologe Bluttransfusionen.

Dieser Verzicht wird erleichtert durch geänderte strenge Transfusionsrichtlinien [38] und substituiert durch die autologe Bluttransfusion.

Dieses Blut steht als präoperative Eigenblutspende oder perioperativ durch Rücktransfusion von Blutverlusten zur Verfügung.

Indikationen und Verfahren

Sobald ein transfusionswürdiger Blutverlust bei einem elektiven chirurgischen Eingriff einplanbar ist, scheint die präoperative Eigenblutspende sinnvoll. Bei den niedrigen Kosten und simplen technischen Aufwendungen überrascht die geringe Verbreitung [22, 58, 59]. Erfahrungsberichte beim Aufbau autologer Blutspendeprogramme an großen Zentren stellen logistische Schwierigkeiten heraus [45, 60]. Das beginnt bei der Fehleinschätzung prospektiver Blutverluste, erfordert getrennte Lagerhaltung, falls keine Computerkontrolle des Blutkonservenflux erfolgt, und doppelte Buchführung autologer Blutkonserven und setzt eine exakte Terminplanung von Spendetagen und Operation voraus (Tabelle 2). Der Zeitplan wird durch die begrenzte Haltbarkeit der Flüssigkonserve oktroyiert, wobei durch Variation des Konservierungsmittels einerseits eine höhere Konservenzahl gelagert werden kann, zum anderen ein größerer Zeitpuffer für den Operationstermin eingeräumt wird [20, 28, 36]; eine Tatsache, die vor allem bei großen Zentren mit hohem Anteil an dringlichen Operationen und Notfällen von Vorteil sein muß. Leider sind diese

Tabelle 2. Programmierter Zeitplan

Limitiert durch Konservierungsmittel
ACP:	21 Tage
ACD-A ⎱ CPA-A1 ⎰	: 35 Tage
SAG-Mannit ⎱ PAG GS-Sorbit ⎰	: 49 Tage

Abstände: mindestens wöchentlich (4tgl.)

Letzte präoperative Spende: 74 h

Variation: Bocksprungtechnik

Additivlösungen mit Lagerungssicherungen bis zu 7 Wochen noch nicht im Handel. Abhängig vom geplanten Operationsumfang können eine oder mehrere Konserven in Abständen von wenigstens einer Woche gespendet werden. Die nochmals verkürzten Abstände von 4 Tagen sollten allerdings eine Ausnahme sein, denn der Effekt einer erhöhten Erythropoese setzt stark abhängig von der Eisenzufuhr erst zwischen 5 bis 10 Tagen [16] ein. Um mit Sicherheit ein Wiederauffüllen des Plasmavolumens zu gewährleisten, sollte die letzte Spende nicht später als 72 Stunden präoperativ erfolgen. Zur Steigerung der Blutausbeute ist schon seit langem die Bocksprungtechnik vorgeschlagen worden, eine einfache Methode [36], die keine weitere präparative Apparatur benötigt und somit auch in kleineren Krankenhäusern kostensparend angewandt werden kann (Abb. 1). Dabei wird in wöchentlichen Abständen Blut gespendet, wobei unter Rückführung der älteren Konserve jeweils zwei Blutkonserven frisch abgenommen werden können. Der eigene Körper wird somit teilweise als optimierte Lagerstätte ausgenutzt. Hierdurch gelingt es, z. B. nach 28 Tagen am OP-Tag bis zu vier relativ frische Eigenblutkonserven bereitzustellen, in Abhängigkeit vom Abstand der letzten Spende zum OP-Termin. Sollte das gespendete Vollblut über 10 Tage hinaus gelagert werden, so empfiehlt es sich, falls entsprechende Einrichtungen vorhanden sind, die Auftrennung in Erykonzentrat und fresh frozen plasma vorzunehmen [20]. Noch einen Schritt weiter geht die Glyceroltiefkühlpräparation der Erythrozyten [19, 51]. Aufgrund der fast unbegrenzten Lagerfähigkeit lassen sich jede beliebige Menge Erythrozyten und Frischplasma bis zum OP-Tag gewinnen. Dem Vorteil der hohen Flexibilität und einer annähernden Frischblutqualität stehen die hohen Kosten sowie zeit- und materialaufwendige Waschprozesse vor dem endgültigen Gebrauch entgegen. Mit der Variation, diese Präparation im OP-Saal mit dem gleichen Gerät vorzunehmen, das auch zum Recycling von Blutverlusten dient, und bei speziellem Krankengut kann auch mit dieser Methode wirtschaftlich gearbeitet werden [46].

Kontraindikationen

Während für Präparation und Identifikationsstandards die gleichen Vorschriften für homologes und autologes Blut gelten, entfallen eine Reihe von Kontraindikationen (Tabelle 3) bei der Eigenblutspende. Vorausgesetzt, es besteht keine Erythrozytopa-

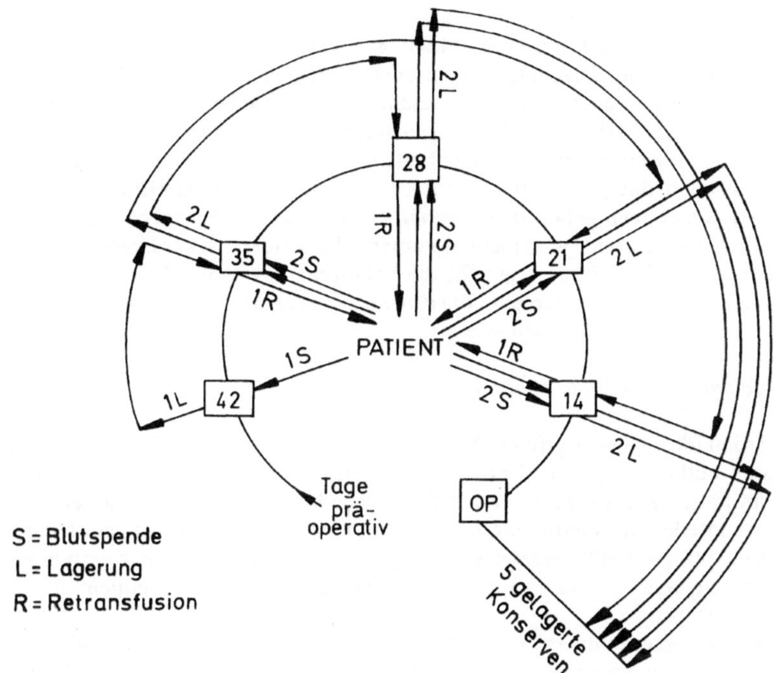

Abb. 1. Bocksprungverfahren (Leap-Frog)

Tabelle 3. Präoperative Eigenblutspende

– Ausschluß:	Erythrozytenmembran (Stoffwechsel) Defekte

– Kontraindikation:	HB < 11 g/l
	Cardiale Einschränkung:
	   cardiale Dekompensation
	   Aortenstenose Grad III, IV
	   eingeschränkte LV-Funktion
	   instabile Angina
	   Stammstenose (hochgradig)
	   akute interkurrente Erkrankung
	   schwere pulmonale Erkrankung

– Kein Ausschluß:	Alter Medikamente Malignom Schwangerschaft

thie, die jegliche Lagerung von Blut verbietet, stehen nur Anämie, schwere kardiale und pulmonale Funktionseinschränkungen sowie eine akute interkurrente fiebrige Erkrankung einer Eigenblutspende entgegen [8, 45, 60]. Eine Reihe gut belegter Studien macht deutlich, daß die Eigenblutspende auch bei Hochrisikogruppen sicher durchführbar ist [19, 30]. So können auch extreme Altergruppen nicht als Kontraindikation gegen ein sinnvolles Eigenblutspendeprogramm gelten. Auf jeden Fall ist festzustellen, daß jeder Patient, dem ein elektiver chirurgischer Eingriff zumutbar ist, in der Regel auch gefahrlos Eigenblut spenden kann. Der faßbare Nutzen solcher autologer Blutspende wird nicht nur unterstellt, sondern ist aus Ergebnissen prospektiver Studien beweisbar, wie z. B. die Erfahrung aus Mailand, wo nur bei homolog transfundierten Patienten eine Posttransfusionshepatitis auftrat [45].

Probleme und deren Lösungsmöglichkeiten

Werden intraoperativ größere Verluste über Waschsysteme zu Erythrozytenkonzentraten aufbereitet, führt dies zu einem verfahrensimmanenten Verlust an Plasma beim Patienten, was zu einer substitutionsbedürftigen Verdünnung der wichtigsten Bestandteile, wie Gerinnungsfaktoren und Albumin, führt, die meist durch fresh frozen plasma (FFP) ersetzt werden [13, 44, 49]. Auch diese Komponenten aus körpereigenen Quellen zu füllen, ist die Logik eines konsequenten autologen Blutkonzepts.

Bei der präoperativen Plasmapherese wird zunächst unter Antikoagulantienzufuhr Vollblut entnommen, das nach Abtrennung des Plasmas in einem Zellseparator in Form der zellulären Bestandteile retransfundiert wird. Zur Vermeidung einer Hämokonzentration ist für eine adäquate kristalloide oder Kolloidinfusion zu sorgen. Pro Plasmapheresesitzung erhält man etwa bis zu 4 Einheiten Eigen-fresh-frozen-plasma [13]. Die präoperative normovolämische Hämodilution (Tabelle 4) kann als eine Art Bindeglied zwischen Blutspende und Autotransfusionsmethode angesehen werden. Dabei wird unmittelbar vor Operationsbeginn ein Austausch von Blut mit Kolloiden vorgenommen [4, 32, 47, 48].

Entscheidend dabei ist, daß intraoperative Blutverluste auch zunächst mit kolloidalen oder kristalloiden Lösungen ersetzt werden, bis ein patientengerechter Hämatokrit [37] unterschritten wird. Die Hämodilution kann bei geringem Kosten-

Tabelle 4. Hämodilution

Akute präoperative normovolämische H.	
a) Mäßige H.:	HK: 27–30%
b) Extreme H.:	HK: < 20%
a) Indikation:	Rheologie Mittlere Blutverlute ca. 1,5–2 l Frisches Eigenwarmblut (EKK)
Technik:	Nach Narkoseeinleitung unter HK/HB-Kontrolle Austausch von Blut (15–30 ml/ kg) mit Kolloiden und Kristalloiden Rücktransfusion nach Unterschreiten des Ziel-HK/HB

Tabelle 5. Intraoperative Autotransfusion

Techniken

1. Unaufbereitete Blutverluste
   a) maschinelle Rücktransfusion: ATS-Bentley
   b) Sammeln/Antikoagulation – Filtration – Reinfusion
      Solcotrans
      Sorenson Receptal-Set
      → „Vollblut"

2. Zellseparation:
   Antikoagulieren – Sammeln – Zentrifugieren – Waschen
      → gewaschenes Erythrozytenkonzentrat
   APP: Dideco Autotrans
          Haemonetics Cell Saver I, III, IV, IIIA
          Cobe: Cell Processor

---

aufwand und verbesserter Gewebezirkulation bei vermuteten Blutverlusten bis zu 1,5–2 l empfohlen werden, soweit kardiale Kompensationsmechanismen nicht aufgehoben sind (Tabelle 4). Zudem liefert die Hämodilution frisches Eigenwarmblut, das durch den Gehalt an funktionsfähigen Thrombozyten vor allem nach extrakorporaler Zirkulation für eine Hämostaseverbesserung sorgt [23, 24].

Die Idee der intraoperativen Autotransfusion (Tabelle 5) geht auf Blundell zurück, der 1818 postpartale Vaginalblutungen auffing und nach einfacher Gazesiebfilterung retransfundierte. Als denkbar einfachstes Instrumentarium diente Schöpfkelle, Auffanggefäß und Stoffsieb [42].

Auch das maschinelle Retransfusionssystem ATS-Bentley ist schon ins medizinhistorische Museum verdammt worden [27]. Mittels stufenlos regulierbarer Rollerpumpen ließ sich das Blut über ein Resevoir unter Druckinfusion über 290 mmHg über zwei Standardfilter retransfundieren [25, 26, 34, 39]. Nach Bekanntwerden von tödlichen Lungenembolien wurde dieses für Massivblutung unvergleichlich effektive Gerät vom Markt genommen. Es wurde außerdem inkriminiert, nicht stillbare Blutungen initiiert zu haben. Bei hohem Durchfluß und schlechten Saugtechniken mit Schaumbildung kam es zur Retransfusion erheblicher Mengen von Blutzelldetritus und Gewebsteilen sowie zur Einschwemmung aktivierter Gerinnungsfaktoren, was schwere intravasale Verbrauchskoagulopathien einleiten konnte [2, 18, 21, 61]. Grundsätzlich besteht diese letzte Möglichkeit auch bei den neueren einfachen Vollblutretransfusionssets, wie bei dem von Solcotrans und von Sorenson [9, 17, 18]. Das einfache Einmal-Solcotrans-System verliert seine Preiswürdigkeit, wenn mehrere Einheiten Blut zurückgewonnen werden sollen. Neben Schaumbildung bestehen die größten Schwierigkeiten in einer zuverlässigen Antikoagulation, weswegen das Sorenson-Set bei systemisch heparinisierten Patienten oder zur Retransfusion von meist defibriniertem, somit ungerinnbaren Blut aus der Thoraxhöhle eher geeignet erscheint als zur Blutrückgewinnung bei elektiven Operationen [7, 56]. Das Problem, all die unerwünschten Verunreinigungen zu eliminieren, konnte erst durch den Einsatz von Zellseparatoren mit Waschphase gelöst werden [25, 41, 42, 54] (Tabelle 5).

Blut, dem über ein am Saugerende mündenden Pilotschlauch Antikoagulantien zugeführt wurde, wird in ein Reservoir gesaugt, gelangt von dort mittels einer Rollerpumpe in eine spezielle Waschglocke, wo durch Zentrifugieren und Spülen mit Kochsalzlösung schließlich ein verdichtetes, gewaschenes Erykonzentrat hergestellt wird, das dann in den Retransfusionsbeutel gepumpt wird. Damit sind Auswirkungen auf die Gerinnung durch die Retransfusion nicht mehr zu erwarten. Die hohen Anschaffungskosten solcher Geräte und die Ausgaben für Einmalsets stehen einer weiteren Anwendung entgegen, wobei kostenneutrales Cell-Saving betrieben werden kann, wenn im Mittel etwas über zwei Erythrozytenkonzentrate wieder retransfundiert werden [44]. Erhebliche Kosten einzusparen vermag der Cell-Saver bei Operationen mit hohen Blutverlusten, z. B. in der Gefäßchirurgie oder bei Lebertransplantationen [11, 63]. Eine Indikation (Tabelle 6) für den Einsatz eines Cell-Savers ist immer dann gegeben, wenn ein großer Blutverlust zu erwarten steht und eine bakterielle oder Tumorzellkontamination ausgeschlossen ist [8, 22, 42].

Tabelle 6. Indikation: intraoperative Autotransfusion

Jede massive Blutung ohne Kontamination von
a) Bakterien
b) Tumoren

Anwendungsdisziplinen
Gefäßchirurgie, Cardiochirurgie, Orthopädie, Traumatologie, Lebertransplantation, Gynäkologie

Der Cell-Saver 4 von Haemonetics (Firma Haemonetics, München) hat sich in unserer Klinik im Bereich der Herzchirurgie bei über 2000 Einsätzen ausgezeichnet bewährt, womit wir sowohl intra- und postoperative Blutverluste auffangen als auch die Herz-Lungen-Maschinen-Füllung routinemäßig aufbereiten, wodurch wir eine Reduktion des Fremdblutanteils bis zu ⅓ erreichen [33]. Neben den erwähnten Vorteilen einer Zellseparation ist insbesondere die kurze Aufbereitungszeit erwähnenswert.

Zur Frage der Einsatzmöglichkeiten der Autotransfusion auch in der Allgemeinchirurgie, und zwar den Abteilungen Viszeralchirurgie, Gefäßchirurgie und Traumatologie wurde soeben eine 6monatige Pilotstudie mit über 93 Einsätzen abgeschlossen. Zur Verwendung kam ein Cobe-Zell-Prozessor (Firma Cobe) mit dem Sorenson-Rezeptalset als Auffangvorrichtung. Durch die Trennung von Blutkollektion und Zellseparation können im Prinzip mehrere Operationssäle mit einem Zell-Prozessor gleichzeitig mit bedient werden, was den Einsatz auch bei geringen Blutverlusten wirtschaftlicher macht. Die Untersuchung der hierbei erhaltenen Erythrozytenkonzentrate bestätigt eine gute Qualität, wie sie auch vergleichbar mit dem Cell-Saver von Haemonetics erreichbar ist [14, 35, 42]. Allerdings fiel beim Anfall größerer Blutvolumenverluste, wie bei Aortenaneurysmen oder bei Lebertransplantationen, die verzögerte Aufbereitung auf, weswegen das Ziel der Vermeidung von Fremdblut nur in Kombination mit präoperativen Eigenblutspenden in wünschenswertem Umfang gelang.

So konnte bei 39 Aortenaneurysma-Operationen bis zu 70% auf Fremdblut intraoperativ verzichtet werden, wenn man diese Kombination (Eigenblutspende und Autotransfusion mit Cobe-Prozessor) anwandte.

Die Auswirkungen der Autotransfusion auf die Gerinnung sind komplex, hängen vom verwendeten System ab und überlagern sich oft mit Effekten der Massivtransfusion oder von Schockzuständen. Heute ist man generell der Ansicht, daß immanente Koagulationsprobleme nur bei Rückführung unbehandelten Blutes denkbar sind [17, 18, 42], während gewaschene Erythrozytenkonzentrate allenfalls durch Dilution die Hämostase beeinträchtigen. Bei Umsatz großer Blutmengen durch die Autotransfusion müssen die Plasmadefizite ersetzt werden. Das geschieht empfehlenswerterweise durch fresh frozen plasma [49, 54]. So läßt sich das ursprünglich gesetzte Ziel der Vermeidung von homologen Transfusionen nur durch Kombination mehrerer Verfahren realisieren, wobei keine allgemein verbindliche Empfehlung über die nutzbaren Resourcen gegeben werden kann (Übersicht Abb. 2). Dies hängt vom Patientengut, der Art des Eingriffs sowie der chirurgischen Strategie ab, ebenso von der lokalen Struktur der Blutbereitstellung. Die Effizienz eines solchen autologen Blutprogramms wird aber ganz entscheidend von einer perfekten Organisation bestimmt, die ein enges Zusammenwirken von Operateur, Anästhesist und Transfusionsmediziner zur Voraussetzung haben. In diese Kooperation muß eine motivierte Mitarbeit von Patienten und anweisendem Arzt mit einbezogen werden, wenn eine programmierte Terminplanung eingehalten werden soll. In der Herzchirurgischen Abteilung unserer Klinik wurde seit ca. 1 Jahr ein intensiviertes autologes Bluttransfusionsprogramm initiiert, das mehrere Methoden integriert und Elektiv- wie Notfallpatienten mit einbezieht. In einer Studie von Achenbach und Tanzeem [1] konnte dann gezeigt werden, daß bei kompletter Ausnutzung des Programms nur noch 17% der Patienten bei ihrer Herzoperation Fremdblut benötigten.

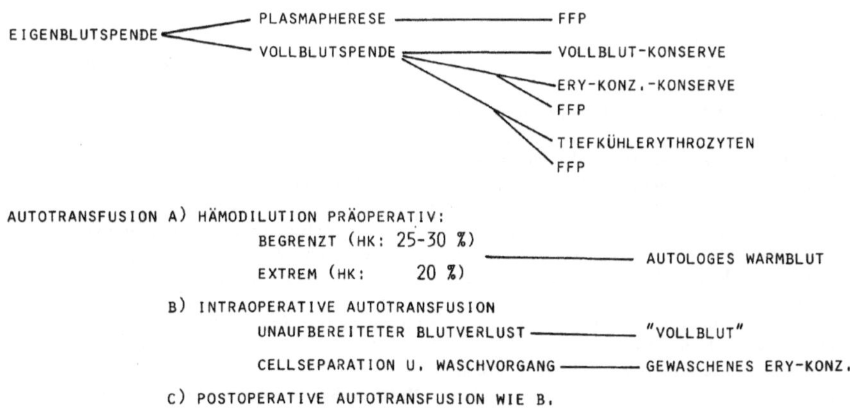

Abb. 2. Autologe Transfusion

Schlußfolgerung

Will man die autologe Transfusion würdigen, darf man nicht nur die Vermeidung homologer Bluttransfusion betrachten, sondern auch daran denken, daß die autologe Transfusion in ihren verschiedenen Nuancen deutliche Vorteile gegenüber der Fremdblutkonserve hat. Die vielzitierte bessere Qualität der gewaschenen Erythrozytenkonzentrate bei der Autotransfusion wird durch den erhöhten Gehalt an 2,3-Diphosphoglycerat bewirkt, was eine bessere Sauerstofftransportkapazität des Blutes zur Folge hat [10, 65]. Neben Bereitstellung von Eigen-fresh-frozen-plasma gewinnt man auch, sofern man die intraoperative Hämodilution durchführt, frisches Eigenwarmblut. Die autologe Bluttransfusion führt zu einer erheblichen Entlastung der Blutbanken [22], wobei die Kosteneinsparung vor allem bei seltenen Blutgruppen und bei Patienten mit schwieriger Antikörperkonstellation erheblich ist [36]. In eine Kosten-Nutzen-Berechnung der autologen Bluttransfusion sollte dies auf jeden Fall mit eingehen, ebenso die eingesparten Kosten bei der Vermeidung von Spätfolgen. Obwohl Rechenbeispiele über die Kosten einer autologen Transfusion einen Einsparbetrag gegenüber einer Fremdblutkonserve aufweisen [5, 46], so ist die autologe Transfusion doch selten ein Geschäft und kann bestenfalls kostenneutral betrieben werden, da neben apparativen Investitionen auch Personalkosten mit berücksichtigt werden müssen. Aber die Tatsache, daß mit der autologen Transfusion eine Verbesserung der medizinischen Versorgung des chirurgischen Patienten erreicht wird, sollte alle organisatorischen Mühen beim Erreichen dieses Ziels vergessen machen.

Literatur

1. Achenbach H, Tanzeem A (1988) Die präoperative Plasmapherese und Eigenblutspende bei herzchirurgischen Patienten. 17. Jahrestagung der Gesellschaft für Thorax-, Herz- und Gefäßchirurgie, Bad Nauheim
2. Bell W (1978) The hematology of autotransfusion. Surgery 84:695
3. Blumberg N, Agarwal M, Chuang C (1985) Relation between recurrence of cancer of the colon and blood transfusion. Br Med J 290:1037
4. Bormann B v, Weidler B, Boldt J, Jooss D, Aigner K, Peil J, Hempelmann G (1986) Die akute normovolämische Hämodilution bei großen operativen Eingriffen. Chirurg 57:457
5. Breyer RH, Engelmann RM, Rousou JA, Lemeshow S (1987) Blood conservation for myocardial revascularization. Is it cost effective? J Thorax Cardiovasc Surg 93:512
6. Burrows L, Tartter P (1982) Effect of blood transfusions on colonic malignancy recurrence rate. Lancet 2:662
7. Carter RF, McArdle B, Morritt GM (1981) Autologous transfusion of mediastinal drainage blood. Anaesthesia 36:54
8. Council on Scientific Affairs (1986) Autologous blood transfusions. JAMA 256:2378
9. Davies MJ, Cronin KC, Maran P, Mears L, Booth RJ (1987) Autologous blood transfusion for major vascular surgery using the Sorenson Receptal device. Anaesth Intens Care 15:282
10. Dennis RC, Vito L, Weisel RD, Valeri CR, Berger RL, Hechtmann HB (1975) Improved myocardial performance following high 2-3 diphosphoglycerate red cell transfusions. Surgery 77:741
11. Dzik WH, Jenkins R (1985) Use of intraoperative blood salvage during orthotopic liver transplantation. Arch Surg 120:946
12. Fielding LP (1985) Red for danger: blood transfusion and colorectal cancer. Br Med J 291:841

13. Finck M v, Eulert J, Heller W, Schorer R (1985) Autotransfusion und operationsvorbereitende Plasmapherese. Anaesthesist 34:675
14. Finck M v, Schmidt R, Schneider W, Feine U (1986) Die Qualität gewaschener autotransfundierter Erythrozyten. Anaesthesist 35:686
15. Foster RS, Costanza MC, Foster JC, Wannder MC, Foster CB (1985) Adverse relationship between blood transfusion and survival after colectomy for colon cancer. Cancer 55:1195
16. Gruber UF (1969) Blutersatz. Springer, Heidelberg Berlin New York
17. Haefen B v (1988) Intraoperative Autotransfusion. Anästh Intensivmed 29:68
18. Hansen E (1984) Bedeutung der intraoperativen Autotransfusion. In: Lawin P, Paravicini D (Eds) Hämodilution und Autotransfusion in der perioperativen Phase, Bd 49, Intensivmedizin, Notfallmedizin, Anästhesiologie. Thieme, Stuttgart New York
19. Haugen RK, Hill GH (1987) A large-scale autologous blood program in a community hospital. JAMA 257:121
20. Högman CF, Bagge L, Thoren L (1987) The use of components in surgical transfusion therapy. World J Surg 11:2
21. Homann B, Klaue P, Hauptvogel S (1977) Erste Erfahrungen mit der maschinellen intraoperativen Autotransfusion. Einfluß auf die Blutgerinnung. Anaesthesist 26:606
22. Isbister JP (1984) Autotransfusion: A impossible dream? Anaesth Intens Care 12:236
23. Iyer VS, Russel WJ (1982) Fresh autologous blood transfusion and platelet counts after cardiopulmonary bypass surgery. Anaesth Intens Care 10:348
24. Kaplan JA, Cannarella C, Jones EL, Kutner MH, Hatcher CR, Dunbar RW (1977) Autologous blood transfusion during cardiac surgery. A re-evaluation of three methods. J Thorac Cardiovasc Surg 74:4
25. Keeling MM, Gray LA, Brink MA, Hillerich VK, Bland KI (1983) Intraoperative Autotransfusion. Ann Surg 197, 5:536
26. Kieninger G, Junger H, Schmidt K (1976) Die Anwendung der intraoperativen Autotransfusion in der Gynäkologie und Chirurgie. Anaesthesist 25:357
27. Klebanoff G (1978) Intraoperative autotransfusion with the Bentley ATS-100. Surgery 84:708
28. Kretschmer V (1987) Blut und Blutderivate. Anästh Intensivmed 28:337
29. Latson TW, Kickler TS, Baumgartner WA (1986) Pulmonary hypertension and noncardiogenic pulmonary edema following cardiopulmonary bypass associated with an antigranulocyte antibody. Anesthesiology 64:106
30. Love TR, Hendren WG, Keefe DD, Daggett WM (1987) Transfusion of predonated autologous blood in elective cardiac surgery. Ann Thorax Surg 43:508
31. Maetani S, Hirakawa A (1986) Role of blood transfusion in organ system failure following major abdominal surgery. Ann Surg 203:275
32. Martin E, Hansen E, Peter K (1987) Acute limited normovolemic hemodilution: a method for avoiding homologous transfusion. World J Surg 11:53
33. Mayer ED, Wlesch M, Tanzeem A, Saggau W, Späth J, Hummels R, Schmitz W (1985) Reduction of postoperative donor blood requirement by use of the cell separator. Scand J Thor Cardiovasc Surg 19:165
34. Mattox KL (1978) Comparison of techniques of autotransfusion. Surgery 84:700
35. McShane AJ, Power C, Jackson JF, Murphy DF, McDonald A, Moriarty DC, Otridge BW (1987) Autotransfusion: Quality of blood prepared with a red cell processing device. Br J Anaesth 59:1035
36. Mempel W (1988) Autologe Transfusion. Anästh Intensivmed 29:65
37. Meßmer K (1987) Acceptable hematokrit levels in surgical patients. World J Surg 11:41
38. Meßmer K (Red), Düring M, Heim D, Feifel G, Wenzel W, Motsch H, Hamelmann H, Sunder-Plassmann L, Fleischer F, Horn J (1988) In welcher Weise haben die neuen Ergebnisse über transfusionsbedingte Immunsuppression und die Gefahr der Übertragung von AIDS die Indikation zur Transfusion von Blut und Blutbestandteilen geändert? Langenbecks Arch Chir 373:57
39. Noon GP (1978) Intraoperative Autotransfusion. Surgery 84:719
40. Opelz G, Sengar DPS, Mickey MR, Terasaki PI (1973) Effect of blood transfusions on kidney allograft survival. Transplantant Proc 4:253
41. Orr M (1978) Autotransfusion: the use of washed red cells as an adjunct to component therapy. Surgery 84:728

42. Paravicini D (1986) Intraoperative Autotransfusion. In: Anaesthesiologie und Intensivmedizin, Bd. 183. Springer, Berlin Heidelberg New York
43. Parrot NR, Lennard TWJ, Taylor RMR, Proud G, Shenton BK, Johnston IDA (1986) Effect of perioperative blood transfusion on recurrence of colorectal cancer. Br J Surg 73:970
44. Popovsky MA, Devine DA, Taswell HF (1985) Intraoperative autologous transfusion. Mayo Clin Proc 60:125
45. Rebulla P, Giovanetti AM, Mercuriali F, Sirchia G (1987) Autologous blood predeposit for elective surgery: an italian experience. World J Surg 11:47
46. Riemers J, Höhne M (1988) Eigenblutspende, perioperative Hämodilution und intraoperative Autotransfusion aus der Sicht eines kleineren Krankenhauses. Anästh Intensivmed 29:72
47. Rose D, Coutsoftides T (1981) Intraoperative normovolemic hemodilution. J Surg Research 31:375
48. Schaller RT, Schaller J, Furman EB (1984) The advantages of hemodilution anesthesia for major liver resection in children. J Pediatr Surg 19:705
49. Schleinzer W, Mehrkens HH, Weindler M, Wollinsky K, Pohland H (1987) Klinisches Konzept der autologen Transfusion: Hämodilution, maschinelle Autotransfusion, Plasmapherese, Eigenblutspende. Anästh Intensivmed 28:235
50. Schmidt R, Gollmer E, Zunzer R, Krüger J (1987) Die Erythema-migrans-Borreliose: ein Problem für die Transfusionsmedizin? Beitr Infusionstherapie klin Ernähr 18:33. Karger Verlag, Basel
51. Schricker KT, Schricker E (1984) Tiefkühlkonservierung von autologen Erythrozyten und Frischplasma. In: Lawin P, Paravicini D (Eds) Hämodilution und Autotransfusion in der perioperativen Phase, Bd. 49. Thieme, Stuttgart
52. Seidl S, Kühl P (1987) Transmission of diseases by blood transfusion. World J Surg 11:30
53. Seyfried H, Walewska I (1987) Immune hemolytic transfusion reactions. World J Surg 11:25
54. Sharp WV, Stark M, Donovan D (1981) Modern autotransfusion. Am J Surg 142:522
55. Sugg U (1987) Die Risiken der Transfusion von Blut und Blutderivaten. Anästh Intensivmed 28:343
56. Symbas PN (1978) Extraoperative autotransfusion from hemothorax. Surgery 84:722
57. Tartter PJ, Quintero S, Barron DM (1986) Perioperative blood transfusion associated with infectious complications after colorectal cancer operations. Am J Surg 152:479
58. Tawes RL, Scribner RG, Duval TB, Beare JP, Sydorak GR, Rosenman JE, Brown WH, Harris EJ (1986) The cell saver and autologous transfusion: an underutilized resource in vascular surgery. Am J Surg 152:105
59. Toy PT, Stehling LC, Strauss RG, Esposito B, Huling D, Poole L, Sears R (1986) Underutilization of autologous blood donation among eligible elective surgical patients. Am J Surg 152:483
60. Toy PT, Strauss RG, Stehling LC, Sears R, Price TH, Rossi EC, Collins M, Crowley JP, Eisenstaedt RS, Goodnough LT, Greenwalt TJ, Johnston MF, Kennedy MS, Lenes BA, Lusher JM, Mintz PD, Patten ED, Simon TL, Westphal RG (1987) Predeposit autologous blood for elective surgery. New Engl J Med 316:517
61. Turner E, Nebel H, Stephan-Onasanya H, Hilfiker O (1984) Die intraoperative maschinelle Autotransfusion: Untersuchung des abgesaugten Blutes vor Retransfusion. Anaesthesist 33:504
62. Voogt PJ, van de Velde C, Brand A, Hermans J, Stijen T, Bloem R, Leer JWH, Zwaveling A, Rood JJ (1987) Perioperative blood transfusion and cancer prognosis. Cancer 59:836
63. Voorst van SJ, Peters TG, Williams JW, Vera SR, Britt LG (1985) Autotransfusion in hepatic transplantation. Ann Surg 51:623
64. Waymack JP, Warden GD, Miskell P, Gonce S, Alexander JW (1987) Effect of varying number and volume of transfusions on mortality rate following septic challenge in an animal mode. World J Surg 11:387
65. Weisel RD, Dennis RC, Manny J, Mannick JA, Valeri CR, Hechtmann HB (1978) Adverse effects of transfusion therapy during abdominal aortic aneurysmectomy. Surgery 83:682

Diskussion zum Beitrag Fleischer

FRAGE:

Ab welchem Zeitpunkt vor OP empfehlen Sie die Auftrennung des Blutes in Erythrozytenkonzentrat und fresh frozen plasma? Was sagt das Arzneimittelgesetz dazu, wenn wir als Anästhesisten ein fresh frozen plasma herstellen? Die technischen Möglichkeiten sind ja gegeben und einfach zu handhaben, aber darf man das denn auch?

FLEISCHER:

Man muß das natürlich etwas auf den Einzelfall beziehen. Wieviel Zeit hat man grundsätzlich vor der Operation zur Verfügung? Wie lang kann man planen? Optimal wären natürlich 10 Tage. Es hängt von den Möglichkeiten zur Separation ab. Wenn das der Fall ist und wenn der Patient es aushält (d. h., der kardiale Status ist überprüft worden), würde ich zu 5 Tagen tendieren, damit ich bei der Operation viel frische Konserven bereitstehen habe. Oder ich wähle ein modifiziertes Bocksprungverfahren, damit ich evtl. zwei oder drei Konserven zur Verfügung habe.

FRAGE:

Meine Frage zielte in eine andere Richtung. Wenn Sie schon 3 Wochen vor dem OP-Zeitpunkt beginnen können, welche Konserven sollten in Blutkomponenten getrennt werden?

FLEISCHER:

Auf jeden Fall die ersten beiden, die ältesten. Es gibt einen Lagerungseffekt. Die stabilen Gerinnungsfaktoren werden zerfallen, unter Umständen werden sogar aktivierte Gerinnungsfaktoren gebildet, die – wenn sie in großen Mengen vorliegen – zu thromboembolischen Ereignissen führen können.

STOECKEL:

Welche Grundlagen haben Ihre Angaben zur Posttransfusionshepatitis?

FLEISCHER:

Zum einen diese große multizentrische Studie aus Mailand mit Zahlen und Erfahrungen über mehrere Jahre aus einem Krankenhaus, das die Versorgung von über 3000 Patienten gewährleistet. Dann hier aus diesem Zahlenmaterial, das ich gezeigt habe, daß nur homolog transfundierte Patienten eine Hepatitis bekamen, aber das ist etwas schwierig, weil in Italien die Posttransfusionshepatitis eine viel höhere Rate als bei uns in Deutschland aufweist.

MARTIN:

Das Problem der Inzidenz der Posttransfusionshepatitis liegt ja darin, daß man häufig „Transaminitiden" miteinbezieht. Also, ich glaube, man sollte auch nicht mit Zahlen argumentieren, die so überzeugend klingen, sondern man sollte auch etwas kritische Literaturstellen erörtern.

STOECKEL:

Gibt es über AIDS noch gar keine Zahlen? Was geschieht mit den nicht verwendeten Konserven? Wer darf autologe Blutkonserven herstellen?

PETER:

Wir haben jetzt drei Fragenkomplexe angerissen:
Einmal die Frage, ob die Methode der autologen Transfusion für den Patienten im Hinblick auf das Infektionsrisiko wirklich günstig ist. Natürlich gibt es noch keine großen Zahlen, aber es kann gar nicht anders sein, als daß Eigenblut eine geringere Inzidenz von Hepatitiden, von Infektionen verursacht, wenn der Patient primär gesund war; das Gleiche gilt für jede Methode der autologen Transfusion. Zum zweiten Komplex, den Herr Professor Stoeckel ansprach, ist zu sagen, daß es Fälle gibt, wo man mit der autologen Transfusion nicht durchkam und schließlich doch Fremdbluttransfusionen benötigte. Wie ist das Problem hier? Es gibt sehr überzeugende Untersuchungen hierzu, die zeigen, daß tatsächlich die Anzahl von Fremdbluttransfusion geringer ist, als wenn man ohne autologe Transfusion arbeiten würde. Wenn man jetzt unterstellt, daß die Inzidenz von Hepatitiden NANB in einem Verhältnis zur Anzahl der übertragenen Konserven steht, kann man hochrechnen, daß die Minderung der Fremdbluttransfusionen auch eine Minderung der Inzidenz von Hepatitiden und sonstigen Infektionen bewirken muß.
Der dritte Fragenkomplex zielte auf die Berechtigung. Wer darf so etwas tun? Weiterhin, darf man damit Dritte, also Nichtspender, behandeln? Ich darf Herrn Professor Weissauer fragen, wie sich der Jurist in diesen Fragen verhält?

WEISSAUER:

Die erste Frage ist klar beantwortet in einer Vereinbarung zwischen der Deutschen Gesellschaft für Anästhesiologie und dem Berufsverband einerseits und der Gesellschaft für Transfusionsmedizin andererseits. Dort heißt es ganz eindeutig: Die autologe Transfusion ist die sicherste Methode, sowohl hinsichtlich der Infektionsübertragung als auch der Unverträglichkeitsreaktion.

Zum dritten Problem, das Sie am meisten interessiert, kann ich Ihnen keine so klare Antwort geben. Sicher ist nur, daß dort, wo die Eigenblutspende im eigenen Haus gemacht wird, von der eigenen Abteilung wiederverwendet und Vollblut genommen wird, keine Bedenken nach dem Arzneimittelgesetz bestehen. Wenn Sie auch Blutbestandteile gewinnen, also Erythrozytenkonzentrat beispielsweise nehmen oder Plasma gewinnen, erscheint es mir fraglicher.

Es gibt eine Arzneimittelbestimmung in Nordrhein-Westfalen, die zu dem Ergebnis kommt, daß es unzulässig sei, nur dem Hersteller die Erlaubnis zu erteilen. Ich halte diese Interpretation für falsch. Ich glaube, man hat hier die Bezugnahme in zwei Absätzen übersehen und sich auf den verkehrten Absatz bezogen.

Ich meine, daß es bei der Verwendung innerhalb der eigenen Abteilung auch zulässig ist zu trennen. Das ist allerdings offen und müßte dann vielleicht im Einzelfall geklärt werden.

PETER:

Darf ich noch fragen, ob die Verwendung nur auf den Patienten beschränkt ist und nicht Dritte einbezieht?

WEISSAUER:

Die Verwendung bei Dritten wäre zulässig, wenn man nach den gleichen Kautelen wie bei der homologen Blutspende vorgeht, alle Tests vorher durchführt und die Einwilligung des Spenders einholt, daß das Blut eventuell vernichtet werden darf, wenn es nicht mehr benötigt wird.

Die Einwilligung vom Spender zur Transfusion bei Dritten muß vorher selbstverständlich vorliegen.

Risiken der Transfusion von Blut und Blutderivaten

P. Hellstern und M. Köhler

Allgemeine Gesichtspunkte

Art und Häufigkeit der Nebenwirkungen als Folge der Transfusion von Blut und Blutderivaten hängen von Expositions- und Dispositionsfaktoren bei Spendern und Empfängern sowie von den Eigenschaften des Blutproduktes selbst ab. So kann z. B. Blut von anscheinend gesunden Virusträgern, die nicht durch sensitive und spezifische Untersuchungen erfaßt werden können, Empfänger unvermeidlich infizieren. Weiterhin ist auch der immunologische Status des Empfängers für manche Infektionen ausschlaggebend. So ist die transfusionsbedingte Cytomegalieinfektion bei Neugeborenen und Patienten mit Immundefekten eine gefürchtete Komplikation; ansonsten hat sie kaum klinische Relevanz.

Immunhämatologisch bedingte Reaktionen sind nach Transfusion von zellhaltigen Blutkomponenten wesentlich häufiger zu erwarten als nach Applikation von Plasma und Plasmafraktionen. Unmittelbar aus Vollblut hergestellte Blutfraktionen können im Gegensatz zu Plasmaderivaten nicht virusinaktiviert werden und sind daher mit einem relativ hohen Infektionsrisiko behaftet.

Im folgenden werden die beiden bedeutendsten Risiken der Transfusion von Blut und Blutderivaten, die Virusinfektionen und hämolytischen Zwischenfälle, ausführlicher diskutiert.

Risiken der Transfusion von Vollblut und unmittelbar aus Vollblut hergestellten Komponenten

Hämolytische Transfusionsreaktionen

Die Häufigkeit hämolytischer Reaktionen wird mit 1 auf 1000 bis 5000 Bluttransfusionen angegeben, die Mortalität beträgt ca. 10% [1]. Die serologischen Ursachen eines hämolytischen Transfusionzwischenfalls sind in Tabelle 1 zusammengestellt. ABO-Verwechslungen sind zumeist auf menschliches Versagen zurückzuführen, und „Universalblut" mit starken Isohämolysinen darf heute nicht mehr verwendet werden. Hämolysen als Folge von irregulären Antikörpern können auftreten, wenn die prätransfusionelle Diagnostik insuffizient ist oder wenn die Antikörper wegen sehr niedriger Titer nicht erfaßt werden. Die Häufigkeit klinisch relevanter irregulärer Antikörper dürfte 1% nicht überschreiten [2]. Hämolytische Transfusionsreaktionen werden in intravasale, extravasale, verzögerte und inverse Formen unterteilt (Tabelle 2). Treten in zeitlichem Zusammenhang mit einer Bluttransfusion Hämolysezeichen auf, müssen „pseudohämolytische Transfusionsreaktionen" ausgeschlossen werden (Tabelle 3). Hierunter versteht man Hämolysen von Spender- oder Empfängererythrozyten, die nicht durch Isoagglutinine oder irreguläre Antikörper hervorgerufen werden.

Tabelle 1. Hämolytischer Transfusionszwischenfall – serologische Ursachen

1. AB0-Verwechslung

2. Verwendung von Universalblut mit starken Isohämolysinen

3. AK beim Empfänger vor Bluttransfusion vorhanden, aber nicht erkannt
   Ursachen: Unachtsamkeit, mangelhafte Kreuzprobe, niedrigtitriger „Problem-AK" wie z. B.
   anti-Jk^a, -K, -Fy^a u. a.

Tabelle 2. Hämolytischer Transfusionszwischenfall – Einteilung

Intravasal	bei in vitro hämolysierenden, komplementbindenden AK (anti-A, -B, -Tj^a, -P, -Vel, -Le^a, -Le^b, -Jk^a, -Fy^a)
Extravasal	bei in vitro nicht hämolysierenden AK, durch Phagozytose im RES (meist Rhesus-AK)
Verzögert	durch Boosterung eines prätransfusionell bereits vorhandenen, niedrigtitrigen AK; mehrere Tage nach Transfusion Hb-Abfall, Bilirubinanstieg
Invers	Transfusion von Plasma mit hohem Titer an immunem anti-A und/oder anti-B („Universal-Vollblut 0")

Tabelle 3. Pseudohämolytische Transfusionsreaktionen – Ursachen

A. Spendererythrozyten
   1. Überhitzung, Einfrieren
   2. bakterielle Kontamination
   3. mechanisch (extrakorporale Zirkulation)
   4. Zusatz von Medikamenten
   5. überaltertes Blut

B. Empfängererythrozyten
   1. Medikamente (z. B. Penicillin, Chinidin)
   2. hämolytische Anämien
   3. Infektionen (Malaria, Mononukleose)
   4. Resorption von großen Hämatomen
   5. mechanisch (z. B. Herzklappen)
   6. TTP, HUS

Tabelle 4. Labordiagnostik zum Ausschluß infektiöser Spender

---

1. Hbs-Ag mit ELISA oder RIA

2. SGPT mit optimierter Methode (< 30 U/l)

3. Gegebenenfalls anti-Hbc (Surrogattest für Hepatitis Non-A-Non-B)

4. Anti-HIV mit Rekombinant-Ag-ELISA; wenn deutlich positiv oder wiederholt positiv: Kontrolle mit Western-Blot und IFT.
   Bei kombinierter Diagnostik mit anti-HIV-ELISA und Western-Blot bis 0,005% falsch positive Ergebnisse! (Meyer KB et al., N Engl J Med 317:238, 1987)

5. TPHA-Test

Infektionskrankheiten

Infektionen mit HIV, Hepatitis Non-A-Non-B und Hepatitis B haben derzeit die größte Bedeutung. In Tabelle 4 sind die derzeitigen laboranalytischen Möglichkeiten zum Ausschluß infektiöser Spender zusammengefaßt. Mit Einführung von Assays der 3. Generation zur Bestimmung von Hbs-Ag ist es gelungen die Rate an Posttransfusionshepatitiden B auf unter 1% zu vermindern. Mit der Messung der SGPT und möglicherweise auch mit der anti-Hbc-Bestimmung kann ein Teil der Carrier von Hepatitisviren Non-A-Non-B erfaßt werden. Dabei geht man davon aus, daß eine häufig oligo- oder asymtomatische chronisch-persistierende Hepatitis Non-A-Non-B mit passageren Transaminasenschüben einhergeht und daß Träger von Hepatitisviren Non-A-Non-B überproportional häufig eine Hepatitis-B-Infektion durchgemacht haben. SGPT und anti-Hbc-Bestimmung werden daher auch als Surrogattests für Hepatitis Non-A-Non-B bezeichnet. Nach den Ergebnissen von zwei amerikanischen und einer deutschen Studie führt ein Ausschluß von anti-Hbc-positiven Personen von der Blutspende zu einem Rückgang der Posttransfusionshepatitis Non-A-Non-B in der Größenordnung zwischen 40% und 60% [3, 4, 5], bei einem Verlust von 4%–5% der Spender.

Die anti-HIV-Bestimmung sollte heute mit einem ELISA der 2. Generation durchgeführt werden, da diese Assays sensitiver und spezifischer sind als die Tests der 1. Generation [6]. Bei positiven Ergebnissen muß mit einem Referenztest, in der Regel Western-Blot und/oder IFT, kontrolliert werden. In diesem Zusammenhang sollten die Berechnungen von Meyer et al. [7] ernst genommen werden, wonach selbst bei kombinierter Anwendung von ELISA und Western-Blot mit einem falsch positiven Ergebnis auf 20 000 Fälle gerechnet werden muß. Die Assays zur anti-HIV-1-Bestimmung erfassen bis zu 90% der anti-HIV-2-Antikörper mit.

Schließlich wird anläßlich jeder Blutspende auf Antikörper gegen Treponema pallidum untersucht.

Bei der derzeitigen Durchseuchung der Bevölkerung in der Bundesrepublik ist eine transfusions-assoziierte HIV-Infektion auf 300 000 bis 3 000 000 Bluttransfusionen zu erwarten [8]. Dies entspricht etwa 2 Infektionen pro Jahr – trotz der Untersuchung auf anti-HIV anläßlich jeder Spende. Die Ursache für dieses geringe Restrisiko liegt im wesentlichen in dem Zeitintervall zwischen Virämie nach Infektion und Auftreten von Antikörpern gegen Viruspartikel. Dieses auch als diagnostisches

Tabelle 5. Häufigkeit der Hepatitis B und Non-A-Non-B nach Bluttransfusion

	N	Hepatitis B (%)	Hepatitis Non-A-Non-B (%)
Aach, 1981 [11]	1513	1	10,2
Crossart, 1982 [12]	842	0,3	1,6
Koziol, 1986 [4]	481	2,4	7,3
Sugg, 1988 [5]	417	0,2	3,5

Fenster bezeichnete Intervall beträgt im Mittel etwa 6 Wochen, in Extremfällen aber auch einmal 14 Monate. Aus diesem Grund wurde geprüft, ob die Bestimmung von HIV-Ag diese Unsicherheit vermindern kann. Aufgrund von Longitudinalbeobachtungen von Hämophilen ist bekannt, daß die Konstellation HIV-Ag positiv und anti-HIV negativ über viele Monate hinweg möglich ist [9]. Die Untersuchungen des BRK an ca. 125000 Personen haben jedoch gezeigt, daß bei der momentanen Durchseuchung in der Bundesrepublik die HIV-Ag-Bestimmung keine zusätzliche Sicherheit bringt [10]. In keinem Fall wurde die Konstellation HIV-Ag positiv und anti-HIV negativ gefunden, jedoch in 6 Fällen die umgekehrte Konstellation.

Das quantitativ größte Problem in der Transfusionsmedizin stellen nach wie vor die Infektionen mit Hepatitis Non-A-Non-B und B dar, die nach den Ergebnissen von 4 großen Studien bei Transfundierten in 1,6% bis 10,2% bzw. in 0,2% bis 2,4% der Fälle auftreten [4, 5, 11, 12] (Tabelle 5). Bemerkenswert ist die erhebliche Diskrepanz zwischen der Zahl von Berichten über klinisch aufgefallene Posttransfusionshepatitiden Non-A-Non-B und der ca. 100fach höheren Inzidenz, wenn die Empfänger nach Bluttransfusion engmaschig laboranalytisch kontrolliert werden [13]. Die Häufigkeit der Posttransfusionshepatitiden Non-A-Non-B in der Bundesrepublik ist nicht genau bekannt. Nach den Untersuchungen von Sugg et al. [5] an einem allerdings nicht repräsentativen Krankengut (HLM-OP) liegt sie bei 3,5%. Pro Jahr erhalten etwa 700000 Patienten in der Bundesrepublik Bluttransfusionen (durchschnittlich ca. 3 Einheiten pro Patient). Somit müßten jährlich etwa 24000 Patienten mit Hepatitis Non-A-Non-B infiziert werden, die in mindestens 30% der Fälle chronifiziert sind. Weiterhin wird angenommen, daß 50% der chronischen Hepatitiden Non-A-Non-B in eine chronisch-aggressive Verlaufsform übergehen und in einem hohen Prozentsatz mit einer Leberzirrhose enden.

Sonstige Nebenwirkungen (Tabelle 6)

Ungefähr 90% aller Komplikationen der Bluttransfusion entfallen auf febrile und anaphylaktoide Reaktionen. Die Ursachen sind zumeist Alloantikörper gegen Leukozytenantigene bzw. Überempfindlichkeitsreaktionen vom Soforttyp. Das seltene posttransfusionelle Lungensyndrom wird durch leukozytäre Antikörper hervorgerufen, die mit Plasma übertragen werden. Es bilden sich Leukozytenaggregate, die in der Lungenstrombahn hängenbleiben. Die Erkrankung kann wie eine akute Pneumonie verlaufen. Häufig kommt es zu Schock und Lungenödem. Die ebenfalls seltene

Tabelle 6. Komplikationen der Bluttransfusion

- Febrile Transfusionsreaktion
- Anaphylaktoide Transfusionsreaktion
- Akutes posttransfusionelles Lungensyndrom
- Posttransfusionelle Purpura
- Kreislaufüberlastung
- Verdünnungskoagulopathie
- Zitratintoxikation
- Transfusionsbedingte Hämosiderose

akute posttransfusionelle Purpura wird durch thrombozytenspezifische Antikörper verursacht.

Kreislaufüberlastung, Verdünnungskoagulopathie, Hypothermie und Zitratintoxikation kommen vornehmlich im Rahmen von Massivtransfusionen vor.

Die transfusionsbedingte Hämosiderose ist eine gefürchtete Komplikation bei Patienten mit chronischen Anämien, die über lange Zeiträume häufig transfundiert werden müssen.

Risiken der Transfusion von Plasmaderivaten

Infektionskrankheiten

Bereits nicht virusinaktivierte Plasmafraktionen sind mit unterschiedlichen Infektionsrisiken behaftet; Tabelle 7 gibt einen Überblick. Man unterscheidet zwischen Präparaten ohne Risiko (Albumin), mit geringem Infektionsrisiko (Antithrombin III, Immunglobuline, Faktor XIII, Fibrinkleber) und Hochrisikopräparaten (Faktor VIII, Faktor IX, Prothrombinkomplex, Faktor VII, Fibrinogen). Alle Plasmafraktionen außer Albumin sollten daher effektiven Virusinaktivierungsverfahren unterzogen werden. Tabelle 8 zeigt die heute gebräuchlichen Verfahren. Die unterschiedliche Effizienz der verschiedenen Methoden läßt sich eindrucksvoll anhand der Studien demonstrieren, die sich mit der Häufigkeit einer Posttransfusionshepatitis Non-A-Non-B nach erstmaliger Applikation von Faktor VIII befaßt haben [14–20] (Tabelle 9). Verabreicht man unbehandelten Faktor VIII, so beobachtet man in etwa 70% der Fälle eine Posttransfusionshepatitis, bei erstmals behandelten Patienten sogar in jedem Fall [14]. Ein großer Teil dieser Hepatitiden verläuft

Tabelle 7. Risiko der PTH NANB nach nicht virusaktivierten Plasmaderivaten

Kein Risiko
   Albumin

Geringes Risiko
   Immunglobuline, Antithrombin III, Faktor XIII, Fibrinkleber

Hohes Risiko
   Fibrinogen, Faktor VIII, Faktor IX, Faktor VII, PPSB

Tabelle 8. Verfahren zur Virusinaktivierung von Gerinnungsfaktorenkonzentraten

1. Kaltsterilisation mit β-Propiolacton/UV
2. Trockenerhitzung 30–72 h bei 60–68 °C
3. Erhitzung in wäßriger Lösung 10 h, 60 °C unter Stabilisatorzusatz
4. Dampfbehandlung 10 h, 60 °C und 1200 mb
5. Hitze 20 h, 60 °C und organisches Lösungsmittel n-Heptan
6. Organisches Lösungsmittel + Detergenzien (Tri-n-butylphosphat + Na-cholat)

Tabelle 9. Risiko der Infektion mit Hepatitis NANB nach erstmaliger F-VIII-Applikation

Präparat	Hepatitis NANB	Quelle
Nicht virusinaktiviert	17/26	Fletcher et al., 1983 [14]
Trockenerhitzung 60 °C/72 h	11/13	Colombo et al., 1985 [15]
n-Heptan 60 °C/20 h	5/18 5/13	Kernoff et al., 1987 [16] Carnelli et al., 1987 [17]
Dampfbehandlung 60 °C/10 h	0/28	Mannucci et al., 1988 [18]
Wäßrige Lösung 60 °C/10 h	0/26	Schimpf et al., 1987 [19]
Tri-n-butylphosphat + Na-cholat	0/9	Horowitz, 1987 [20]

ikterisch. Weder die Trockenerhitzung noch die Erhitzung in organischem Lösungsmittel können die Rate an Posttransfusionshepatitiden entscheidend reduzieren. Hierzu sind offenbar nur die Erhitzung in wäßriger Lösung sowie die Dampfbehandlung imstande. Es muß allerdings betont werden, daß aus statistischen Gründen mindestens 60 Beobachtungsfälle notwendig sind, um mit mindestens 95% Wahrscheinlichkeit die Effektivität eines Verfahrens beurteilen zu können. Die im Zusammenhang mit der Applikation von dampfbehandelten und in Lösung erhitzten Faktor VIII-Konzentraten beobachteten Hepatitis B-Verdachtsfälle können ein Hinweis darauf sein, daß Hepatitis B-Viren noch hitzeresistenter sind als Hepatitis Non-A-Non-B-Viren.

Solange die Kausalität der Hepatitis B-Übertragungen nicht zweifelsfrei geklärt ist, muß nach Möglichkeiten gesucht werden, die Effektivität der Virusinaktivierungsverfahren weiter zu steigern, ohne die breite Versorgung mit solchen Konzentraten in Frage zu stellen. Wegen der noch zu geringen Fallzahl kann das von Horowitz [20] entwickelte Verfahren noch nicht beurteilt werden.

HIV-Viren werden durch die Dampfbehandlung wie durch die Erhitzung in wäßriger Lösung sicher inaktiviert [21, 22] (Tabelle 10). Demgegenüber wurde die Effektivität der Trockenerhitzung mehrfach angezweifelt. Insgesamt wurde bislang in 18 Fällen der Verdacht der Übertragung von HIV-Infektion durch trockenerhitzte Präparate geäußert.

Tabelle 10. HIV-Infektion nach F-VIII-Applikation

Präparat	HIV-Infektion	Quelle
Dampfbehandlung 60 °C/10 h	0/60[a]	Schimpf et al., 1987 [21]
Wäßrige Lösung 60 °C/10 h	0/151[b]	Schimpf et al., 1987 [19]

[a] Beobachtung 6–24 Monate
[b] Bei 112 Patienten > 13 Monate Beobachtung

Literatur

1. Müller-Eckhardt C (1986) Komplikationen der Bluttransfusion und ihre Behandlung. In: Begemann H, Rastetter J (Hrsg) Klinische Hämatologie. Georg Thieme, Stuttgart New York, S 208–214
2. Spielmann W, Seidl S (1980) Einführung in die Immunhämatologie und Transfusionskunde. Verlag Chemie Weinheim
3. Stevens CE, Aach RD, Hollinger FB, Mosley JW, Szmuness W, Kahn R, Werch J, Edwards V (1984) Hepatitis B virus antibody in blood donors and the occurrence of non-A-non-B hepatitis in transfusion recipients. Ann Intern Med 101:733–738
4. Koziol DE, Holland PV, Alling DW, Melpolder JC, Solomon RE, Purcell RH, Hudson LM, Shoup FJ, Krakauer H, Alter HJ (1986) Antibody to hepatitis B core antigen as a paradoxical marker for non-A-non-B hepatitis agents in donated blood. Ann Intern Med 104:488–495
5. Sugg U, Schenzle D, Schneider W (to be published) Antibodies to hepatitis B core antigen in blood donors screened for alanine aminotransferase level and hepatitis non-A, non-B in recipients. Transfusion
6. Lelie PN, Reesink HW, Huisman H (1988) Evaluation of three second-generation and three confirmatory assays for antibodies to human immunodeficiency virus. Vox Sang 54:84–91
7. Meyer KB, Pauker SG (1987) Screening for HIV: can we afford false positive rate? N Engl J Med 317:238–241
8. Seidl S, Kühnl P (1987) AIDS-Risiko und Bluttransfusion. Dtsch Med Wschr 112:1243–1244
9. Allain JP, Laurian Y, Paul DA, Senn D (1986) Serological markers in early stages of human immunodeficiency virus infection in haemophiliacs. Lancet II:1233–1236
10. Bäcker U, Weinauer F, Gathof G (1987) HIV antigen screening in blood donors. Lancet II:1213–1214
11. Aach RD, Szmuness W, Mosley JW, Hollinger FB, Kahn RA, Stevens CE, Edwards VM, Werch J (1981) Serum alanine aminotransferase of donors in relation to the risk of non-A, non-B hepatitis in recipients. The Transfusion-Transmitted Viruses Study. N Engl J Med 304:989–994
12. Crossart JE, Kirsch S, Ismay SL (1982) Post-transfusion hepatitis in Australia. Lancet I:208–213
13. Bove JR (1987) Transfusion-associated hepatitis as AIDS – what is the risk? N Engl J Med 317:242–244
14. Fletcher ML, Trowell JM, Craske J, Pavier K, Rizza CR (1983) Non-A-non-B hepatitis after transfusion of factor VIII in infrequently treated patients. Brit Med J 287:1754–1757
15. Colombo M, Carnelli V, Gazengel C, Mannucci PM, Savidge GF, Schimpf K (1985) Transmission of non-A, non-B hepatitis by heat-treated factor VIII concentrate. Lancet II:1–4
16. Kernoff PBA, Miller EJ, Savidge GF, Machin SJ, Dewar MS, Preston FE (1987) Reduced risk of non-A, non-B hepatitis after first exposure to „wet heated" factor VIII concentrate. Brit J Haematol 67:207–211
17. Carnelli V, Comperts ED, Friedman A, Aledort L, Hilgartner M, Dietrich S, Fedor EJ (1987) Assessment for evidence of non-A-non-B hepatitis in patients given n-heptan-suspended heat-treated clotting factor concentrates. Thromb Res 46:827–834
18. Mannucci PM, Zanetti AR, Colombo M (1988) Prospective study of hepatitis after factor VIII concentrate exposed to hot vapour. Brit J Haematol 68:427–430

19. Schimpf K, Mannucci PM, Kreutz W, Brackmann HH, Auerswald G, Ciavarella N, Mösseler J, De Rosa V, Kraus B, Brueckmann C, Mancuso G, Mittler U, Haschke F, Morfini M (1987) Absence of hepatitis after treatment with pasteurized factor VIII concentrate in patients with hemophilia and no previous transfusions. N Engl J Med 316:918–922
20. Horowitz B (1987) Virus sterilization of plasma proteins by treatment with solvent/detergent mixtures – a summary. Thromb Res Suppl VII:51
21. Schimpf K, Brackmann HH, Landbeck G, Lechler E, Vinazzer H, Lechner K, Morfini M, Carnelli V, Mariani G, Ciavarella M, De Biasi R, Torlontano G, Tamponi G, Musso R, Manuso G, Parise V, Di Mitrio V, Coser P, Mori PG, Muleo V, Baudo F (1987) No anti-HIV seroconversion after replacement therapy with steam-treated factor VIII concentrate. Poster, XIth International Congress on Thrombosis and Haemostasis, Brüssel

Arzthaftungsfragen im Zusammenhang mit iatrogenen Infektionen

W. WEISSAUER

Definitionen

Zunächst zu den zentralen Begriffen meines Themas: Iatrogen ist jede Infektion, die auf ärztliches Handeln zurückzuführen ist. Infektionen, die aufgrund einer Transfusion von Blut oder Blutbestandteilen auftreten, sowie ihre Folgen für Gesundheit und Leben des Patienten sind stets iatrogene Schäden.

Arzthaftung bedeutet das Einstehenmüssen für iatrogene Schäden. Die zivilrechtliche Haftung auf Schadenersatz und die strafrechtliche Verantwortung des Arztes für iatrogene Schäden setzen einen schuldhaften, für den Schaden ursächlichen Behandlungsfehler oder verbotene ärztliche Eigenmacht voraus. Der Arzt haftet niemals allein deswegen, weil seine Behandlung mißglückt und den Patienten schädigt.

Schuldhaft handelt der Arzt bei der Behandlung seines Patienten dann, wenn er die in der konkreten Situation gebotene Sorgfalt außer acht läßt. Ist eine Bluttransfusion vital indiziert und dringend, so darf, ja muß der Arzt u. U. essentielle Sorgfaltsregeln für die Vorbereitung und Durchführung der Transfusion außer acht lassen. Die Lebensweisheit, Not kenne kein Gebot, gilt hier freilich modifiziert; der Notfall hat in der Medizin seine eigenen spezifischen Gebote. Dies gilt auch für die Bluttransfusion.

Sorgfaltspflicht

Die Sorgfaltsmaßstäbe, an denen der Arzt nach einem Transfusionszwischenfall gemessen wird, stellen die Gerichte nicht selbst auf. Sie stellen auf die berufsspezifische Sorgfalt ab, d. h. auf die Regeln und Leistungsstandards, die in der Medizin allgemein oder speziell für bestimmte Fachgebiete gelten. In Schadensersatzprozessen wie in Strafverfahren prüfen die Richter, wie sich ein gewissenhafter Chirurg oder Anästhesist in der gleichen konkreten Situation hinsichtlich der Bluttransfusion verhalten und wie sie ihre fachliche Kooperation organisiert hätten. Die Rechtsprechung fordert vom Arzt nicht die Wahrung jeder erdenklichen Sorgfalt, was zwangsläufig zur defensiven Medizin und zu einer weitgehenden Erschwerung der Patientenversorgung führen müßte. Sie läßt andererseits die übliche Sorgfalt nicht genügen, wenn es sich um eine eingerissene Schlamperei handelt.

Die Sorgfaltsmaßstäbe und Leistungsstandards, die bei der Bluttransfusion zu beachten sind, sind in den Richtlinien der Bundesärztekammer, einem ebenso differenzierten wie diffizielen Regelwerk, festgelegt. Dieses Regelwerk kann als eine Sammlung von Kunstregeln betrachtet werden, die den Arzt verpflichten.

Haftung

Bei der Haftung für schuldhafte Behandlungsfehler ist zwischen den methodenspezifischen, schicksalhaften Risiken und den auf Sorgfaltsmängeln beruhenden streng zu unterscheiden. Der transfundierende Arzt verwendet bei der homologen Transfusion Blut und Blutderivate, die er von Blutbanken und von der pharmazeutischen Industrie bezieht. Aufgabe des Herstellers ist es, dafür zu sorgen, daß das Infektionsrisiko, beginnend mit der Auswahl der Spender, so weit reduziert wird, wie dies heute möglich ist. Entsprechend dem die Zusammenarbeit in der Medizin beherrschenden Vertrauensgrundsatz darf sich der transfundierende Arzt darauf verlassen, daß der Hersteller mit der gebotenen Sorgfalt verfahren ist und daß die Angaben einer Gebrauchsinformation über den Anwendungsbereich, über die Gegenanzeigen und vor allem über das Infektionsrisiko und die möglichen Nebenwirkungen sachlich richtig sind [1].

Dieses Vertrauen gilt freilich nicht unbegrenzt. Der Arzt, der mit Bluttransfusionen befaßt ist, muß zumindest die inländische Fachliteratur verfolgen und sich aus sonstigen allgemeinen und allgemein zugänglichen Quellen über die Infektionsgefahr, ihr Gewicht und ihre statistische Häufigkeit informieren. Wenn ich recht sehe, ist das Infektionsrisiko bei der Verwendung von Vollblut und Plasma am höchsten. Blutkomponenten und -derivate sind sicherer, wenngleich auch insoweit offenbar keine absolute Sicherheit garantiert werden kann. Besteht ein Risikogefälle, so muß der transfundierende Arzt bei gleicher Wirksamkeit der sichereren Methode den Vorzug geben, also der Übertragung von Blutderivaten gegenüber der Vollbluttransfusion. Eine Ausnahme gilt, wie bereits erwähnt, für die Sachzwänge, die sich aus Notfallsituationen ergeben.

Vor jeder Bluttransfusion hat der Arzt das schicksalhafte Risiko der Infektion und der Unverträglichkeitsreaktionen gegen die Chancen abzuwägen, die sie dem Patienten bietet. Ist die Nutzenrisikobilanz bei Abwägung aller konkreten Umstände des Einzelfalls positiv, so *muß* der Arzt transfundieren.

Die rechtliche Ausgangssituation ist relativ einfach, wenn die Blutverluste, die es auszugleichen gilt, auf Unfallverletzungen oder auf anderen Ursachen beruhen, auf die der Arzt keinen Einfluß hat. Die Probleme beginnen dort, wo er das schicksalhafte Risiko im Rahmen seiner eigenen Behandlungsaktivitäten in Rechnung zu stellen hat, also insbesondere in der präoperativen Phase. Der Operateur hat die mehr oder minder große Wahrscheinlichkeit oder auch ex ante erkennbare Notwendigkeit einer intra- oder postoperativen Bluttransfusion bei seiner Indikationsentscheidung als einen kontraindizierenden Faktor in Rechnung zu stellen. Er wird, wenn immer sich Anhaltspunkte ergeben, etwaige risikoerhöhende Umstände, wie Störungen der Blutgerinnung, ermitteln müssen. Entscheidet er sich zur Operation, so wird er, wenn eine Bluttransfusion ernsthaft in Erwägung zu ziehen ist, auch für die Bereitstellung des Blutes oder von Blutbestandteilen sorgen müssen.

Bei elektiven Eingriffen wird der Operateur zugleich prüfen müssen, ob nicht eine autologe Transfusion aufgrund einer präoperativen Eigenblutspende [2] in Betracht kommt. Da sie hinsichtlich des Infektionsrisikos und der Unverträglichkeitsreaktionen die sicherste Methode ist [3], wird sie überall dort angewendet werden müssen, wo sie nach den derzeitigen organisatorischen Möglichkeiten verfügbar ist.

Um auf eine vieldiskutierte Rechtsfrage kurz einzugehen: Der Anästhesist, der das Eigenblut präoperativ entnimmt und es intraoperativ retransfundiert, braucht dazu keine Herstellungserlaubnis nach § 13 Abs. 1 S. 1 Arzneimittelgesetz (AMG). Das Blut wird hier nicht an einen Dritten abgegeben, was Voraussetzung für die Herstellungserlaubnis ist. Dies gilt, entgegen einem Rundbrief des Ministers für Arbeit, Gesundheit und Soziales des Landes Nordrhein-Westfalen vom 30. September 1987, auch für die Aufbereitung des Blutes zu Eigenblutkonzentraten und anderen Blutzubereitungen sowie für das Tiefgefrieren [4]. Eine Abgabe im Sinne des Arzneimittelgesetzes wird auch dann zu verneinen sein, wenn die Ärzte, die das Blut entnehmen und es retransfundieren, der gleichen Anästhesieabteilung angehören; die Personenidentität ist hier im leitenden Arzt gegeben, der die Gesamtverantwortung für die ärztlichen Leistungen seiner Abteilung trägt. Das Herstellen von Blutkonserven und Blutkonzentraten ist nach § 67 AMG der zuständigen Stelle anzuzeigen.

Der Operateur sollte den Anästhesisten informieren, wenn er präoperativ die Wahrscheinlichkeit oder die Notwendigkeit einer Bluttransfusion erkennt. In dem vom Fachgebiet empfohlenen Aufklärungs- und Anamnesebogen findet sich vorsorglich auch eine Frage zur Blutungsneigung, weil der Anästhesist intraoperativ die Verantwortung für die Aufrechterhaltung und Wiederherstellung der Vitalfunktionen trägt und deshalb alle risikoerhöhenden Faktoren kennen sollte, die darauf von Einfluß sein können. Bei der Durchführung der Operation wendet sich die Aufmerksamkeit ersichtlich auch im Ausland wieder stärker den blutsparenden Verfahren zu, und es wird kritischer als bisher geprüft, von welchen Hb-Werten ab eine Bluttransfusion unerläßlich erscheint.

Abgrenzung Operateur – Anästhesist

Es ist offenbar allgemeine Meinung und ebenso allgemeine Übung, daß der Anästhesist intraoperativ für die Durchführung der Bluttransfusion zuständig ist. Zu meiner Verblüffung herrscht aber offenbar noch keine klare Meinung darüber, ob der Operateur oder der Anästhesist über die Indikation zur Bluttransfusion entscheidet. Es ist dringend wünschenswert, daß sie diese Entscheidung gemeinsam und in voller sachlicher Übereinstimmung treffen. Dafür gibt es aber keine Garantie. Ist eine notwendige Transfusion nicht oder nicht rechtzeitig durchgeführt worden oder ist es bei der Transfusion zu einer iatrogenen Infektion gekommen, so werden die Gerichte prüfen, wer über die Indikationsstellung zu entscheiden hatte. Es liegt nahe, daß sie das Organisationsverschulden beider Beteiligter bejahen, wenn sie sich vor Gericht wechselseitig die Zuständigkeit und die Verantwortung für diese Entscheidung zuzuschieben versuchen.

Die Abgrenzung der Aufgaben zwischen Anästhesist und Operateur [5] sollte, um Kompetenzkonflikte in prekären Situationen auszuschließen, generell geregelt werden, am besten durch eine Vereinbarung zwischen den Fachgebieten Anästhesie und Chirurgie. Gespräche zwischen den beiden Berufsverbänden sind für Juli vorgeplant.

Für die Zuständigkeit des Operateurs könnte sprechen, daß er die Blutverluste durch sein operatives Vorgehen verursacht. Die unmittelbaren Auswirkungen hoher Blutverluste in Form des Volumenmangels und der Reduzierung der Sauerstofftransportkapazität liegen jedoch im Bereich der Vitalfunktionen. Ich meine deshalb, daß es Sache des Anästhesisten ist, durch die Entscheidung für die Bluttransfusion auf Komplikationen im Bereich der Vitalfunktionen zu reagieren und dabei auch darüber zu entscheiden, ob Blut, Blutbestandteile oder -derivate übertragen werden. Für eine solche Aufgabenzuweisung könnte auch sprechen, daß damit Anordnung und Durchführung der Transfusion in einer Hand bleiben und daß der Operateur entlastet wird, der bei hohen Blutverlusten ohnehin auf das äußerste gefordert ist.

Selbstverständlich muß aber, auch wenn man dieser Aufgabenteilung folgt, der Operateur von sich aus den Anästhesisten auf Blutverluste hinweisen und über Operationsverläufe informieren, die eine erhöhte Vorsorge hinsichtlich möglicher Bluttransfusionen erfordern. Es ist ebenso selbstverständlich, daß der Anästhesist den Operateur unterrichtet und nach Möglichkeit die Entscheidung mit ihm gemeinsam trifft.

Bejaht man die Zuständigkeit des Anästhesisten für die Indikationsstellung und zur Bluttransfusion, so trägt er – als notwendige Konsequenz – die ärztliche und rechtliche Verantwortung für die sachgerechte Nutzenrisikoabwägung.

Es ist damit zu rechnen, daß im Falle einer Infektion nach homologer Transfusion die Gerichte fragen werden, warum nicht die Möglichkeiten einer Retransfusion des intraoperativ abgesaugten Blutes genutzt wurde, soweit nicht im konkreten Fall die Retransfusion kontraindiziert war. Die Gerichte sind zwar offenbar zunehmend bereit, im Hinblick auf die Grenzen der Finanzierbarkeit nach näherer Prüfung der verfügbaren Kapazitäten auch einmal eine suboptimale Versorgung genügen zu lassen. Der Anästhesist sollte sich gegen rechtliche Vorwürfe gleichwohl mit dem Nachweis wappnen, daß er beim Krankenhausträger vergeblich auf die Bereitstellung der erforderlichen technischen Einrichtungen und des benötigten Personals gedrängt hat.

Es liegt mir fern, den Teufel forensischer Verwicklungen an die Wand malen zu wollen. Die Zahl der Zivilprozesse und Strafverfahren gegen Anästhesisten wegen Transfusionszwischenfällen hält sich bisher in engen Grenzen. Dies liegt sicher auch an der Verteilung der Darlegungs- und Beweislast im Schadensersatzprozeß. Der bei einer Infektion geschädigte Kläger muß den schuldhaften Behandlungsfehler und dessen Ursächlichkeit für die Infektion beweisen. Oft dürfte es aber schwierig sein, auch nur den Ursachenzusammenhang zwischen der Bluttransfusion und der Infektion nachzuweisen.

Ärztliche Eigenmacht und Aufklärung des Patienten

Zu bedenken haben wir freilich weiter die Probleme, die sich unter dem Aspekt der verbotenen ärztlichen Eigenmacht ergeben können. Daß die Bluttransfusion als Eingriff in die Körperintegrität der Einwilligung des Patienten bedarf, steht außer Zweifel. Verweigert der Patient die Einwilligung aus Angst vor einer Infektion oder, wie etwa die Zeugen Jehovas, aus religiösen Gründen [6], so muß die Bluttransfusion unterbleiben. Wir wissen, in welchem Maße die Sorge vor der AIDS-Infektion Patienten, Ärzte und die Öffentlichkeit hinsichtlich der Transfusionsrisiken sensibilisiert hat.

Wird eine Bluttransfusion prä- oder postoperativ oder auch ohne jeden Zusammenhang mit einer Operation durchgeführt, so muß der Arzt, von Notfällen abgesehen, die Einwilligung des Patienten einholen. Wirksam ist diese Einwilligung nur, wenn der Patient weiß, um was es geht. Dazu muß ihn der Arzt über Art und Bedeutung der Bluttransfusion sowie über ihre schicksalhaften, durch ärztliche Sorgfalt nicht beherrschbaren Risiken informieren. Aus der Erarbeitung des Merkblattes zur Übertragung von Blut und Blutbestandteilen im System der Stufenaufklärung weiß ich, daß es nicht leicht ist, den Patienten über diese Methode sachgerecht aufzuklären, ohne ihn zu verängstigen. Die Risiken in Form der Unverträglichkeitsreaktionen, vor allem aber die Gefahr der Infektion mit der Non-A-Non-B-Hepatitis sind – auch in Relation zu den Anästhesierisiken – gewichtig.

Vor schwierige rechtliche Erwägungen stellt uns aber vor allem die intraoperative Bluttransfusion. Sie ist hier ein Nebeneingriff unter einer Reihe anderer (potentieller) Nebeneingriffe. Rechnet der Patient mit ihr oder zieht er diese Möglichkeit ernsthaft in Betracht, so umfaßt seine Einwilligung in die Operation (stillschweigend) auch den Nebeneingriff.

Damit ist aber die Aufklärungsproblematik noch nicht bewältigt. Da sich die Intensität der Aufklärung nach der Notwendigkeit und Dringlichkeit des Eingriffs bemißt, wird bei vital indizierten, dringenden Operationen im Regelfall auf die Aufklärung über die Risiken der Bluttransfusion verzichtet werden können. Ist die Operation dagegen nicht vital indiziert, muß etwa bei elektiven Eingriffen mit der Möglichkeit der Bluttransfusion gerechnet werden, so wird der Arzt den Patienten über ihre Risiken aufklären, ihm zumindest aber eine solche Aufklärung anbieten müssen. In den bereits erwähnten, vom Fachgebiet empfohlenen Aufklärungs- und Anamnesebögen wird ausdrücklich darauf hingewiesen, daß auch Nebeneingriffe ihre spezifischen Risiken haben. Voraussichtlich werden wir bei der nächsten Überarbeitung dieser Bögen die Hinweise auf die Risiken der Nebeneingriffe noch verstärken und es dem Patienten ausdrücklich anheimstellen, weiterführende Fragen zu stellen oder bewußt auf eine nähere Aufklärung über die Risiken der Bluttransfusion zu verzichten. Auch hier stellt sich die Kompetenzfrage. Die Aufklärung über die eventuelle Notwendigkeit einer Bluttransfusion wird Aufgabe des Operateurs sein, die nähere Aufklärung über die Risiken der Bluttransfusion könnte dagegen beim Anästhesisten anzusiedeln sein, weil er – jedenfalls nach unseren Thesen – für die intraoperative Indikationsstellung und für die Durchführung verantwortlich ist.

Bestreitet der Patient im Schadensersatzprozeß, in Kenntnis der für ihn wesentlichen Umstände in die Bluttransfusion eingewilligt zu haben, so muß der Arzt beweisen, daß er den Patienten über das schicksalhafte Risiko aufgeklärt hat, das sich im konkreten Fall ausgewirkt hat, hier also über die Möglichkeit der iatrogenen Infektion. Zur Sicherung der Beweisführung sollte der Inhalt der Aufklärung deshalb dokumentiert werden. Im Strafverfahren ist die Situation des Arztes insoweit erheblich günstiger, weil es keine Beweislastumkehr zu seinem Nachteil gibt. Andererseits kann man sich zwar gegen Schadensersatzansprüche voll versichern, indem man eine angemessene Deckungssume wählt, während es keine Versicherung gegen Geld- und Freiheitsstrafen gibt.

Dieses Symposium wird dazu beitragen, daß die vielschichtigen Probleme der Hämostase in der täglichen Routine noch intensivere Beachtung finden als bisher.

Weiterführende Literatur mit Kommentaren des Autors

1. Zur Organisation des Transfusionswesens, vgl. V. Sachs, Anästh. Intensivmed. 29 (1988) 125–128, zur Aufgabenstellung und Verantwortung bei der Bereitstellung von Blut und Blutderivaten V. Kretschmer, Anästh. Intensivmed. 29 (1988) 129–132
2. Die Richtlinien zur Blutgruppenbestimmung und Bluttransfusion der Bundesärztekammer enthalten in Nr. 9 Bestimmungen über die Voraussetzungen der Eigenblutspende, die Herstellung und Lagerung des Blutes sowie über die Durchführung der Eigenblutentnahme und die Eigenbluttransfusion
3. So ausdrücklich die Ergänzenden Empfehlungen zu Nr. 9 der Richtlinien zur Blutgruppenbestimmung und Bluttransfusion der Bundesärztekammer über Eigenblutspende und Eigenbluttransfusion, die als gemeinsame Erklärung der Deutschen Gesellschaft für Transfusionsmedizin und Immunhämatologie, der Deutschen Gesellschaft für Anästhesiologie und Intensivmedizin, der Deutschen Gesellschaft für Chirurgie, des Berufsverbands Deutscher Anästhesisten und des Berufsverbands der Deutschen Chirurgen verabschiedet worden sind, vgl. Anästh. Intensivmed. 29 (1988) 3/91
4. Gleicher Auffassung aufgrund eines Schriftwechsels mit dem Verfasser nun das Ministerium in einem Brief vom 25. Juli 1988
5. Zur Arbeitsteilung zwischen Operateur und Anästhesist, vgl. W. Weißauer, rechtliche Probleme der Bluttransfusion, Anästh. Intensivmed. 29 (1988) 5/133
6. Eingehend dazu wie W. Weißauer/G. Hirsch, die Verweigerung der Bluttransfusion aus religiösen Motiven, Anästh. Intensivmed. (1979) 11/273–277

Diskussion der Beiträge Hellstern und Weißauer

PETER:

Wie hoch liegt die Letalität bei Patienten mit Leberzirrhose?

HELLSTERN:

Man weiß, daß die Leberzirrhose eine sehr ungünstige Prognose hat. Wie nun die Fünf-Jahres-Überlebensrate bei der Leberzirrhose aussieht, habe ich nicht parat.

PETER:

Herr Kollege Schimpf, wie sieht es aus?

SCHIMPF:

Aus dem Kopf weiß ich es auch nicht, aber Tatsache ist, daß Zirrhose Unheilbarkeit und verfrühten Tod bedeutet. Wir haben die Statistiken zu den Todesursachen der Hämophilen vor uns gehabt, und die Todesrate an Leberkomplikationen beträgt immer 17% aller Sterbefälle. Die Zahl wird jetzt von den HIV-Infektionen überholt. Die Sterbezahlen verdoppeln sich jedes Jahr, und dieses HIV hat uns dummerweise gänzlich von der Hepatitisproblematik abgelenkt. Es ist sehr gut, daß sie in diesem Symposium wieder ganz in den Vordergrund tritt, und das wird sie auch in Zukunft, weil wir die HIV-Problematik beherrschen. Man muß sich klar sein, daß die Hepatitisgefahr, die ja noch viel größer ist, als wir geglaubt haben, da früher die anikterischen Fälle nicht realisiert wurden, in Zukunft das Hauptproblem darstellen wird.

WEISSAUER:

Aus der englischen Literatur weiß ich, daß dort etwa nur 2% Hepatitiden gerechnet werden, Non-A-Non-B; soweit ich weiß, werden über 5,1 Millionen Blutkonserven hergestellt. Wenn wir die Zahl durch 3 teilen, sind es 1,7 Millionen Patienten, die davon betroffen werden. Sie gehen von 0,7 aus, also wären die Zahlen noch ungünstiger.

Allerdings sind es schließlich 2000 schwere Verlaufsformen, über die ich aktuell informiert bin.

FRAGE:

Ist nun das Problem des Zuständigkeitsbereichs zwischen Chirurgen und Anästhesisten hinsichtlich der Verordnung von Transfusionen geklärt?

WEISSAUER:

Zu dieser Frage habe ich dahingehend Stellung genommen, daß mir das zwischen den Fachgebieten heute noch ungeklärt zu sein scheint. Das eine wäre das Veranlasserprinzip; notwendig wird die Transfusion in der Regel durch den Blutverlust, der auf die Technik des Operateurs zurückzuführen ist. Wer die Technik anwendet, muß auch ihre Risiken und ihre Folgen grundsätzlich behandeln. Ich meine aber gleichwohl, daß der Anästhesist diese Entscheidung zu treffen hat und daß er auch entscheidet, was zu transfundieren ist.

PETER:

Wer klärt über die Transfusion und die Risiken der Transfusion auf, der Operateur oder der Transfundierende, nämlich die Anästhesisten?

WEISSAUER:

Die Grundaufklärung, also die Aufklärung zur Frage, ob eine Bluttransfusion erforderlich werden kann oder erforderlich werden wird, die Wahrscheinlichkeit, Notwendigkeit, die ist meines Erachtens Sache des Operateurs, da es die Indikationsentscheidung betrifft. Wie ich eben ausführte, muß er die Möglichkeit der Bluttransfusion als einen kontraindizierten Faktor unter den vielen, die es zu berücksichtigen gilt, mit auf die Waagschale legen. Sinn der Aufklärung ist es, dem Patienten die Entscheidung des Arztes nachvollziehbar zu machen. Die Aufklärung muß also all das beinhalten, was der Arzt selbst für seine Indikationsentscheidung zugrunde legt. Die Aufklärung muß eben heute auch mit Rücksicht auf die Angst des Patienten vor der Bluttransfusion erfolgen, insbesondere beim elektiven Eingriff.

Läßt sich aber voraussagen, daß man möglicherweise Blut braucht, so spielt heute die autologe Transfusion eine beachtliche Rolle, und ich hätte die größte Sorge, als Anästhesist dafür keine Vorbereitung getroffen zu haben, zumindest es nicht versucht zu haben. Oft scheitert heute die Eigenblutentnahme im wesentlichen am Verhalten der Kassenärztlichen Vereinigung. Die homologe Gabe von Blut belastet den Pflegesatz, während die KV bei der autologen Konserve, die das Krankenhaus selbst herstellt, die Kosten zu tragen hat. Wir versuchen, auch diese Frage zu regeln. Wenn niemand bereit ist zu zahlen, kann der Anästhesist sich darauf berufen. Allerdings würde ich jedem raten, durch Anfragen beim Krankenhaus, der jeweiligen Kasse oder Kassenärztlichen Vereinigung dafür zu sorgen, daß wenigstens ein Negativtestat ausgestellt wird.

MEYER:

Wir bieten präoperativ Eigenblutspende an, haben also das Management dafür. Da ergibt sich jetzt immer häufiger die Situation, wenn wir dann sagen, daß man mit der

Menge evtl. nicht hinkommt, der Patient nur das Blut von Familienangehörigen akzeptiert. Wenn wir dann auf die Untersuchungen verweisen und auf die damit entstehenden Kosten, meinen diese, man könnte ja auf die Untersuchungen hinsichtlich HIV und TPHA usw. verzichten. Wie sieht dies rechtlich aus?

PETER:

Kommt die Motivation für dieses Blut von Familienangehörigen aus der HIV-Diskussion?

MEYER:

Ja, das ist richtig.

WEISSAUER:

Hier besteht kein Unterschied. Es ist und bleibt Fremdblut. Es müssen also alle Untersuchungen durchgeführt werden, die man bei Fremdblut durchführt.

Aber ich glaube, man müßte dem Patienten doch ausreden können, daß das Blut von Verwandten irgendwie besser sei als das von Nichtverwandten. Wenn der Patient aber darauf besteht und sagt, er wolle nur dieses Blut und sonst keines, haben sie nur die Wahl, dieses oder keines zu verwenden.

FRAGE:

Im Zusammenhang mit den Ausführungen von Herrn Weißauer sehe ich folgendes Problem bei Eingriffen, die bislang nur mit Bereitstellung von Konserven durchgeführt wurden, wo man ziemlich sicher war, daß man keine benötigen wird.

Wie wird es in Zukunft von juristischer Seite her aussehen, wenn ich Blut zur Verfügung gestellt habe und eigentlich in Kauf genommen habe, daß ich in einer zufälligen Notsituation Blut transfundieren muß, aber vorher dem Patienten nicht angeboten habe, eine autologe Bluttransfusion durchzuführen, wie wird sich das in nächster Zeit entwickeln?

WEISSAUER:

Die Eigenblutübertragung ist ja begrenzt auf Eingriffe, die Zeit haben, also auf elektive Eingriffe. Hier wird man das dem Patienten nur dann anbieten, wenn von vornherein eine gewisse Wahrscheinlichkeit besteht, daß eine Bluttransfusion nötig werden könnte. Ich meine, daß Sie, wenn Zweifel bestehen, ob man eine Bluttransfusion benötigt, den Patienten besser darauf vorbereiten sollten, daß Sie diese Technik überhaupt verfügbar haben. Sie sollten ihm sagen, daß es die Möglichkeit der Eigenblutspende gibt, wenn er die größtmögliche Vorsicht walten lassen will, im übrigen müsse er selbst entscheiden. Man sollte das also in den Bereich der Selbstbestimmung des Patienten verlagern.

Die Ärzte sind oft so unglücklich über die Erfordernisse der Eigenwilligung, der Aufklärung, die sich allesamt aus der Selbstbestimmung herleiten. Sie sollten umgekehrt versuchen, die Selbstbestimmung des Patienten sehr viel mehr zu mobilisieren, statt dort Verantwortung zu übernehmen, wo sie sie ernsthaft gar nicht übernehmen können. Sie sollten daran denken, daß bei solchen Fragen letztlich der Patient mitentscheiden muß.

KRATZER:

Darf man Warmblut transfundieren, das nicht auf HIV geprüft ist?

HELLSTERN:

Das ist eine Ermessensfrage. Wir tun das nur dann, wenn eine wirklich vitale Indikation besteht. Wir haben aber Voraussetzungen dafür geschaffen, daß so früh wie möglich das Ergebnis von Anti-HIV-Tests und HBsAg und TPHA-Test vorliegt, und daß dies im 24-Stundendienst gemacht werden kann.

WEISSAUER:

In Notfällen sind solche Übertragungen zulässig.

FRAGE:

Ich wollte noch etwas zur Eigenblutspende sagen. Dies geschieht 10 Tage oder früher vor dem Termin, und der Anästhesist sieht den Patienten oft erst zwei Tage oder einen Tag vor der Operation. Die Aufklärung müßte eigentlich Sache des Chirurgen sein oder des einweisenden Arztes. Was nützt es, wenn ich einen Tag vorher dem Patienten sage, daß er eigentlich hätte Eigenblut spenden können.

WEISSAUER:

Es wurde durch den Vortrag über die Eigenblutspende ganz eindeutig herausgestellt, daß hier eine Kooperation erforderlich ist. Das muß der einweisende Arzt rechtzeitig mit dem Operateur abstimmen, der rechtzeitig mit dem Anästhesisten, wenn dieser das Blut entnehmen soll und die Spende nicht beim Blutspendedienst erfolgen soll. Wenn die letztgenannte Möglichkeit gegeben ist, ist dies wieder die einfachste Art, denn die Konserve ist dann zuzukaufen wie Fremdblut, es sind also alle Fragen mit der Finanzierung der Eigenblutspende geklärt.

FRAGE:

Kann in naher Zukunft die Unterlassung der autologen Transfusion evtl. Folgen für uns haben? Müssen wir in jedem kleinen Krankenhaus ein Gerät anschaffen, damit der Patient nicht sagen kann, man hätte etwas so Wichtiges unterlassen? Die zweite Frage ist: Was passiert in der Nacht, wenn der diensthabende Assistent in einem Notfall Blut transfundiert? Können die Folgen hinterher von seinem Chef abgewiesen werden, der sagt, der Assistent habe ja die Entscheidung gehabt?

WEISSAUER:

Es gilt der Grundsatz der Eigenverantwortung; der unmittelbar Handelnde haftet immer unter den Gesichtspunkten der unerlaubten Handlung. Ebenso haftet der Vertragspartner, das ist beim stationären Patienten der Krankenhausträger, beim

ambulanten der Arzt, für seinen Erfüllungsgehilfen. Er haftet auch für den Verrich-
tungsgehilfen aus unerlaubter Handlung unter bestimmten Voraussetzungen. Das
wäre aber ein Referat, das ich nicht in 20 Minuten abhandeln könnte, das allein würde
mehr Zeit erfordern. Es gibt darüber hinaus noch das Organisationsverschulden,
auch im Strafrecht. Die Verantwortung des leitenden Arztes kann auch darin
bestehen, daß er den Assistenzarzt nicht richtig angewiesen hat. Sie müssen die
Grundsätze, die Sie hier hören, auch weitertragen, müssen dem Assistenzarzt sagen,
er müsse nach diesen Grundsätzen verfahren, zum Beispiel nach Richtlinien der
Bundesärztekammer.